最新の薬剤学知見と世界の開発状況をふまえた

前臨床／臨床医薬品開発の
展望と戦略

日本薬剤学会
［編］ 前臨床開発フォーカスグループ
経口吸収フォーカスグループ

The prospects and strategy of preclinical / clinical drug development

じほう

序文

本書は，2017年12月に開催された日本薬剤学会前臨床開発フォーカスグループ×経口吸収フォーカスグループ合同合宿討論会における講演内容を中心としてまとめたものである。日本薬剤学会におけるフォーカスグループ制度は2007年に導入され，共通した研究目的や関心のもとで研究者が集まり，分野横断的に情報交換を行う組織として今や学会を支える存在になっていると言っても過言ではない。1泊2日で徹底的に議論を行う合宿討論会は2011年に経口吸収フォーカスグループが始めた企画であり，これまでに4つのフォーカスグループが採用するに至っている。今回の合同合宿討論会は，経口吸収におけるサイエンスに強みを持つ経口吸収フォーカスグループと，研究にビジネス要素を加えた議論を行うことが特徴の前臨床開発フォーカスグループの連携によって実現したものであり，企図通りサイエンスにビジネスを絡めた活発な議論が展開された。その貴重な講演を形として残すべく，本書の出版に至った。

医薬品開発においては，疾患や生体機能に関する理解のみならず，合成化学や物理化学など広範な学術知識が必要となる。加えて，将来予想も含めた世の中のニーズの把握やビジネス感覚も求められる。さらに近年は，再生医療，細胞医薬，遺伝子治療といった従来の医薬品の枠を超えた治療法も実用化され始めており，治療用最先端機器の進化も目覚ましい。一方，患者にとっての利便性や社会保障費の膨張を考えると，低分子化合物による薬物治療は依然として魅力的と言える。近年の医薬品開発においては幅広い視野が必要であり，本書はそれを特に薬剤学研究者の視点でまとめた内容になっている。

第1章では，医薬品の開発展望として海外メガファーマの戦略をふまえたうえで日本の企業がとるべき開発戦略について，第2章では，経口製剤に特化して様々な開発ステージにおける開発戦略について解説する。第3章はサイエンスを掘り下げた内容となっており，経口製剤研究の最前線として，シミュレーション技術を活用した経口吸収予測や製剤設計，さらに難水溶性化合物に対する過飽和技術に関して多くの例を挙げながら詳細に解説する。そして今後さらなる開発が期待される抗体医薬品や生理活性ペプチドなどに対する非経口製剤の開発戦略について，第4章で解説する。

本書が医薬品開発ひいては患者の利益に繋がる一助となれば幸いである。

平成30年6月1日

川上亘作（物質・材料研究機構）
片岡　誠（摂南大学薬学部）

執筆者一覧（執筆順）

残華淳彦（元 武田薬品工業株式会社）
安部和也（小野薬品工業株式会社）
在原僚一（小野薬品工業株式会社）
板谷　敏（小野薬品工業株式会社）
正岡秀夫（小野薬品工業株式会社）
真野高司（小野薬品工業株式会社）
池田幸弘（武田薬品工業株式会社）
菅野清彦（立命館大学薬学部）
深水啓朗（明治薬科大学）
松村直哉（小野薬品工業株式会社）
中西美智（小野薬品工業株式会社）
上林　敦（アステラス製薬株式会社）
松井一樹（沢井製薬株式会社）
及川倫徳（沢井製薬株式会社）
竹内　達（沢井製薬株式会社）
片岡　誠（摂南大学薬学部）
川上亘作（物質・材料研究機構）
植田圭祐（千葉大学大学院薬学研究科）
東 顕二郎（千葉大学大学院薬学研究科）
森部 久仁一（千葉大学大学院薬学研究科）
山下博之（アステラス製薬株式会社）
上田　廣（塩野義製薬株式会社）
古賀明子（中外製薬株式会社）
亀井敬泰（神戸学院大学薬学部）
尾上誠良（静岡県立大学薬学部）

目　次

第1章　医薬品の開発展望

第2章　経口製剤の開発戦略

第1章

医薬品の開発展望

第1章 1

海外メガファーマの開発戦略をふまえた日本企業のあるべき姿について

はじめに

医薬品企業における製品開発のキー・ワードの1つに「ブロックバスター」がある。この言葉の定義は必ずしも明確ではないが，一般的には1剤で年商1,000億円(約年商10億ドル)を超えるものを指すことが多い。残念ながら，このような製品は，少なくとも現在の日本製薬企業が創出する新製品の主流にあるとは言い難い。

製薬企業では，各社で多少の差はあるものの，年に一度ぐらいのペースで研究開発のトップより会社の研究開発方針が発表される。筆者が入社した藤沢薬品工業株式会社(現アステラス製薬株式会社)の30年前(1988年)の研究開発方針のキー・ワードは，「ニコニコ体制の構築」であったと記憶している。ニコニコとは，2個の自社開発品，2個の導入品の承認を得るとの意味であった。振り返ってみると，この方針は，1990年に米国で発したブロックバスターの量産化に対応した戦略であり，時を得た的確な方針であったと考えられる。当時は，成功確率から逆算した開発品をパイプラインに揃え，それを着実に開発できる人材，開発費の確保に注力された。その甲斐もあり，実際，欧米では1990年初頭から，日本では数年遅れて量産化された年商1,000億円を超えるブロックバスターの数は，100を超えた[1)]。このようなブロックバスターの量産化が成功した背景の1つには，薬理の視点からは，Mode of Action(MOA，作用機序)解明技術が進み，対象とする疾患を治療するためには，医薬品が体内でどのような働きをすることが必要であるかが明確となり，薬物動態の視点からは，細胞(*in vitro*)，ヒト，動物(*in vivo*)のデータからのヒト予測技術が大きく進歩したことがあげられる。ブロックバスターの量産化が可能となったもう1つの要因として，米国をはじめとする各国での新医薬品承認申請制度の迅速化と緩和化があげられる。1990年以降に発売された医薬品は「有効性」で期待を裏切ることはなくなったこともあり，有効な治療法のない疾病に苦しむ患者に真に有効な医薬品を一刻も早く届けることが，製薬企業，当局の使命になっていた。

このブロックバスターの量産化現象は，医薬品企業に2つの変化をもたらした。1つには，ブロックバスターを有する会社の買収，合併であった。例えば，リピトールは，当時のワーナー・ランバート社が開発した製品であるが，その製品の魅力からファイザー社が機をうかがってワーナー・ランバート社を買収した。要は，ブロックバスター1つを抱えることができれば，その1品で会社の礎として十分な時代であった。その一方で，ブロックバスターの特許切れは，後発品の市場参入により，先発品医薬品企業の経営に大きなインパクトを与えた。当然のことながら，ブロックバスターの販売には，製品の大量生産，製造した製品の保管，在庫のコントロール，販売等，莫大な資源を要する。特に高度の有機合成化学技術，製剤技術，品質コントロールを可能にするためには，その化合物特有の設備，技術が必要である場合も多く，これらを該当製品の特許切れ後に他品に適用することが困難なことも少なくない。そもそも，ブロックバスターに置き換わる大量生産を必要とする新たなブロックバスターを準備することは至難の業である。

他の1つは，新医薬品承認申請制度の厳格化である。この背景となった最も有名な案件は，バイオックスの副作用事件である。バイオックスは，メルク社が開発，発売した新しいメカニズムの鎮痛剤であり，従来の鎮痛剤が抱えていた胃腸での出血を大幅に軽減した画期的医薬品であった。本品は，発売後わずか5年で年商25億ドルを超える超巨大製品に成長したが，心疾患のリスクが増加する可能性を有するとのデータが得られたため，翌年の2004年に市場から回収，発売中止となった。この副作用については，法廷闘争となり，メルク社は2007年11月に和解金48億5,000万ドル（約5,365億円）を支払い[2]，当時のメルク社の経営に大きな影響を与えた。

この事件の最も大きな問題は，バイオックスの副作用が出現するのは，服用者全体の1% 未満に過ぎない点である（18カ月の心疾患の発生率は，バイオックス非服用者が0.75% であるのに対し，バイオックス服用者では同1.5% に上昇[3]）。当然のことながら，通常の規模での臨床試験でこの予期しない発生率の副作用を確実に検知することは非常に難しい。その一方で，当局は，同様の薬害が発生しないことを製薬企業に義務付け，新医薬品審査基準の見直し，厳格化を実施した。そのこともあり，製品化成功確率は著しく低下し，開発候補品が開発後期段階で開発中止となることも頻発した。例えば，ファイザー社が開発していたトルセトラピブは，Phase 3の中間解析の時点，言い換えれば，研究開発費の大半を投入した時点で開発中止を余儀なくされている。トルセトラピブ以外にも Phase 3段階で開発中止になった開発候補品は数多く存在する。

1 製薬企業経営者と研究者の視点の違い

前述の医薬品開発の歴史を鑑みると，製薬企業各社が掲げていた戦略の変化がよく理解できる。各社で多少の差はあると考えられるが，その戦略は，おおむね1980年代後半は，「個数の原理」，すなわち，目標とする数の新製品を計画通りに申請すること，1990年前半は，「best in the class, first in the class」，言い換えれば他社開発製品との差別化，2000年前半は，「集中と選択」，2000年半ば以降では，特に欧米では「集中と選択」の発展形としての“early killed（無駄なものを開発するな）”であり，言葉を換えればリスクマネジメントに重きを置いた開発であったように感じる。

「集中と選択」の背景にある考え方を図1にまとめた。

ここで言う Cheap とは安っぽいという

“Early Killed” is crucial strategies in pharmaceutical industries.
= correctly find out promising candidate in a rapid manner.

(Poor) Researchers are considering
Endeavor to launch our candidate ***even using big money and large efforts over a long term!!!***

(Cheap) Presidents are considering
Endeavor to launch innovative candidate ***with limited budget in a rapid manner!!!***

図1　Perspectives of both sites

意味ではなく，「ケチな」との意味である。Poorとは，貧しいという意味ではなく，「努力が報われない」との意味である。バイオックス事件以降，医薬品開発をこれまでの開発指針に従い，ステップワイズに行った場合，開発中止品のコストも視野に入れると研究開発費が製品から得られる利潤を超える可能性が発生した。細かな計算をするまでもなく，前臨床試験，より正しくはGLP安全性試験段階に入った化合物が製品化する成功確率は5%以下，Phase 1臨床試験段階に入った化合物ですら，その成功確率は10%以下である現状[4]を見れば，容易に推察できると考えられる。その一方で，新医薬品，特にNew Chemical Entity（NCE）の製造販売承認要件は増加する一途を辿っている。結果として，現在の製薬企業の経営者の視点は，開発費用のコントロールと開発リスクのマネジメント，より正しく申せば，限られた開発費で的確に開発に真に値する開発候補品の発掘，開発である。これに対する研究者の意気込みは1990年以前から大きくは変わっていない。疾病に苦しむ患者のために一刻も早く新製品を開発，上市することにすべての力を注ぎこみ，それに必要な開発費用，リスクに十分に目が向けられているとは言い難い。新医薬品承認申請制度が厳格化されれば，この要件を満たすべく，全力を尽くす。その間に開発中止に伴う研究資源に対するリスクは十分に考慮されていない可能性もある。

この経営者と研究者の両方を満足させる最も良い戦略は，“early killed”である。時折，誤解されるが，“early killed”とは，決して，開発候補品を早く開発中止に追い込め，という意味ではない。開発候補品は製薬企業の将来の糧であり，これなくして今後の製薬企業の成長は望めない。“early killed”とは，その開発品の弱点を見定め，弱点である部分を正しく評価する戦略である。“early killed”は，1990年後半より，欧州メガファーマで始まった医薬品開発戦略であるが，その後，米国メガファーマに，そして2000年後半より，日本製薬企業でも注目されるようになった。このように“early killed”は，長い歴史を経ているが，この戦略が各製薬企業に浸透しているかと問われれば疑問である。英国のロシュ社のinnovation centerの方から興味深い発表がなされているため，その要約部分を紹介する（図2）。

この論文によると，“early killed”の戦略を実践するには，いくつかの技術的課題，すなわち，副作用に対して鋭敏なバイオアッセイ技術と薬理作用を推定できるバイオマーカー技術を必要とすることがあげられるが，この戦略を実践できない本当の要因は，行動原則，文化，組織にあると説いている。これは，ロシュ社のみに限ったことではない。多くの会社に当てはまると考えられる。日本の製薬企業では，開発品が前臨床試験段階から臨床試験段階へ，さらには次のステージの臨床試験段階に入る際には，すべてのデータをテーブルに乗せ，担当者，責任者を交えて，その実施の是非について議論される。これは，医薬品の開発では，開発ステージが進むと相乗的に費用が増加し，製薬企業はリスクを背負うからである。特に前臨床試験段階から臨床試

Why is it hard to terminate failing projects in pharmaceutical R&D?

Richard W. Peck1, Dennis W. Lendrem2, Iain Grant3, B. Clare Lendrem2 and John D. Isaacs2
Journal name:Nature Reviews Drug DiscoveryVolume: 14,Pages:663–664Year published:(2015)DOI:doi:10.1038/nrd4725Published online 21 August 2015

'Quick-kill' strategies in pharmaceutical research and development aim to reduce late-stage attrition by bringing project termination decisions forward, to an earlier point in the process. How can the barriers to implementing such strategies be overcome.

Currently, pharmaceutical research and development (R&D) productivity is low, late-stage attrition rates are high and drug development is costly[1]. Much of this cost is due to spending on molecules that do not complete development. A possible solution has been known for some time: 'quick-kill' strategies that seek to reduce late-stage attrition by bringing forward decisions to terminate projects to an earlier point in the process[2].

There are technical challenges in implementing such strategies to support experimental medicine approaches in early-stage clinical trials, including developing more-sensitive bioassays for adverse effects and more-specific biomarkers based on clinical pharmacology.

However, we consider that the real obstacles to implementation are behavioural, cultural and organizational. Here, we highlight these obstacles and discuss strategies to overcome them.

図2　開発品を開発中止にできない背景

験段階にステージアップできた場合は，開発品コードナンバーが変更され，その開発費のコントロールも変化するのが通常である。また，その際，功労者を中心に祝賀会が開かれる場合もある。

しかしながら，日本製薬企業，おそらくは海外メガファーマでも同じと考えられるが，この会議の議論について，不思議に思える下記の2点がある。

①開発品の開発ステージが上がる際，そのプロジェクトの責任者，もしくは，研究開発のトップの方は担当者に，この開発品の成功確率を尋ねるが，多くの担当者は，製品化成功を疑わない節の返答を行う。少なくとも，「製品化成功の可能性は極めて低い」と返答する担当者は見たことがない。ところが現実の成功確率を見ると「製品化成功の可能性は極めて低い」が適切な評価と考えられる。また，次のステージで開発品の開発が中断した場合，その原因解析が行われるが，上記のコメントをした担当者が非難されることは少ない。

②ロシュ社からの論文にも述べられていることであるが，開発候補品のリスクを正確に読み取り，製品化に成功する確率が極めて低いことを証明し，ステージアップに異を唱えた担当者が称賛されることは少ない。無駄な投資を防げたことを称賛する祝賀会など，聞いたこともない。ロシュ社からの論文では，無駄な開発投資を防げたことは，まぎれもなく「成功」であり，cheap な経営者に最も高く評価されるべき内容であるにも関わらず，社内で評価されることは少ない，とある。同様に日本製薬企業でも，開発候補品について，それ以降の開発困難な事象が見いだされ，製品化が困難になってきた段階に至っても，プロジェクトの責任者，場合によっては，研究開発のトップからも，「万策尽きたのか？」「製品化成功確率はゼロと見なさなければならないのか？」等の質問を受け，挙句の果ては，indication を変更して開発を続行することを求められることもある。実際，製薬企業では，特殊な場合を除いて，開発候補品がその後の開発が困難になった場合でも，開発失敗は当然，開発中止とも言わない。あくまで開発中断である。なぜなら，製品化成功確率がゼロになった訳ではないとの理論からである。

2 研究開発の役割と初期臨床試験の意義について

先に述べたように，1990年代より，Mode of Action（MOA，作用機序）解明技術が進み，有効性を示さない医薬品が上市されることはなくなった。また，細胞（*in vitro*），ヒト，動物（*in vivo*）のデータからのヒト予測技術も大きく進歩し，医薬品が患者に真に有効で安全性の懸念を示さないために，新医薬品に求められるプロファイルも明らかになってきた。しかしながら，これとは真逆であるかのように医薬品の製品化成功確率は低下の一途を辿っている。そもそも，斯様に技術の進歩した医薬品開発の世界において，当局からの指導に基づき，臨床試験の規模が拡大していることは，不可思議に思えるかもしれない。前臨床試験と初期臨床試験の役割を図に纏めた（図3）。

前臨床試験とは，細胞（*in vitro*），もしくは動物（*in vivo*）を用いた医薬品の評価である。当然のことながら，その試験はヒトでの結果を反映するように，例えば薬理試験ではモデル疾患動物を作成する。場合によっては，ヒト細胞を移植した動物（キメラ動物）で評価を行うこともある。この評価段階で大半の開発候補品は，開発中止となる。続く初期臨床試験の主な目的は，動物を用いて評価した結果がヒトで正しいか，ヒトの結果を反映していたか，を確認することである。通常は，健常人の被験者を中心とするPhase 1臨床試験であるが，必要に応じて安全性に懸念のない範囲内で患者の被験者を組み込むこともある。臨床試験の規模が小さいため，得られる最も有用な情報は薬物動態に関するデータであり，正確な薬理，安全性評価は困難であるが，後述するようにバイオマーカー技術があれば，有効性についても予測ができる場合もある。

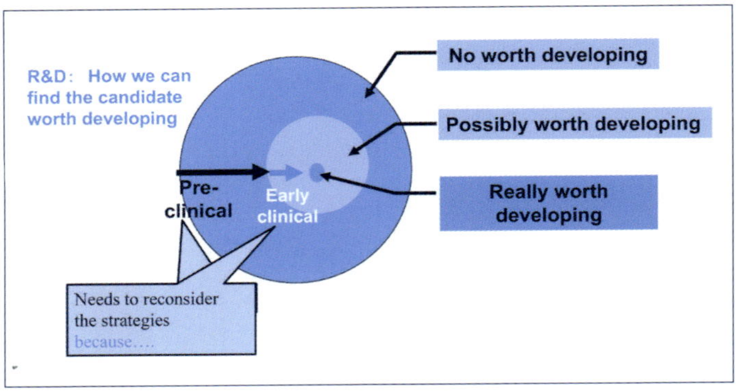

図3　Roles of R&D and early clinical

このように申し上げると，ヒトでの薬理，安全性に関する実データの不足の懸念を別にすると，初期臨床試験段階で，期待する結果が得られた開発候補品，すべてが製品化可能に思える。技術の進んだ現在では，薬理，安全性は，動物を用いた試験結果がサポートできるからである。しかしながら，現実的には，先に述べたように，この段階から製品化に成功する確率は10% 以下である。さらには，この次の開発ステージ，すなわち，ピボタルなデータを得るためのPhase 2開発段階では，それまでの開発段階とは比較にならない莫大な研究開発費用を必要とする。初期臨床試験段階をクリアーし，次の開発段階に駒を進めたにもかかわらず，その後，開発中止になるいくつかの要因を下記に纏めた(図4)。

①他社からの上市済み製品との差別化ポイントの欠如

②他社からの上市済み製品に対する優位性欠如，もしくは，これに劣る

③他社からの上市済み製品に見られなかった副作用の発現

④有効性担保に必要な用量の増加に伴う採算割れ，もしくは製品化困難

ここで，キー・ワードの1つに，「他社からの上市済み製品」がある。すでに対象とする疾患に有効な治療薬が開発されており，それを参考にし，同様のmode of action(作用機序)に基づき開発された製品には，先の製品化との差別化ポイントが厳しく問われる。これが満たされない場合は，場合によっては，新医薬品製造発売の承認が得られない。たとえ，製品化成功した場合でも，患者がすでに上市されている製品で十分な治療効果が得られている場合は，同様の新製品に切り替える理由がないためこの新製品の市場はない。逆にいまだ

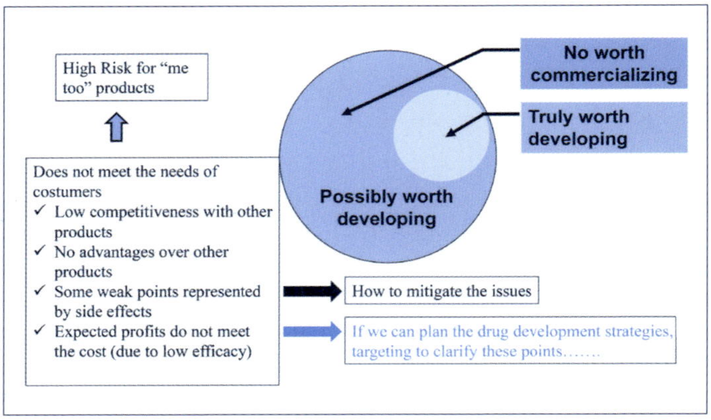

図4　Real success for commercializing

に有効な治療薬がない分野に新製品を投入することは，製薬企業の使命と考えられるが，この場合，だれも進んだことのない道を歩むことになり，そのリスクの的確な把握が絶対条件となる。これができなければ，いくら研究資源を注ぎ込んでも穴の開いた笊に水を灌ぐが如くである。このリスクヘッジについては，早期探索的臨床試験，および，米国メガファーマの開発戦略の項で後述する。

3 2種類の臨床試験について

これまでの臨床試験とは，健常人によるヒト安全性確認を目的としたPhase 1臨床試験，Phase 1臨床試験結果とさらに得られた動物を用いた安全性試験から設計された，ピボタルなデータを得るためのPhase 2臨床試験，さらには，この開発品が製品化された際のポジショニングを明確にするための大規模なPhase 3臨床試験から構築されていた。これらの試験のデータは，すべて新医薬品製造販売承認申請を行うためのものであり，その順序は，Phase 1臨床試験の後，Phase 2臨床試験，続いて最後にPhase 3臨床試験と考えられていた。しかしながら，確実な製品の上市を目指す，という視点から，これまでのPhase 1臨床試験のプロトコールを見直すと，すべての試験をこの開発段階で行うべきか否か，疑問になる。例えば，Phase 1段階で行われるMTD(maximum tolerated dose，最大耐用量)試験は，MTDにつながる症状が開発上のリスクにならないことが明確であれば，あえてPhase 1段階で臨床試験を実施する必要はないと考えられる。実際，欧米も含めた多くの製薬企業の開発戦略を見ると，Phase 1，2，3という言葉は色濃く残っているものの，必要な試験を必要な時期に実施する戦略がとられている。すなわち，Phase 3臨床試験段階でPhase 2臨床試験，Phase 1臨床試験の一部が実施される。

Main Focus

Investigational Clinical Studies
; Discovery of promising Candidate
; Speed strictly required
; Inexpensive
; **Large number of trials possible**

Developmental Clinical Studies
; Launch of new items on schedule
; Detailed specification required
; Expensive
; **Limited number of trials**

図5　Two types of clinical trials

初期臨床試験の目的を，将来の新医薬品承認申請にとらわれず，開発候補品の製品化に向けたリスクヘッジに目を向けると，必ずしも新医薬品承認申請に求められている訳ではない臨床試験が存在しても不思議ではない。後述するように，当局は，医薬品開発の成功確率は熟知しており，臨床試験実施については，製品化の成功が約束された開発候補品のみに許可がおりるのではなく，被験者の安全性が担保されている限りにおいて，開発候補品の臨床試験実施を許可する。そのように考えると，初期開発段階の臨床試験は，下記の2種類に分類できる(図5)。

①研究目的での臨床試験

✓　その開発品が開発に値するか否かの研究

✓　限られた項目の確認

✓　小規模であり，安価で迅速な試験

✓　場合によっては，数多くの開発候補品で実施が可能

②開発目的での臨床試験
- ✓ 最もスムースに新医薬品承認申請に辿り着ける
- ✓ 初期臨床試験に求められる項目をすべて網羅した試験
- ✓ 新医薬品承認申請に必要なデータ取得に応じた費用が必要
- ✓ 基本的に製品化を目指す選ばれた化合物のみで実施

4 研究目的での臨床試験の許認可要件

ずいぶん以前の話であるが，筆者が大学にて特別講演を実施し，医薬品開発の仕組み，製品化成功確率の話をした際，博士課程コースの学生より，臨床試験に応募した被験者で，投与された開発候補品が製品にならなかった方々に対して，製薬企業はどのように考えるのか？との質問を受けた。Phase 1臨床試験段階から製品化に成功する確率は10% 以下[4)]であり，大半の開発候補品は製品にはならない。逆に述べると，大半の開発候補品は，市場にある製品を凌駕できない，もしくは，市場にある製品にはない欠点があったか，もしくは懸念されたことになる。臨床試験では，その開発品の素養を見極めるため，また，市販の医薬品との比較データが必要であるため，市販の製品の服用を中止していただき，開発候補品を服用いただく場合もある。果ては，プラセボでの臨床試験（有効成分を含まない製剤を用いた臨床試験）も存在する。もし，これまで数多くの被験者による大規模な臨床試験で初めて製品化に値しない，もしくは，製品化に失敗するリスクが潜在することがあらかじめ判明している開発候補品に対して，それらをより早く，小規模な臨床試験で評価できれば，それは，企業存続の重要な戦略になるのみならず，臨床試験に参加いただく被験者へのメリットも大きい。

新医薬品製造販売承認に必要な要件と臨床試験実施承認に必要な要件はまったく異なる。新医薬品とは，患者がその製品により Quality of Life（QOL）を改善することを目的としており，健康保険がその費用の一部を負担する。当然のことながら，価格等も含めて当局が積極的に関与する。その一方で，臨床試験とは，そのような新医薬品に辿り着く過程にある開発候補品で，新医薬品になるに相応しい素養を兼ね備えているか否かを検討する段階にある。よって，臨床試験段階で得られているデータには限りがあり，臨床試験実施に求められる要件は，新医薬品製造販売承認申請に求められる要件とは，特に初期開発段階の臨床試験については，大きく異なる。基本的に初期開発段階にある臨床試験実施に求められる要件は，被験者の安全性担保に尽きると言っても言い過ぎではない。

現在の大手製薬企業では，各会社が存在する地域，例えば，欧州製薬企業は欧州で，米国製薬企業は米国で開発候補品の製品化を行い，続いて必要なデータを追加し，市場を広げるという開発戦略よりも，グローバルで臨床試験（国際共同治験）を実施し，各国の当局へ同時申請する開発戦略が主流になりつつある。その背景には，下記のような背景があると考えられる。

①市場の大きさ，目標とする市場の特性に応じた開発戦略が必要である。例えば，欧州製薬企業が開発した製品のターゲットとする疾患に苦しむ患者が，欧州ではなく，アジアに存在する場合も少なくない。

②例えば，米国で開発，発売された画期的製品をアジアの患者の方々が利用するのに，人種差に起因する懸念から，新たな臨床試験が必要となり，2～3年の月日を待たなければならないのは理不尽であり，アジアの患者の方々の利益損失とも考えられる。

③逆に人種差に基づく懸念は，代謝酵素の分布が異なる等の限られた事項であり，臨床試験データの多くは，人種差を問題にしない。よって，臨床試験プロトコール作成段階より，人種差を俯瞰できるような被験者の取り込みを行えば，その臨床試験データは，質において問題がない。

臨床試験実施に必要な要件は古くより検討されており，医薬品規制調和国際会議(International Council for Harmonization of Technical Requirements for Pharmaceuticals for Human Use；ICH)が統一基準を定めている。その一方で，1990年後半より，欧米，特に欧州で実施された探索的な研究目的での臨床試験は，被験者の安全性に懸念がない範囲内に限られて，必ずしもこのガイドラインに従うことなく，当局より，その実施が許可されてきたことも事実である。例えば，以前のICHガイドラインに従えば，Phase 1単回投与臨床試験における被験者の安全性担保には，2週間以上のGLP反復投与毒性試験が必要と明記されているが[5]，1996年にFDAから出されたドラフトガイダンス[6]では，ヒトでの単回投与には，げっ歯類，非げっ歯類の2種動物での単回投与毒性試験成績でよいとしており，その後もスクリーニングIND制度として名前を変えて存続した[7]。

欧州では，2003年1月にEMEA(European Medicines Agency，現EMA)からマイクロドージングに関するポジション・ペーパーが発表された[8]が，それによるとGLP下で候補化合物を2種の実験動物に単回投与し，14日間の観察および遺伝毒性試験データを得ることにより，薬理作用発現量計算値の1/100量と100μgのうち，より少ない用量を超えない範囲内であれば，ヒトに投薬することを認めている。これを受けて，米国では，FDAが2006年1月に，AMS(Accelerator Mass Spectrometry：加速器質量分析法)や，PET(Positron Emission Tomography：ポジトロン放射断層撮影法)などの技術を用いた「マイクロドーズ臨床試験」を含む各種の初期臨床試験実施要件を記したガイドラインとして，Exploratory-IND[9]を発表しているが，このガイダンスによれば，条件付きではあるが，げっ歯類1種の動物でのデータでヒトへの投与を認めている。種々，条件付きではあるが，2000年半ばには，動物での単回投与試験でヒト臨床試験の実施を認めていると言っても過言ではない。

このように，各国独立で個々に研究目的での小規模の初期臨床試験実施を認め，ICHガイドラインのPhase 1実施要件が有名無実化しつつある環境下で，2006年3月に英国にてTGN1412 第I相試験事故が発生した。詳しくは参考文献[10]をご一読いただきたいが，要は，ベンチャー企業(未上場小規模企業)であるドイツのTeGenero Immuno Therapeutics社が見出した画期的なモノクローナル抗体が，動物モデルで著しい予防・治療効果を示したことから，B細胞性慢性リンパ性白血病や，慢性関節リウマチの治療用として大きな期待が寄せられた。また，本品は画期的な作用メカニズムを有することから，欧州医薬品局(EMEA)からオーファン・ドラッグ(希少薬)の指定を受けていた。しかしながら，本開発品でのヒト初回投与を実施したところ，健常人ボランティア6名全員が，直後から全身の痛みや呼吸困難を訴え，1時間後には多臓器不全のためICUに入院，全員に人工換気装置がつけられた。その後，4名は回復したものの，2名は意識がなく重篤な状態が続いたが，幸い，一命はとりとめた。振り返ってみると，この臨床試験では，薬物の投与時間が適切でなかったほか，

IL-5とIL-6の高い産生を見落としていたなどいくつかの問題は指摘されたが，この事故からも被験者の安全性担保という観点からの初期臨床試験に必要な要件の整理，統一化の必要性が痛感された。

このような事件もあり，ICHでは，研究目的での初期臨床試験の許認可要件を議論し，まとめ上げ，日本ではPMDAより2010年2月に，医薬品の臨床試験および製造販売承認申請のための非臨床安全性試験実施についてのガイダンス；Step 5として，最終版を通知している[11)]。表1に投与用量に基づいたアプローチ分け，およびそれを実施するに必要な一般毒性試験項目を抜粋した。注意していただきたいのは，この表に記された要件は，早期探索的臨床試験を実施する上での必要要件であり，これまでの開発を目的としたPhase 1臨床試験実施要件は，今でも変わらずに存在していることである。言い換えれば，当局も研究目的での臨床試験の存在とその価値を認め，それをグローバル基準で実施要件を制定したと言える。

表1　早期探索的臨床試験の実施のために推奨される非臨床試験（抜粋）

臨床：		非臨床：
投与用量	初回および最高用量	一般毒性試験
アプローチ1： 総投与量は100μg以下（投与間隔の制限なし） かつ 総投与量は無毒性量の1/100以下および薬効量の1/100以下（静脈内投与では体重換算，経口投与では体表面積換算）	最高用量と初回用量は同じとできるが，総累積投与量は100μg以下	1種（通常，げっ歯類）における拡張型単回投与毒性試験。 投与経路はトキシコキネティクス付きで予定臨床経路とするか，あるいは静脈内投与。 最高用量は臨床投与量の1000倍（静脈内投与では体重換算，経口投与では体表面積換算）とすることができる。
アプローチ3： 準薬効用量または推定薬効域での単回投与試験	初回用量は，最も感受性の高い動物種における毒性所見のタイプや薬効用量を考慮して選択すべきである。ヒトでの初回用量に関して，考慮すべきその他の事項については，各極のガイダンスを参考にすべきである。 動物で認められた毒性がヒトにおいてモニタリングが可能で可逆的なものと予想される場合には，最高用量は，より感受性の高い種における無毒性量での暴露の1/2までが許容される。	げっ歯類および非げっ歯類における拡張型単回投与毒性試験。 投与経路はトキシコキネティクス付きで予定臨床経路。血液学，血液生化学，剖検および組織病理学データが含まれること。 この条件では，最高用量は，MTD，MFD，または限界量とすべきである。
アプローチ5： 薬効域であるが，臨床最大耐量の評価を目的とせず，非げっ歯類の投与期間を超えない14日までの投与。	暴露量を考慮した初回用量は，体表面積換算で，より感受性の高い動物種における無毒性量の1/50以下とすべきである。初回用量に関して，考慮すべきその他の事項については，各極のガイダンスを参考にすべきである。 ヒトにおける最大暴露は，非げっ歯類の無毒性量でのAUCまたはげっ歯類での無毒性量でのAUCの1/2のいずれか低いほうを超えるべきではない。	げっ歯類における標準的な2週間反復投与毒性試験（げっ歯類が適切な種であることの理由が必要）。 最高用量はMTD，MFD，または限界量とすべき。 非げっ歯類（n=3）における確認試験で，げっ歯類での無毒性量における暴露を得られると推定される用量を最短3日間かつ少なくとも予定臨床試験期間を投与する。 もしくは，非げっ歯類における漸増投与試験で，げっ歯類での無毒性量における暴露を得られると推定される用量を最短3日間かつ少なくとも予定臨床試験期間を投与する。

研究目的での初期開発段階での臨床試験，すなわち早期探索的臨床試験は，その臨床試験形態に基づき，下記の3種類に分類される。

アプローチ1：投与量が，薬効も毒性も現れないと考えられるレベルにコントロールされた単回投与臨床試験。具体的には，総投与量は100μg 以下(投与間隔の制限なし)かつ，総投与量は無毒性量の1/100以下および薬効量の1/100以下(静脈内投与では体重換算，経口投与では体表面積換算)

アプローチ3：準薬効用量または推定薬効域での単回投与臨床試験。具体的には，ヒトでの安全性に懸念のない範囲内，例えば，動物で認められた毒性がヒトにおいてモニタリングが可能で可逆的なものと予想される場合には，最高用量は，より感受性の高い種における無毒性量での暴露の1/2までが許容される。

アプローチ5：薬効域であるが，臨床最大耐量の評価(MTD 試験)を目的とせず，非げっ歯類の投与期間を超えない14日までの反復投与臨床試験。初回用量は，体表面積換算で，より感受性の高い動物種における無毒性量の1/50以下，ヒトにおける最大暴露は，非げっ歯類の無毒性量での AUC またはげっ歯類での無毒性量での AUC の1/2のいずれか低いほうを超えるべきではない。

早期探索的臨床試験は，被験者の安全性担保が得られている範囲内で，目的とするデータのみに着目した研究目的での臨床試験である。その目的に応じた使い分けが重要であるが，特に立案からデータを得るためのタイムラインと得られる情報，言い換えれば，開発候補品が開発に値することが確認できるリスクヘッジのバランスが重要である。次に各アプローチのタイムラインと期待される情報，また，その情報の医薬品開発プロセスにおける位置づけについて述べる。

5 各アプローチの特徴

アプローチ1：非標識体を用いた臨床試験

この限られた投与量での単回投与臨床試験を実施するために必要な治験原薬量は約100g と想定される。ヒトへの投与量自体は1g 以下で十分であるが，被験者の安全性担保という観点からは，信頼のおける分析試験法開発，規格設定が必須であり，それに応じた原薬量が必要である。しかしながら，その一方で，動物を用いた安全性試験に用いられた同一ロットの原薬を用いて初期開発段階の臨床試験を行う場合は，要件の緩和化が認められている[7]。被験者数の限られた早期探索的臨床試験で最も重要なのは，被験者の安全性担保であり，必ずしも最適化された分析試験法の確立ではない。類縁物質の安全性が明確でない初期臨床試験では，その類縁物質の正確な量よりもその不純物の安全性がより重要である。例えば，分析結果より0.20% の類縁物質が混入している場合，重要なのは，その0.20% という数字の精度よりも，その0.20% の類縁不純物が被験者の安全性担保にどのような影響を与えるか，が焦点となる。その意味で，初期臨床試験では，げっ歯類，非げっ歯類の動物に同一ロットの治験原薬を投与し，安全性が確認された治験原薬は，高度に完成された分析試験法を有するが，同一の原薬を用いた動物での安全性情報がない治験薬よりも安全と言える。

治験薬の規格設定についても同様の考え方があてはまる。治験薬の規格とは，いくつかのロットの治験薬，治験原薬の品質評価とその動物での安全性試験結果，臨床試験結果に基づき設定される項目であるが，動物での安全性試験結果を示す結果が1例しかない場合では，その動物での安全性試験に重篤な危険が見られない限りにおいて，この試験結果から治験薬の規格設定を行うのは適切である。当然のことながら，この規格設定は治験薬と動物に投与された原薬が同一ロットであるという前提がつく。

このような背景から，欧米メガファーマの何社かは，特に早期探索的臨床試験では，その治験原薬の物理的性質に基づく定型化された分析試験法を用いて品質保証を行っている。特に欧州にあるメガファーマでは，過去に開発した開発候補品の物理的性質データとその化合物の品質評価に用いた分析試験法をすべてファイル化しており，新たな開発品が生まれた場合は，これらのデータを元にコンピュータが分析試験法を示す手法を採用しているとのことである。当然のことながら，この分析試験法は，その開発品に着目した最適化研究を実施していないため，必ずしも，完成された分析試験法とは言えない。

同様に，被験者に投与する治験薬についても，早期探索的臨床試験では，治験原薬を投与に相応しい形態に製剤化したのみの原始製剤が好ましい。この臨床試験では，得たい情報をより正確に得ることが目的であり，言い換えれば，開発に値するか否かを見極める段階にあり，商用化に向けた製剤設計を考慮する必要はない。そのような観点から考えると，臨床試験での暴露量を最大化する目的で，溶液製剤が最も好ましいが，これが困難な場合は，これに準じる製剤が各社で用いられている[12)]。

分析試験法，製剤化処方を，その開発候補品に着目して開発するのではなく，開発候補品の物理的性質に基づいた，あらかじめ定められた分析試験法，製剤化処方を用いたアプローチ1のタイムラインの一例(表2)，このアプローチの期待される成果物，利点，欠点は下記のとおりである。

アプローチ1の成果物：

➢ 極めて低用量でのヒトPKプロファイルデータ

アプローチ1の利点：

開発期間が極めて短い

- ✓ 原薬製造量は実験室レベルの100g程度である。この場合，製造法の最適化は不要であり，GMP準拠の環境を整えれば十分である。製造設備(実験器具)も使い捨てが可能である。
- ✓ GLP安全性試験への負荷が小さい。場合によっては非げっ歯類でのGLP安全性試験が免除される。結果として，試験期間が短く，その費用が少ない。

アプローチ1の欠点：

- ✓ 投与量が極めて少量であるため，血中の未変化体の濃度測定には，極めて高感度の分析試験法が必要である[13)]。

表2 アプローチ1概略

	治験原薬製造 (含む品質評価)	GLP安全性試験 (拡張型単回投与)	IND資料作成
期間	3カ月	2カ月	1カ月

✓ 得られるヒトPKデータは極めて低用量でのデータであり，推定臨床用量でのデータではない。もし，対象の開発候補品が非線形を示す場合，誤った判断を行うリスクが否定できない。

ヒトPKデータの線形／非線形の問題については，次のように考えることができる。現在の薬物動態研究を用いれば，対象の開発候補品がヒトで線形を示すか非線形を示すかの予想は難しくない。非線形を示すことがあらかじめわかっている場合は，このアプローチ1を開発戦略から除外するか，推定臨床用量付近でのデータを推定できるように他のデータを準備する必要がある。

その一方で，超高感度での血中の未変化体の濃度測定には，高度の技術を要することは否定できない。この技術を要するCDMO[14)]からの協力なしでは，この試験の実施は難しい可能性もある。

アプローチ1：標識体を用いた臨床試験

このアプローチ1の臨床試験は，元々は，C^{14}の標識体を用いたマイクロドージング試験と呼ばれた探索早期臨床試験である。標識体を用いたマイクロドーズ臨床試験のメリット，デメリットを下記に纏める。

メリット

標識体を用いたアプローチ1の臨床試験の最大のメリットは，非標識体を用いた臨床試験と比較し，格段に明確にヒト特異代謝物の有無を確認できることにある。これまでの日本の多くの製薬企業では，標識体を用いたヒトでのヒト特異代謝物の臨床試験は，Phase 2臨床試験段階で行われることが多かったが，ヒト特異代謝物へのレギュレーションからの要求事項[15)]が強まるにつれ，ヒト特異代謝物の問題は深刻化している。実際，Phase 2臨床試験段階に入った段階では，開発候補品は1品に絞られていることが多く，この段階での開発中止は，企業経営に大きな影響を与える。

デメリット

非標識体を用いた場合と比較した際の標識体を用いたアプローチ1の臨床試験の最大のデメリットは，コストとタイムラインである。現在，標識体の製造サイトは世界で見ても非常に限られており，自社での製造は不可能である。結果として，その費用も高額である。分析試験には，加速器質量分析（AMS）が必要であり，測定値自体の信頼性は高いものの，装置は特殊であり，製薬企業でこれを有するのは，メガファーマでも限られている。測定費用は，各社で開きが大きいが，非標識体の場合と比べて高価である。タイムラインについては，標識体製造に着目した新たな製造法確立，およびその製造法の移管が必要となり，通常のPhase 1単回投与臨床試験よりも長い期間が必要となる。

図6に筆者が知る限りでの標識体を用いた最も早い臨床試験へのタイムラインを記す。

これは，欧州のメガファーマが実際に採用している戦略であるが，最も注目すべき点は，Phase 1臨床試験直後のPhase 2臨床試験開始前に標識体を用いたヒト代謝物の臨床試験を実施していることである。言い換えれば，高額の費用が必要となるPhase 2臨床試験のGo/No go決定にヒト特異代謝物の試験結果が反映されることになる。ただし，この開発段階でヒト標識体ADME試験を加速器質量分析（AMS）を必要とするマイクロドージング試験として行うべきか，通常の標識体分析法で対応可能か否かは，将来の新医薬品製造販売申請を視野に入れた臨床試験戦略，および化合物の特性に応じた判断が必要と考えられる。

このような早い段階でヒト特異代謝物の試験が行える最大の要因は，動物用に製造された標識体をヒト投与の標識体にも利用していることにある。この欧州のメガファーマの場合，動物試験用標識体製造開始前より，品質保証責任者がプログラムに加わり，先に示したアプローチ1；非標識体を用いた臨床試験と同様のGMPの取り組みを行っている。言い換えれば，このメガファーマでは，最初からヒト投与に足る標識体を製造し，その一部を動物試験に利用している，と言っても過言ではない。Phase 2臨床試験段階で行う標識体を用いたヒト代謝物試験と比較したこのメガファーマの戦略のメリット，デメリットは，下記の通りである。

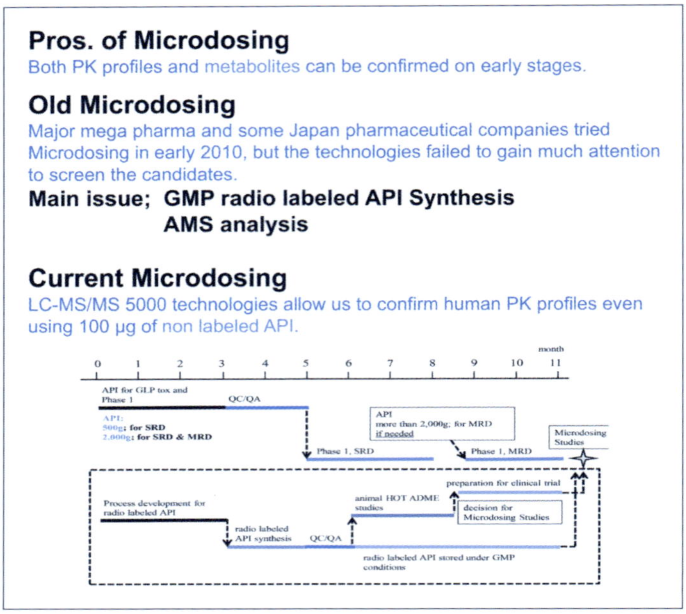

図6　Microdosing Strategies

メリット

メリットは，Phase 2臨床試験のGo/No goの参考データになることに尽きる。特にヒト特異代謝物のリスクが懸念される場合には，その価値は大きい。

デメリット

デメリットは，Phase 1臨床試験開始のはるか以前である動物を用いたGLP安全性試験準備の前より，品質保証担当者の参画が必要であることと，長期間にわたって，Phase 1臨床試験を通過できるか否か不明な開発候補品について，標識体をGMP管理下に保存する必要があることである。最悪のシナリオとしては，標識体が不安定で，保管中に分解が激しく発生し，臨床試験に用いることができない可能性も否定できない。

多くの日本大手製薬企業では，通常，Phase 2臨床試験期間中前後までは，動物試験用に製造した標識体を保管することが多いと考えられる。もし，これが正しいとすれば，この欧州メガファーマの戦略で費用増となるのは，GMP管理費のみとなるので，メリットは大きいと推定される。その一方で，臨床試験開始よりはるか以前より品質保証担当者に参画いただき，GMP活動を開始するのは，担当者のこの試験への深い理解が必要と考えられる。

アプローチ3：推定臨床用量試験

➢ 推定臨床用量でのヒトPKプロファイルデータ

臨床試験用量付近での単回投与臨床試験を実施するために必要な治験原薬量は約500gと想定される。アプローチ1との最も大きな違いは，動物でのGLP安全性試験にげっ歯類，非げっ歯類の両方が必要なことである。また，毒性が現れないアプローチ1と異なり，拡張型単回試験ではあるが，動物での毒性プロファイルを明らかにする必要があるため，投与量について複数の試験が必要となる。おおむねヒト臨床試験用に100g，分析試験法開発，分析用標品として100g，安全性試験用に300g必要と考えられる。

高用量の投与についても動物を用いたGLP安全性試験で毒性プロファイルが明確にできなかった場合，下記の2つの戦略が考えられる。

①げっ歯類のみ，1,000mg/kgまで増量し，毒性プロファイルを明らかにする。毒性プロファイルを明らかにできなかった場合でも，他のレギュレーションで，動物への1,000mg/kgを超える試験は求められないことが記されているため，これ以上の試験は不要である。ただし，この場合，げっ歯類の結果がヒトの結果を反映する必要がある。

② GLP安全性試験で安全が担保された範囲内をもとに，ヒト臨床試験では低用量より，慎重に実施する。

アプローチ3(表3)についても，開発候補品の物理的性質に基づいた，あらかじめ定められた分析試験法，製剤化処方を用いる。その場合のタイムラインの一例，このアプローチの期待される成果物，アプローチ1と比較した際の利点，欠点は下記の通りである。

Case 1は，すべての活動を自社で実施した場合を想定している。Case 2は，海外CDMOが提示しているタイムラインである。Case 2の場合，契約書完成後，原薬の製造法，および物理的性質，予備安全性試験結果等，すべての必要なデータ開示後をスタート地点に置いているが，その場合でもCDMOが手にしているのは机上での情報に過ぎず，CDMOには，原薬製造等，実際の研究活動の経験はない。そのため，自社で実施した場合と比較し，多少の活動の立ち上げの遅れはやむを得ない。その一方で，このCDMOは，IND書類のフォーマット化が完成しており，試験結果をこのフォーマットへ埋め込むことで申請書類の多くは完成する。加えて，このデータをフォーマットに埋め込む段階より，QC(品質管理担当)，QA(品質保証担当)が参画しており，データが出揃った時点でのQCチェック，申請書類が出来上がった後のQAチェックというタイムラインが削除されている。このような仕組みは通常のPhase 1臨床試験では不可能であり，かつ，このCDMOは，過去に数多くの早期探索的臨床試験の経験があり，申請に必要十分な記載内容を熟知しているために可能となっている。

アプローチ3の成果物：

✓ 臨床用量付近でのヒトPKプロファイルのデータ

アプローチ3の成果物は，アプローチ1の成果物と項目は同じヒトPKプロファイルである。しかしながら，そのデータの位置づけは大きく異なる。アプローチ1との比較に基づくアプローチ3の利点，欠点は下記の通りである。

表3　アプローチ3概略

		治験原薬製造 (含む品質評価)	GLP安全性試験 (拡張型単回投与)	IND資料作成
Case 1	期間	3カ月	5カ月	1カ月
Case 2	期間	4カ月	5カ月	0カ月

アプローチ3の利点

✓ 臨床用量付近でのヒト PK プロファイルのデータが推定値ではなく実データとして得られることの価値は大きい。推定値の精度は，その技術力に大きく依存するため，また，想定外の要素により，時として，実測値と離れる場合がある。

アプローチ3の欠点

✓ 開発期間がアプローチ1と比較して約3カ月長い。
開発初期段階での3カ月の差は極めて大きな要素である。新医薬品を必要とするターゲット疾患が減った現在では，数多くの製薬企業が同類の MOA で同じ疾患への新医薬品を開発しており，一刻の猶予もない。加えて，開発初期段階の3カ月には，数多くの研究者がプロジェクトに参画しており，研究資源の有効活用，言い換えれば，開発に値しない開発候補品にこだわっている余裕は，今の製薬企業にはない。

✓ GLP 安全性試験の期間が延びる可能性がある。
アプローチ1の場合は，あらかじめ決められた投与量で，決められた試験を行う，言わば，被験者に安全性のリスクがないことの確認試験と言っても過言ではない。他方，アプローチ3では，ターゲットとなる毒性所見を捉まえにいくため，予備安全性試験結果がある場合でも，GLP 安全性試験で得られた所見が毒性所見として捉えるべきか否か，加えて，振り返ってみると，安全性試験プロトコールが適切であったか否か，疑問が発生する場合も少なくない。万が一，追加の試験が必要となれば，原薬，実験動物等，さまざまな手配が必要となり，一挙にタイムラインは延びる。よって，ここに記したタイムラインは，ベストケースの場合，と理解する必要がある。

このように考えると，アプローチ1のアプローチ3に対する優位性は，アプローチ1で，臨床用量付近でのヒト PK データをどれほど正確に推定できるか？の技術力に依存しているとも言える。しかしながら，筆者の知る限りでは，PK プロファイルを含めたヒト薬物動態プロファイルを明らかにする目的の試験としては，アプローチ3が主流であり，アプローチ1は，何らかの理由で原薬が準備できない，開発候補品の次の開発ステージへの Go/No go の決定に，推定値で十分，もしくは，推定値でもヒト薬物動態データが必要な場合に限られているように感じる。ヒトデータというのは，現在の最先端の研究技術力を駆使しても完全に正確に推定するのは難しいと言わざるを得ない。

余談になるが，アカデミアの方々から，製薬企業でのシード化合物の枯渇が奇異に思える，とのコメントをいただくことがある。その一因には，次の点があげられる。創薬研究の発展により，医薬品の種となる可能性のある MOA は，著しく増加した。しかしながら，製薬企業から見た，将来の製品化への必要事項を満たす可能性のある MOA は，ごくわずかである。例えば，クラスエフェクトは，大きな課題である。医薬品は，有効性と同時に何らかの副作用も有する。もし，有効性の面で画期的な MOA が見いだされても，その MOA が，クラスエフェクトとして，先行品にない副作用を有する場合，その MOA に基づくすべての開発候補品が開発に値しない，ということも発生する。製薬企業が注目する新製品とは，がん領域を除いて，まず患者の安全性，続いて有効性である。アカデミアが注目するのは，新規性であり，アカデミアで見いだされた新しい化合物が必ずしも新製品につながるとは限らない。逆に，古い MOA でも新製品につながる可能性を有する化合物も数多く存在する。例えば，キナーゼ活性は，古くより知られるMOAであるが，適応可能性を有する疾患は数多く存在し，この組み合わせにより画期的新医薬品が生まれる可能性はいまだに否定できない。

6 アプローチ1，3で得られるヒトPKデータの位置づけ

筆者が早期探索的臨床試験の講演を行った際，参加者から必ず「アプローチ1，3で得られるヒトPKデータは，開発候補品を開発中止に追い込むに十分なデータになるのか？」との質問を受ける。これに対する答えは，「あなたの会社の決断力次第」とお答えしている。その一方で，この質問の背景には，現在の医薬品開発の大きな課題がある。どこの製薬企業でも同じと推定するが，開発候補品が初期臨床試験段階(Phase 1，Phase 1b臨床試験)から後期臨床試験開発段階(Phase 2臨床試験以降)へステージアップする際，その是非，すなわち，Go/No goを判断する会議が開催される。その場では，その化合物の責任者は，研究開発のトップから，「現時点での製品化成功」を約束させられる。もし，すでに製品化成功に危惧する点が見いだされている場合は，その評価の後に，ステージアップの提案となるのが普通である。その背景には，後期臨床試験開発以降は，二次曲線的に費用は増大し，場合によっては，会社の経営に大きなインパクトを与えるためである。しかしながら，この開発候補品が臨床試験開発段階以降でその後の開発が困難になった場合，多くの場合は，その根拠を被験者，患者の安全性担保への懸念をあげる。薬効，薬物動態の問題により，開発候補品が開発中止となることは，どちらかと言えば稀である。しかしながら，本当に，開発候補品の開発中止を「安全性」に一元化することが正しいか否かは，微妙である。先に述べたように，製薬企業では製品化の像を最終ゴールとして研究開発を進める。現在の進んだ創薬技術を駆使すれば，有効性に懸念がある開発候補品は存在しない。その一方で，研究の現場では，「動物で見られた薬効がヒトで反映できれば…」との言葉をよく耳にする。臨床試験開始前の会議では，製品化成功が危惧される懸念点がなかったにもかかわらず，実際に製品化成功に至る確率は10%に満たない。このような混沌とした状況を生む背景は，次のように説明できる。

開発候補品が開発中止になる主な原因は，① Poor BA，PK(薬物動態での問題)，② Lack of Efficacy(薬理の問題)，③ Safety Issue(安全性での懸念)，④ Marketing(市場，採算性の問題)に区分される(図7，8)。

また，それぞれの原因の割合は，データの解析次第で大きく変わる。これは，これらの4項目の要素が複雑に絡み合っているためである。一例をあげると，ヒト臨床試験において，動物から推定された有効血中濃度，もしくは暴露量に達すると考えられる投与を行っているにもかかわらず，有効性のシグナルが見られない場合がある。当然のことながら，臨床試験の現場では，さらに投与量を増大し，試験を後続する。そうすると，副作用が出現する血中濃度(Cmax)に達成してしまう。その後，データを解析してみると，ヒト薬物動態が予想と外れており，例えば，半減期が予想以上に早く，暴露量が不足し，有効性のシグナルを発することができなかったことが判明する。この場合，この開発候補品の開発中止の原因は，①薬物動態なのか，②有効性なのか，③安全性

なのかまったく不明である。さらに，予想以上の投与量で製品化が成功できることになった場合でも，想定以上の大きさの錠剤が必要となり，他社優位性を失い，かつ原薬コストが大幅に増大し，④市場性，採算性の問題で開発中止に追い込まれる。

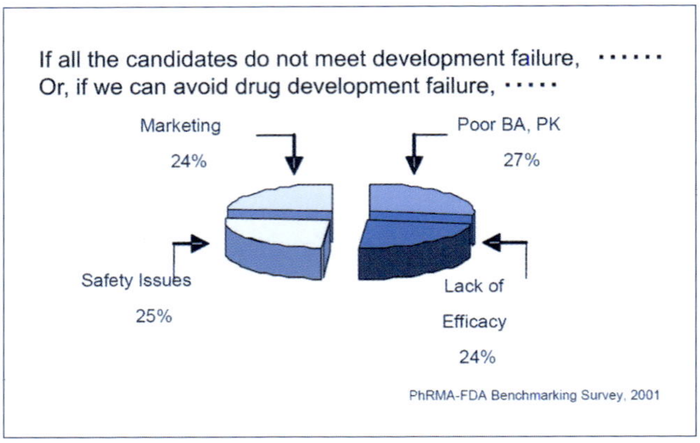

図7　Why candidates drop?(1)

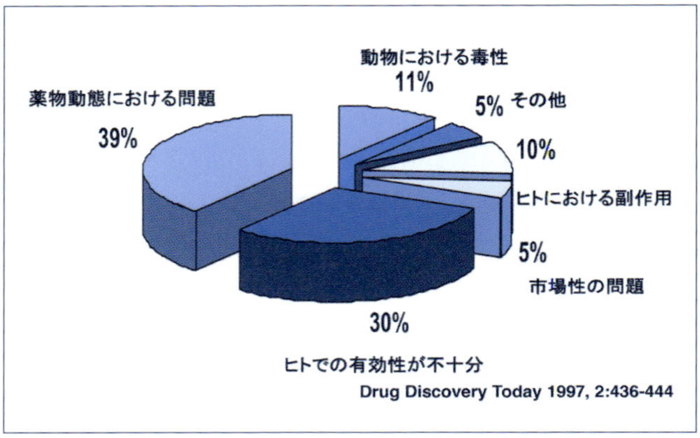

図8　Why candidates drops?(2)

しかしながら，このことを逆に読むと，①薬物動態プロファイル，②有効性プロファイル，③安全性プロファイルの優れた開発候補品を開発初期段階で選ぶことができれば，製品化成功確率が格段に向上する。たとえば，良好な薬物動態プロファイルを有する開発候補品の場合，投与量を増量しても副作用の出現する血中濃度以下に抑えることは難しくない。また，極めて低い血中濃度で有効性を示し副作用が現れる血中濃度が十分に高い化合物，すなわち，安全領域が広い開発候補品は，たとえ薬物動態プロファイルが多少，期待外れの場合でも，被験者，患者に安全性の懸念なく有効性を示させることが可能かもしれない。安全性プロファイルが良好な開発候補品の成功確率が高いことは言うまでもない。よって，①薬物動態，②有効性，③安全性のどれか1項目でも優れた開発候補品を選べば製品化成功確率を向上させることができる。

現在の最新の医薬品開発技術を駆使しても，ヒト単回投与臨床試験のみで，有効性，安全性のプロファイルを完璧に読み切ることは不可能である。有効性の出現については，反復投与臨床試験は必須であるし，また，個体差も否定できないため，通常の評価方法では，それなりの規模の臨床試験が必要である。安全性についても，短期間の投与では見られなかった所見が長期投与で見られる場合も否定できず，ヒト単回投与臨床試験のみで，プロファイル化するのは不可能である。その一方で，薬物動態，特にヒトPK プロファイルは，小規模のヒト単回投与臨床試験で明確に判明する。単回投与でのヒトPK プロファイルの実データがあれば，反復投与時のヒトPK プロファイルを正しく推定することは難しくない。そして，良好なヒトPK プロファイルを有する開発候補品は，多少の有効性，安全性の問題を抱えている場合でも製品化に到達できるかもしれない。言い換えれば，早期探索的臨床試験のアプローチ1，3は，製品化成功が約束された開発候補品を見いだす試験ではなく，ヒトPK プロファイルデータに基づく製品化成功確率がより高い開発候補品を選ぶ試験である。

アプローチ5：投与量制限のついた最長14日までの反復投与臨床試験

➢ バイオマーカー技術によるヒト有効性，安全性確認

アプローチ5は，これまでの新医薬品製造販売申請資料作成データ取得を目的とした医薬品開発プログラムからは考えられない臨床試験であった。これまでの臨床試験では，特に開発初期段階では，その後の製品化のオプション，すなわち，幅広い投与量，投与期間を確保すべく，最大耐用量の試験をPhase 1単回投与臨床試験，反復投与臨床試験に織り込むのが通常であった。このような臨床試験が注目されるようになった背景には，近年，バイオマーカー技術の著しい進歩があげられる。

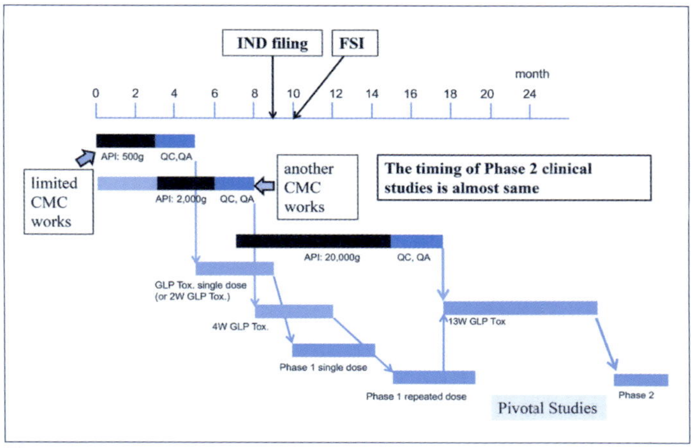

図9　Efficient candidates selection with Biomarker

アプローチ5については，その戦略は各社でさまざまと推定するが，その一例を図9に記す。

この戦略では，単回投与臨床試験については，開発候補品の物理的性質に基づいた，あらかじめ定められた分析試験法，製剤化処方を用いる。その一方で，反復投与臨床試験では，分析試験法，製剤化処方の最適化を必要に応じて実施する。この場合，治験薬，治験原薬の品質保証方法が異なることになるが，同一治験原薬について，単回投与臨床試験については，動物でのGLP単回投与安全性試験にて，反復投与試験については，GLP4週安全性試験で被験者の安全性担保が確認されているため，問題はない。基本的に，試験方法が変更される場合，時として，治験薬自身の品質が変わる場合でも，同一治験原薬にて実施される臨床試験での被験者の安全性担保に足る，より長期間GLP安全性試験が実施されていれば問題はない。

アプローチ5のタイムラインのある製薬企業の一例は，表4の通りである。

参考までに，早期探索的臨床試験ではない，通常の臨床試験の最も早い開発ガントチャートの一例を図10に示す。この2つの図を比較するとアプローチ5では，通常の臨床開発プログラムでは，

表4　アプローチ5のタイムラインのある製薬企業の一例

		治験原薬製造（含む品質評価）	GLP安全性試験（拡張型単回投与）	IND資料作成
Phase 1単回投与開始まで	期間	5カ月	4カ月	0カ月
		治験原薬製造（含む品質評価）	4WGLP安全性試験	IND資料作成
Phase 1反復投与開始まで	期間	8カ月	5カ月	1カ月

Phase 1反復投与臨床試験にまで辿りつくために23カ月の期間を要するものの，アプローチ5では，わずか15カ月で辿りつける。しかしながら，アプローチ5では，このヒト反復投与臨床試験，および動物を用いたGLP安全性試験データのみでは，Phase 2に移行できない。Phase 2臨床試験のデータはすでに研究の域を外れており，被験者のみならず，患者への有効性，安全性を保証するデータでなければならないためである。よって，アプローチ5からPhase 2開始までを想定すると，このPhase 2開始時期は，通常の臨床開発プログラムの場合とまったく同じである。その一方で，Phase 2に至る研究資源については，アプローチ5のほうが通常の臨床試験開発プログラムの場合よりはるかに大きい。

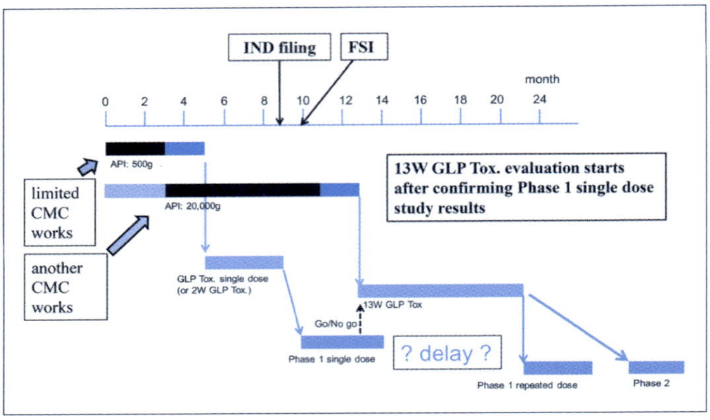

図10　Efficient candidates selection without Biomarker

そのように考えるとアプローチ5の価値は，ヒト反復投与臨床試験の結果が通常のプログラムより8カ月も早くに得られることに尽きる。逆に申せば，ヒト反復投与臨床試験の結果でどのような成果物が期待できるか否かでアプローチ5を選択するか通常の臨床開発プログラムを選択するべきかが決定する。そして，その成果物とは，バイオマーカーによる化合物の有効性，安全性データである。

バイオマーカー技術の最も優れている点は，ヒトでの実症状により薬効，安全性を確認するのではなく，それを示す指標を頼りに的確に推定できる点にある。プラセボ効果という言葉が存在するように，薬理，安全性とも個体差が大きく，正しい情報を得るためには，大規模な臨床試験が必要である。その結果は，Phase 2初期段階では判明が難しく，Phase 2後期段階，すなわちPhase 2b臨床試験にて判明することもある。この場合，すでに多大な研究資源と期間を費やしており，開発候補品は1品目に絞られていることも多く，製品化の機会損失に直結する場合も少なくない（図11）。

バイオマーカーを用いた開発の例は，実際のメガファーマの開発戦略を用いて後述するが，日本製薬企業ではバイオマーカーに対する誤解も多いように感じる。日本製薬企業では，ヒトでの有効性の確認のツールとして，バイオマーカーを利用する場合が多いように感じるが，バイオマーカーは，必ずしもこの目的に限ったものではない。安全性の予測にも強力なツールとなる。

If we have original biomarker in our hand, the drug development strategies would be dramatically changed.

For example;
Innovative candidate shows side effects at lower level of AUC and/or Cmax compared with efficacy in animals.....

1. One company will look for another type, and retry clinical trials, and then, **fail to confirm pharmacological efficacy in human**.
2. Another company confirms pharmacological efficacy only confirming the change of indicators (Biomarker) without concerns of side effects.

⬇

And then, the proposed MOA was uncovered not to work for the treatment with some dieses for the patients....

図11　Why biomarker is crucial for drug development

創薬技術の発達した現在では，そして，他社対抗品との差別化ポイントが製品化成功への大きな焦点となる現在では，有効性のみに着目した薬理研究のみでは不十分で，安全性に着目した薬理研究，より正しくは，毒性が発現する作用機序に着目した薬理研究も重要と考えられる。現在の創薬研究では，薬理研究に毒性発現メカニズムの解明が含まれていても奇異ではない。実際，Phase 1反復投与臨床試験終了時にバイオマーカー技術を駆使して，①薬物動態，②有効性，③安全性のすべての項目について，正しく開発候補品の評価ができているならば，このデータをもとに，担当者がPhase 2臨床試験へのステージアップの是非を検討する会議の場で，製品化成功を疑わない節の返答を行っても，それは信頼に値すると言える。残されたのは，その評価の精度のみである。

残念ながら，バイオマーカーを含めたこのような新規技術に日本製薬企業が秀でているとは思えない。その背景には，基礎研究に強い欧米メガファーマに対し，日本製薬企業は，どちらかと言えば，製品の最適化に強いことがあげられるかもしれない。

以上から，CMC研究資源の増加を払ってでもPhase 1反復投与臨床試験の結果を早く得る価値があるか否かは，その開発候補品が，例えばバイオマーカー技術等により，①薬物動態，②有効性，③安全性のすべての項目について，開発候補品を正しく評価ができるか否かにかかっている。

次に先にアプローチ1，3，およびアプローチ5を利用した海外メガファーマの研究開発戦略とそれを実現する上でのハードル，懸念事項，それを克服する戦略を紹介する。

7 早期探索的臨床試験を利用した海外メガファーマの研究開発戦略

ここに述べる研究開発戦略は，1990年代末に海外メガファーマが実際に採用していた研究開発戦略で，2000年代に入って，ICHにて，アプローチ1，3，5が議論される前の話である。これら海外メガファーマの実際の研究開発をもとにして，各アプローチの許認可要件が整備されたのが実状である。したがって，この企業の行った研究開発は，必ずしも現在の許認可要件を満たしているか否かは不明である。繰り返しになるが，早期探索的臨床試験は，元々はICHガイドラインに必ずしも準拠していない研究目的での探索的臨床試験が各国の当局の承認の下，実施され，その実状と価値を鑑み，被験者の安全性担保を目的に後追いで法整備されたのが実状である[16]。

Both A. Co. and M. Co.
＞80%・・・Successor Compound
＜20%・・・New Frontier Compound

New Frontier Candidate is most attractive from business and scientific viewpoints, **but;**

New Frontier Candidate is not always promising.

Opinion from Executives from A. Co. :**ヒト薬物動態**

We cannot totally rely on New Frontier Candidate for the future growth of the company.

Most importantly, we could launch Successor Candidates as scheduled without involving significant risks.

Opinion from Executives from M. Co. :**ヒト有効性**

We cannot totally rely on Successor Candidates for the future growth of the company as the market is already reduced by the competitive products.

Most importantly, we should discover and launch New Frontier Candidates someday.

図12　R&D Strategies at Mega Pharms

筆者は数多くのメガファーマの責任者，担当者から各社の研究開発戦略についてコメントをいただいたが，そのほとんどは，同一である。わかりやすく説明するため，アプローチ1，3を用いた研究開発戦略については，メガファーマA社の例を，アプローチ5を用いた研究開発戦略についてはメガファーマ M 社の例をあげる。興味深いことであるが，A 社，M 社ともに，開発候補品を New Frontier 化合物(新規 MOA であり，対抗品の製品が上市されていない)と Successor 化合物(MOA は，新規の場合も既知の場合もあるが，自社，他社も含めて対抗となる製品が上市されている)に分類しており，自社パイプラインにある開発候補品の割合は，その当時，おおむね New Frontier 化合物：20%，Successor 化合物：80% とのことであった(図12)。

8 アプローチ1，3を用いた研究開発戦略；A 社の例

メガファーマ A 社への「会社の継続的な成長に最も必要な要件は？」との質問に対して，この A 社の回答は，「会社の成長を支えるのは，新規 MOA に基づく画期的新医薬品であるが，このような製品の成功は約束されたものではなく，開発リスクは大きいと言わざるを得ない。その一方で，医薬品ビジネスでは，Marketing による部分が大きく，すでに自社先行品で大きな市場を押さえている領域では，この市場を失うことのないように，後続品を計画的に上市する必要がある。他社が既存品を上市し，すでに市場を確保している領域に，たとえ他社品よりも優れている自社品であっても，それを五月雨的に上市しても市場を確保するのは難しく，効率的とは言えない」とのことであった。

このメガファーマが自社の得意とする領域に後続品を確実に上市する戦略を図13に纏めた。

この会社の意見によると，後続品が揃えなければならない最も重要な要素は，有効性と安全性のバランス，すなわち，より広い安全領域の確保，とのことであった。すでに自社品を開発上市した経験があるため，有効性評価のためのモデル動物は確立しており，薬理評価系も確立している。よって，ヒトでの有効性には大きな懸念はない。その一方で，安全性については，読み切れない部分が残る。実際，より長い投与期間での臨床試験を実施したところ，思いもよらなかった毒性が出現する場合もある。そこで，安全領域のコントロール，すなわち，毒性が現れない範囲内で十分な有効性を確保する戦略として，薬物動態プロファイル(PK プロファイル)に着目したスクリーニング目的での Phase 1単回投与臨床試験を行うとのことである。あらかじめ定められたクライテリアを満足する，そして，願がわくば，MOA が異なる4個の開発候補品を見いだすことが目標とのことである。それに許される最大の開発候補品数は20個以下，とのことであった。ただし，担当者の言葉として，世界指折りの研究開発規模を誇るメガファーマでも，同一のターゲット疾患に対して，MOA の異なる，かつ良好な PK プロファイルを示す4個の開発候補品をほぼ同時期に見いだすのは至難の業(理

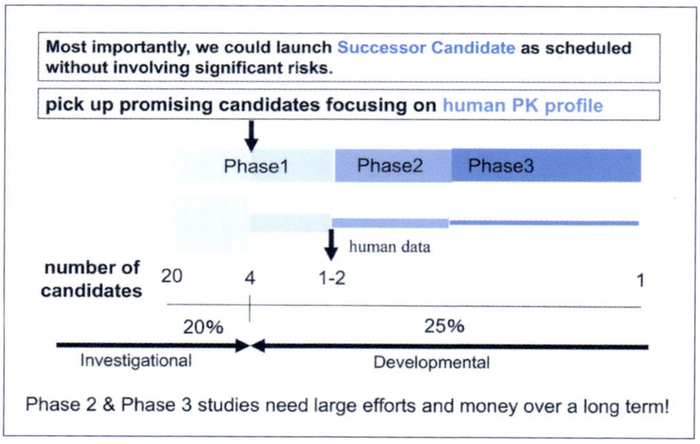

図13　R&D Strategies of A. Co.

想であり，目標ではあり得るが現実的には相当に難しい）であり，時として，開発を遅らせてでも個数が揃うのを待つ，もしくは，個数が揃う目途が立たない場合は，3，もしくは2個の開発候補品でも次の臨床試験に駒を進めるとのことであった。その一方で，クライテリアを満たした化合物から順に開発を進めるという戦略はとらないとのことである。必ず複数個の化合物が揃った時点で同時に評価しなければ，その化合物間での優劣が不明，すなわち，用いる動物，臨床サイト等の諸条件で評価結果が異なる可能性も否定できず，開発候補品を評価するには，各化合物の絶対評価と各化合物間の相対評価が避けられない，との意見であった。このA社では，この4個の化合物を見いだすまでを創薬研究と位置づけ，それ以降を開発研究としている。

このクライテリアをパスした4個の化合物，より正しくは，相対評価により，1位から4位までに位置づけられた化合物について，Phase 1反復投与臨床試験を実施する。その後，たとえ，すべての開発候補品について，開発に十分に値すると考えられる結果が得られた場合でも，必ず1～2個に開発候補品数を絞り，Phase 2以降の臨床試験を実施するとのことである。基本的にMOAが大きく異なる場合は2個を，競合する場合は，1個をPhase 2以降に進める。幸いにして，2個の開発候補品の製品化成功が見えた場合でも自社から上市するのは，より優れた1品であり，他の1品は導出候補品とする，とのことである。

ただし，ここに記したのは，A社の研究開発の一例であり，開発領域（Therapeutic Area），他社競合品との競合状況により，特に他社と共同開発を行う場合には，柔軟に対応する必要があるとのことである。

9 Phase 1単回投与臨床試験を実施し，開発品のスクリーニングを行う価値

GLP安全性試験を単回投与で行い，Phase 1単回投与臨床試験を実施し，開発品のスクリーニングを行う価値については，A社とは異なるメガファーマであるファイザー社からも提案がなされている（図14）。

ファイザー社からのこの論文に従うと，ヒト単回投与臨床試験における被験者の安全性担保には，動物でのGLP単回投与試験で必要十分である。このことを考えず，動物でのGLP単回投与試験に続いて，GLP反復投与試験を実施し，これを満たす開発候補品を発掘してもその後に実施するヒトPhase 1単回投与臨床試験で多くの開発候補品は，開発中止となる。結果とし

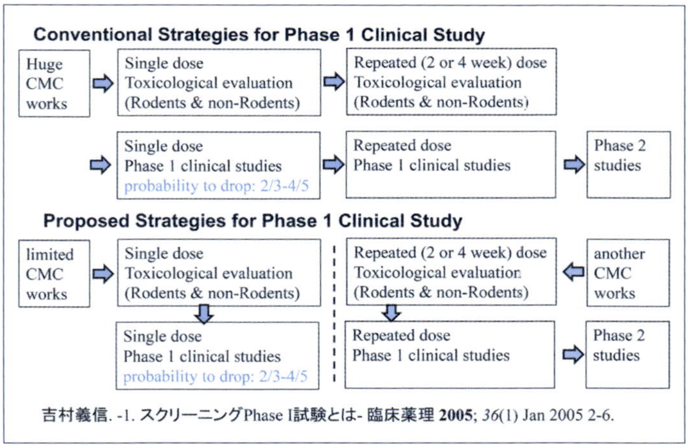

図14　Proposal from Pfizer; Phase 1 Clinical Study

て，製薬企業は，莫大な研究開発費と時間の浪費，加えて数多くの動物の犠牲を払うことになる。もし，動物でのGLP単回投与試験に続いて，ヒト単回投与臨床試験を実施できれば，このデータを参考にし，ヒトに有効で安全な製品をより効率的に開発できる。言い換えれば，元来，ヒト単回投与を満たさないMOAの開発候補品について，動物での反復投与試験をパスできる開発候補品を莫大な研究資源と時間を費やして研究開発を続ける必要はなくなるわけである。

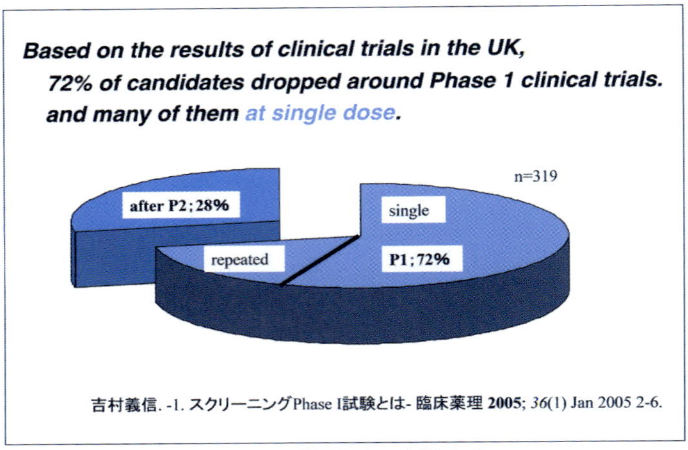

図15　ヒト薬物動態は Phase 1単回投与で判明する

Phase 1単回投与臨床試験でどのぐらいの割合で開発品が開発中止になるかの一例を図15に記す。このデータは，英国でのCROが319例の臨床試験について纏めたものであるが，開発候補品の72%がPhase1臨床試験開発段階で開発中止となる。そして，その大半は，単回投与である。当然ながら，開発候補品が開発中止になるのは，Phase 1臨床試験の結果に一元化できる訳ではなく，同時に進められている動物での安全性試験，薬物動態試験の結果も総合して，の結果ではあるが，これを差し引いても，ヒト薬物動態研究技術が大きく進んだ1990年末以降でも，ヒトの薬物動態，特にPKプロファイルを正確に予測するのは難しいと言わざるを得ない。逆の見方をすれば，Phase 1臨床試験の現場（CRO）からは，Phase 1単回投与臨床試験というのは，現実的には，よりよい薬物動態プロファイルを有する開発候補品を選ぶためのスクリーニング試験となっているとも言える。少なくとも8割の開発候補品をPhase 1単回投与臨床試験で開発中止にする，というA社の研究開発戦略とこのCROの解析結果はよく一致する。もはや，Phase 1単回投与臨床試験で開発中止になった開発候補品は，開発中止に追い込まれたのではなく，ふるいにかけられたにすぎない，とも言える。

10 アプローチ1，3を用いた臨床試験を実施する上での障害

アプローチ1，3を用いた臨床試験を実施する上での最大の障害をA社の担当者に尋ねたところ，それは，「品質保証に対する文化，考え方であった」，とのことであった。製薬企業の製品開発のゴールは，製品を上市することであり，その意味では，開発候補品をどこの段階まで開発を進められたかなど，まったく意味をなさない。開発候補品の開発を強引に開発後期段階まで進め，ここで開発が中止になることは，会社に莫大な損害を与えたことになるばかりか，臨床試験に参加いただいた被験者への影響，評価に費やされた動物を鑑みると決して褒められた行為ではない。その意味で，先に記したロシュ社の論文は，傾聴に値する。

しかしながら，商用製品の像を研究開発の初期段階から取り込むといくつかの齟齬が発生する。その最たるものが品質保証と考えられる。医薬品の品質保証では，患者の安全性担保を目的に商用製品の品質の一定性を強く求めているが，品質保証は，商用品に限られたことではなく，動物に用いられた原薬から初期臨床試験，後期臨床試験に用いられた治験薬，そして商用製品に至るまでの品質の一貫性にまで及ぶ。すなわち，新製品の患者への安全性担保は，必要十分な臨床試験結果とそれに用いられた治験薬と製品の品質との一貫性に支えられている。このような考え方から，このA社では，少なくとも1990年前半までは，Phase 1単回投与臨床試験以降を開発研究段階と位置づけ，同じ組織が品質の一貫性に責任を持ちながら，治験原薬，治験薬の製造法開発に責任を担っていた。これらの製造法が完成し，商用生産に移る場合は，スケールアップにもかかわらず品質を再現すること，また，新医薬品製造販売申請の認可に合わせて商用生産を開始すること，コストミニマムな生産プロセスの構築が目的となり，それまでの研究開発とは焦点が異なるため，別組織が担っている。これは多くの日本製薬企業でも同様と考える（図16）。

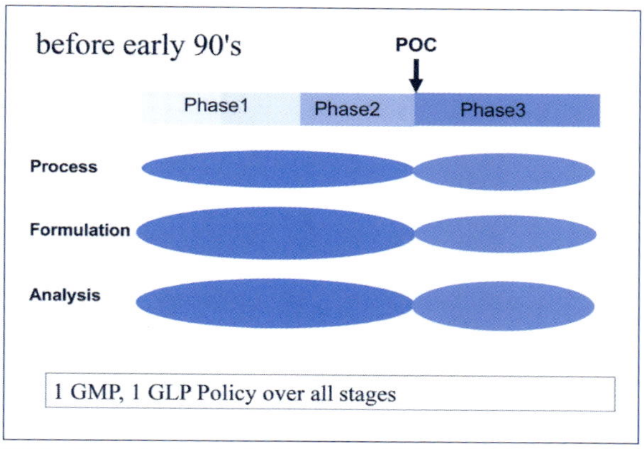

図16　Organization in A. Co. early 1990

しかしながら，Phase 1単回投与臨床試験の目的が将来の新医薬品製造販売申請に必要なデータ取得から研究目的，言い換えれば開発に値する開発候補品の選択に焦点を移行した場合，それに必要なCMCの活動の目的は，これまでのCMC活動の目的とは大きく異なる。例えば，アプローチ1，3に用いられる分析試験法は，定型化された分析法であり，分析試験法開発は含まれていない。製剤化開発も行われない。結果として，将来の製品像をイメージするデータもない。そもそも，製品化を目指したCMC活動ではなく，開発品発掘のためのCMC活動であり，スピードが厳しく問われる。このような背景から，このA社では1990年後半に大幅な組織変更を実施し，研究目的での医薬品開発を担う新しいCMC組織を構築し，会社の品質保証を担うGMPについてもそれぞれの組織に応じた異なる方針を構築したとのことである（図17）。

早期探索的臨床試験を実施する上で，最大の懸念点は，この新しい戦略がレギュレーション上の要求を満たしているか否かである。そこで，MHRAを訪問し，臨床試験申請審査の責任者に研究目的での臨床試験に対する求められる項目を尋ねた。MHRAからの主なコメントは，下記のように纏められる（図18）。

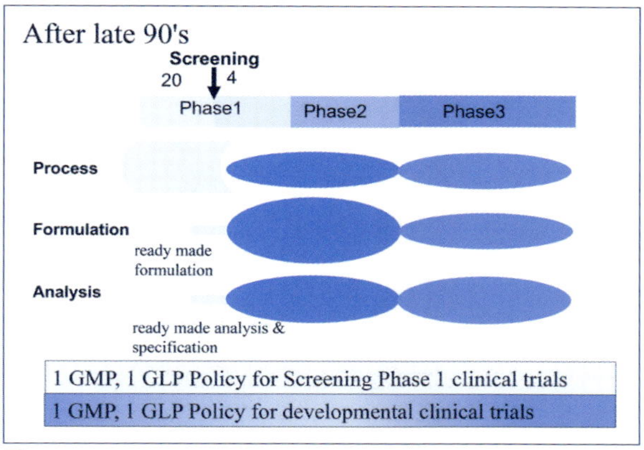

図17　New Organization in A. Co. late 1990

①MHRAは，臨床試験の目的が研究

であるのか，開発であるのかは問わない。臨床試験実施の可否を認めるか否かは，ひとえに被験者の安全性が担保されているか？その開発品が製品化された際，患者のQOL(Quality of life)向上に役立つか否か？のみである。被験者の安全性保護については，その懸念がないことを裏付ける動物でのGLP安全性試験のみならず，万が一，事故が発生した際の被験者の保護(保険)が十分であるか否かも重要である。

②一方，新医薬品製造販売承認は，臨床試験実施承認とまったく異なる。新医薬品製造販売承認については，あらかじめ設定されているすべての項目に対するデータと回答が準備されている必要がある。ただし，データがすべて揃っていることが重要で，そのデータの取得の順番は問わない(図19)。

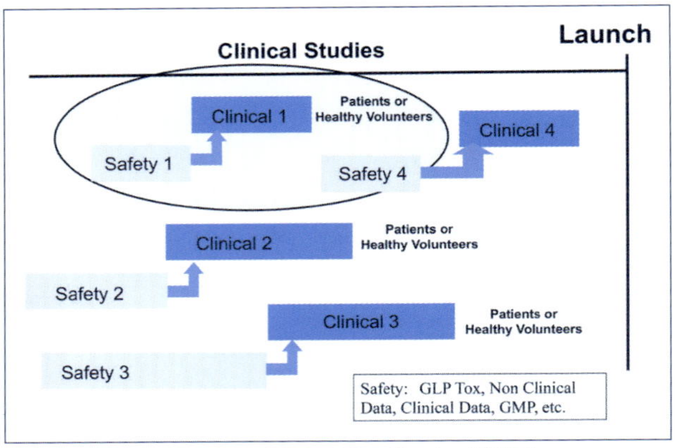

図18　Requirements for Clinical Studies by MHRA

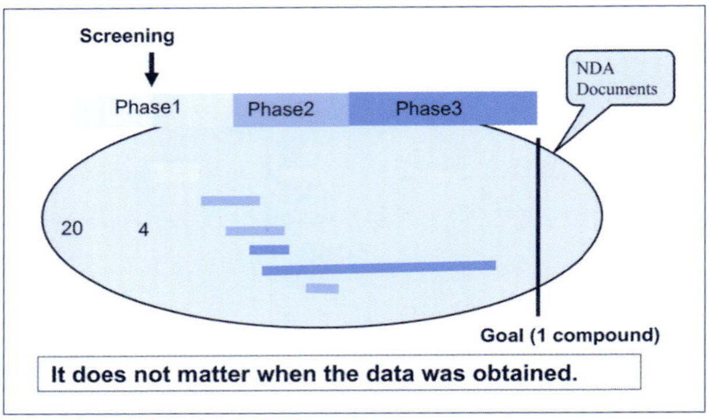

図19　NDA Package

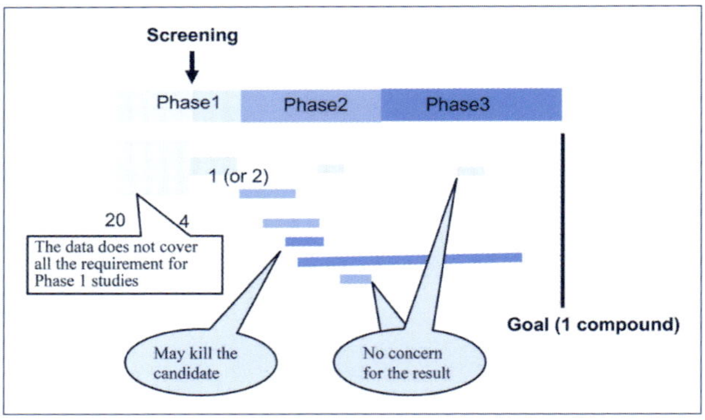

図20　Strategies after Phase 1 studies in A. Co.

アプローチ1，もしくは3の開発戦略を実施した場合は，Phase 1臨床試験開発段階でPhase 1臨床試験で得るべきすべてのデータを揃えることはできない。それどころか，早期探索的臨床試験では，「必要なデータを取得する」ことを主眼に臨床試験を実施するため，場合によっては，極めて限られたデータしか得られない場合も多い。この問題点に対して，メガファーマのA社は，「不足するデータは，開発候補品が開発に値することが判明したのちに取得すれば十分。実際，アプローチ1，もしくは3にて開発すべき開発候補品が選ばれた後は，その開発候補品に着目し，開発が中止になるリスクが高い試験を優先するのが好ましい，新医薬品製造販売申請までにすべての試験を終えれば良い」とのことであった。実際，健常人による臨床試験という意味でPhase 1臨床試験に属する最大耐用量(MTD)臨床試験は，これまで初期開発段階の試験と見なされてきたが，もし，この試験が開発候補品を開発中止に追い込む可能性が低いのであれば，そのデータは患者の安全性担保に直結することもあり，治験原薬，治験薬の製造法，および分析試験法を含めた品質評価方法が確立された開発後期に行うのが望ましいとの意見であった（図20）。

11 アプローチ5を用いた研究開発戦略；M 社の例

メガファーマ A 社に行った同じ質問である「会社の後続的成長に最も必要な要件は？」に対するメガファーマ M 社からの返答は，A 社と対照的で興味深かった。M 社からの回答は，「自社製品が大きな市場を押さえている領域に後続品を投入することは，極めて重要な戦略ではあるが，これのみでは，会社はジリ貧となる。なぜならば，後続品が上市した市場には，自社先行品と同じながら価格が大きく下がったジェネリック品が待ち受けており，後続品投入により先行品と同じ利益を上げられる可能性はない。加えて，後続品が先行品と比較して多少の差別化ポイントを有している場合でも，先行品で十分な治療効果が得られている場合，後続品の市場への投入による利益確保の効果は限られたものになるであろう」，とのことであった。よって，新規 MOA に基づく画期的新医薬品を開発できなければ，やがて会社は衰退する，と考えている模様であった。この M 社のアプローチ5を用いた画期的新医薬品開発戦略を図21に記す。

この戦略で興味深いのは，画期的新医薬品になる可能性を秘めた MOA を有する化合物が見いだされた際，それが，開発候補品にならないことが明確な場合でも，まずはバイオマーカー技術を駆使し，その真偽を確認する。具体的には，臨床試験実施に最低限必要な GLP 安全性試験を実施し，安全性が担保された範囲内で，健常人による Phase 1単回投与臨床試験，Phase 1反復投与臨床試験を実施し，その最後に2名の患者を用いた Phase 1b 反復投与臨床試験を実施するとのことである。さらには，この臨床試験に用いられる化合物は，最適化されたリード化合物ではないため，時として，毒性が有効性よりも先に現れることもあるそうである。その場合でも，患者2名でのバイオマーカー技術を駆使した薬理評価を行い，その化合物の有する MOA が画期的新医薬品につながる可能性の有無を確認する。このように最適化されていない化合物で強引に Phase 1反復投与臨床試験まで進める背景には，将来の画期的製品につながるか否かが不明である MOA を有する候補品に多大な研究資源を費やすのは非効率的であるため，とのことである。

さらに興味深いのは，例えば，この新規 MOA を有する化合物が偶然にも幅広い安全域を有し，かつ十分な有効性を示すシグナルを示した場合でも，この化合物でのさらなる臨床試験ステップには駒を進めないとのことで

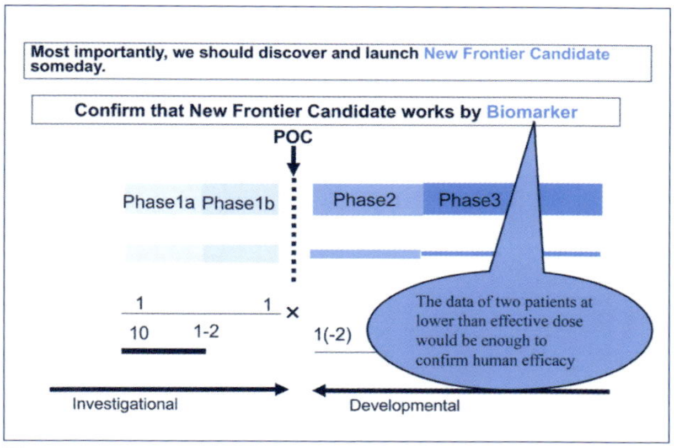

図21　R&D Strategies of M. Co.

ある。このアプローチ5で得られた知見を基に，新たにこの研究開発をプロジェクト化し，本当の意味での Lead Optimization（開発候補品最適化）研究を行い，選ばれた約10個の開発候補品による Phase 1単回投与試験の結果から，1～2の開発候補品を選び，続いて通常の臨床試験開発を実施するそうである。このような戦略を選ぶ背景には，下記の点があげられる。

①十分な Lead Optimization 研究を行っていない環境下で，たとえ，先行品が製品化に成功しても，より優れた他社品から追撃される可能性が否定できない。また，この先行品には，隠れた弱点を有する可能性も否定できない。そもそも，十分な Lead Optimization 研究を実施しても製品化成功確率が低い現在の状況で，先行品が問題なく上市できる可能性は極めて低い。

②アプローチ5による臨床試験開発で Phase 1反復投与臨床試験を完了させたと言っても，限られた用量での試験に過ぎず，積み残しの試験も多い。それらを考えると達成した開発の部分は極めて限定的で，大部分は追加，もしくは再実施が必要。

③逆に患者2名によるバイオマーカー技術での化合物の評価が得られ，その化合物の潜在的な，①薬物動態，②有効性，③安全性が評価できた場合，その弱点のみを補えば製品化に成功する確率は極めて高い。特に他社に同一の MOA による開発候補品がないのであれば，通常の研究開発プランに基づき，着実に製品化を行うほうが効率がよい。

ちなみに，M 社では，バイオマーカー技術での先行品の素養確認を POC 確認と位置づけており，それまでを創薬研究，その後を開発研究としている。ただし，ここに述べた M 社の新規 MOA に基づく画期的試薬の製品化戦略は，目標の部分が多々あり，必ずしも数多くの開発品がこの戦略に基づき生み出されているわけではない。この戦略が適用できる開発領域は全体の20% 以下であり，たとえ興味深い化合物が見いだされた場合でも，開発候補品に繋がる素養を示す可能性も低い。結果として，M 社から画期的な新医薬品が次々に創出されている訳ではない。M 社は，この戦略に基づかなければ画期的な新医薬品の創出は困難，と考えているのみである。

おわりに

本稿では，メガファーマ A 社，メガファーマ M 社を中心に述べたが，実際は数多くの海外メガファーマの担当者，責任者からいただいたコメントをもとに，現在のレギュレーションに合わせ，纏めたものである。各担当者からは，いただいた情報の社内外での共有に承諾をいただいているが，その中で，先に述べたメガファーマ A 社の責任者の言葉に，「この戦略に基づき，自社から画期的製品，もしくは，後継品が創出できれば，最高であるが，それに拘っているわけではない。もし，筆者が A 社の開発戦略を社内に持ち帰り，それが参考になり，新製品が創出され，患者にとって新たな価値が生み出せるならば，医薬品の製品開発に携わる一員として，幸せなこと」「正しく情報を持ち帰るため，ここで説明したホワイトボードの写真を撮っておいたら」と言うのがあった。また，メガファーマ M 社の責任者の言葉には，「お話しした内容が参考になって，より確実に画期的新医薬品を筆者の会社から創出していただければ，それは，M 社の製品生産性向上の参考になるので非常にありがたい」「他社から画期的新製品がでることは，M 社の研究開発効率改善につながるので，益になる部分が多々ある」というのがあった。

特に日本製薬企業では，研究開発を続ける資金が，健康保険に，言い換えれば国民の税金に依存していることは否定できない。これは，製薬企業は，患者に真に有用な医薬品の開発を期待され，その責務を負っているともいえ，その責任は重い。本稿が医薬品の新製品の創出に少しでも参考になれば，筆者にとって，また情報提供をいただいた方々にとっても，この上ない喜びである。

末筆ながら，各製薬企業の研究開発に関する戦略，情報を開示いただいた皆様に心より感謝を申し上げます。

［残華淳彦］

■参考文献

1）ブロックバスター（医薬品）– Wikipedia. Available from：https://ja.wikipedia.org/wiki/%E3%83%96%E3%83%AD%E3%83%83%E3%82%AF%E3%83%90%E3%82%B9%E3%82%BF%E3%83%BC_(%E5%8C%BB%E8%96%AC%E5%93%81)

2）米メルク，バイオックス問題で和解　写真1枚　国際ニュース：AFPBB News. Available from：http://www.afpbb.com/articles/-/2309686

3）バイオックス問題→大手製薬企業の萎縮，FDA に対する批判 - 医薬翻訳サービス ,Available from：http://iyaku.hateblo.jp/entry/2014/02/10/103828

4）Rawlins, M. D. Reviews Drug Discovery. 2004; 3: 360-364

5）厚生労働省医薬安全局審査管理課長 .「医薬品の臨床試験のための非臨床安全性試験の実施時期についてのガイドラインについて . Available from： https://www.pmda.go.jp/files/000156828.pdf#search=%27phase+1+%E8%87%A8%E5%BA%8A%E8%A9%A6%E9%A8%93+GLP%E5%AE%89%E5%85%A8%E6%80%A7%E8%A9%A6%E9%A8%93%27

6）US FDA. Single-dose acute toxicity testing for pharmaceuticals；Revised Guidance；Availability, Notice. Federal Register. 1996 Aug 26：43933-5.

7）US FDA. Screening INDs. Manual of Policies and Procedures（MAPP）6030.4, 2001 May 9.

8）EU EMEA. Position paper on non-clinical safety studies to support clinical trials with a single microdose. CPMP/SWP/2599/02/, 2003 Jan 23. Revised edition：CPMP/SWP/2599/02/Rev 1, London,2004 Jun 23.

9）US FDA. Guidance for Industry, Investigators, and Reviewers, Exploratory IND Studies. January 2006 Pharmacology/Toxicology. Available from：https://www.fda.gov/downloads/drugs/guidancecomplianceregulatoryinformation/guidances/ucm078933.pdf#search=%279%EF%BC%89+US+FDA%EF%BC%8EGuidance+for+Industry%2C+Investigators%2C+and+Reviewers%2C+Exploratory+IND+Studies.%27

10）英の抗体薬・第1相試験事故，“無過失性”に見る深刻な課題 ―「第0相試験」は無力なのか ―：医薬ジャーナル , 2006, 42, 1829-1830. Available from：https://www.iyaku-j.com/iyakuj/system/dc8/index.php?trgid=11086

11）厚生労働省医薬食品局審査管理課長 .「医薬品の臨床試験及び製造販売承認申請のための非臨床安全性試験の実施についてのガイダンス」について
Available from: http://www.pmda.go.jp/files/000156948.pdf

12）Ayad, M.H. Drug Delivery, 2015, 22, 877-884

13）Verhaeghe, T. LC-MS/MS as an enabler for a broader application of microdose studies in drug development; the Janssen experience, Available from：http://bcn201411.europeanbioanalysisforum.eu/wp-content/uploads/2016/03/s33-Tom_Verhaeghe.pdf#search=%27Microdosing+and+cold+LCMS+Richard+W.+Abbott%27

14）Togashi, K., Mutaguchi, K., Yamaguchi, T., Komuro, S., Yamashita, S. CHROMATOGRAPHY, 2013, 34, 141-149.

15）厚生省医薬安全局審査管理課長 . 医薬品の臨床試験のための非臨床安全性試験の実施時期についてのガイドラインについて
Available from: https://www.pmda.go.jp/files/000156828.pdf#search=%27phase+1+%E8%87%A8%E5%BA%8A%E8%A9%A6%E9%A8%93+GLP%E5%AE%89%E5%85%A8%E6%80%A7%E8%A9%A6%E9%A8%93%27

16）馬屋原宏 , 山根尚恵 , 菊池康基 . -2. 欧米におけるスクリーニング Phase I 試験 - 臨床薬理 2005; 36（1） Jan., 7-18.

第2章
経口製剤の開発戦略

第2章 1 LCMも視野に入れた経口製剤戦略

はじめに

新規医薬品開発の成功確率は，種々の試みにもかかわらず，大きくは改善されていない。たとえば，小分子の場合，第2相試験での成功確率が最も低く，3分の1程度であり，薬効，次に安全性の課題が大きいことが報告されている[1,2]。また，第1相試験を開始できた小分子の承認取得までの成功確率は，10％にも満たない[1]。

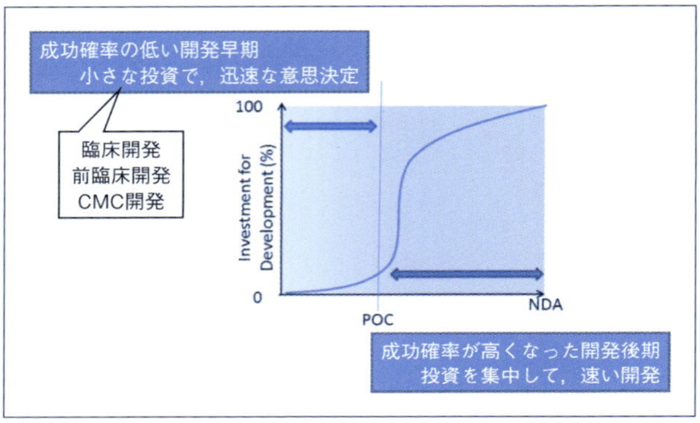

図1　新規医薬品開発における開発ステージに応じた投資計画

このような実状は以前より指摘されていた。図1で示すように，成功確率が低い開発早期段階では，検討項目を制限して，少ない投資で最も大きいリスク（薬効や安全性）に対する検証結果を出すことによって開発後期段階に進む意思決定をなるべく早く行い，成功確率が上がれば，投資を集中させる戦略が提唱されている[3]。この手法によって，開発早期の複数のプロジェクトから節約できた資源を，より多くの探索あるいは開発早期プロジェクトへ投資し，開発後期に進めるプロジェクトの数を増やすといったポートフォリオの考え方に基づいた，研究開発全体を俯瞰する投資戦略が構築できる。

さらに，3千億から1兆4千億円と言われる，1つの新規医薬品化合物を上市するために必要な莫大な研究開発費の投資回収機会の最大化のために，可能な限り早期に上市することが求められている[4]。

近年では，患者が医療上必要な治療へのアクセスを容易にするためのオーファン指定や，革新的医薬品等の実用化促進のための「先駆けパッケージ戦略」など，より短期間での開発が可能となる制度が活用されている。たとえば，生命にかかわり，治療法が十分に確立されていない領域，オンコロジー領域においては，これらの制度が適用される傾向は高いと思われ，開発時間が短くなってきている（図2）。一方，CMC開発については，品質を担保した上で安定供給できる体制を上市までに確立しなければならない。したがって，前述のようなモデルが成り立たず，異なった考え方をしなければならない場合も想定できる。

上市に向けては，多くの事項を考慮に入れ，会社の意思決定をしなければならないが，承認時期が早くなると，有効投与量に関する情報が臨床試験から十分に得られない段階で，上市用製剤の規格を決定しなければならないこともあり得る。たとえば，図3に示すように，ALK阻害肺がん治療薬として2014年9月に発売されたアレセンサ カプセル®(一般名：アレクチニブ塩酸塩)では，治験届から申請まで3年という短期間で開発されており，有効投与量が決定できる前から，上市規格の申請用安定試験をはじめなければならない状況が想像される。実際の上市時の承認規格は，1回の投与量300mgに対して，承認規格が40mgと20mgのカプセルであった。すなわち，1回で8カプセル(40mg ×7カプセル +20mg ×1カプセル)服用することが必要であったが，患者が，この薬剤を承認薬として服用できる時期を早くするためには，致し方ないことだと思われる。一方，約1年後には150mgのカプセルが上市されている。つまり，LCMの考え方を開発途中から取り入れ，上市のための準備と，服用のしやすさの改善を目指した製剤の改良の2つの開発期間をある程度オーバーラップさせることにより，少しでも早い上市と服薬コンプライアンスも考慮した製剤改良を実現していることになる。

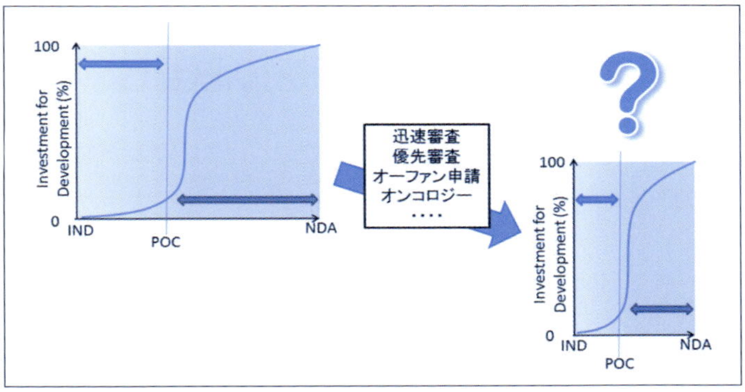

図2　開発期間に影響を与える承認申請制度や疾病領域

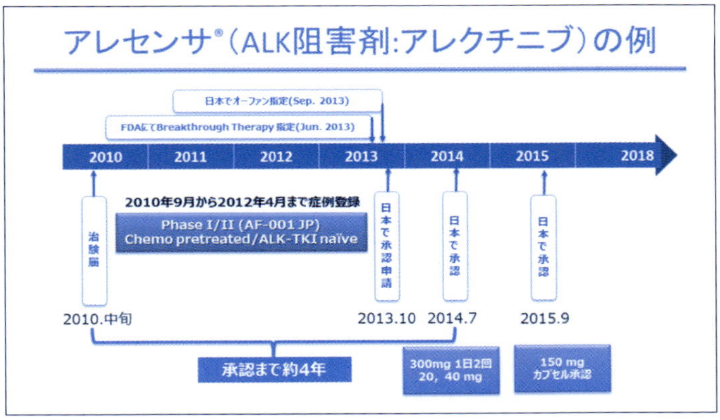

図3　抗腫瘍薬の開発タイムライン

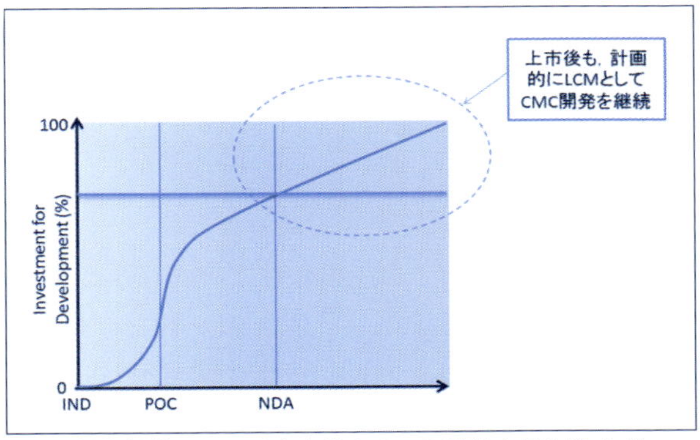

図4　開発段階において上市後のCMC開発も組み込んだLCMの考え方と投資戦略

これを一般化すると，これまでは標準的と考えられていたCMC開発が承認取得時には完了するということが必須ではなく，上市後も継続することを前提としてCMC開発計画を立てる場合があるということになる(図4)。企業としては，このようなCMC開発になるということを，あらかじめ全社レベルで認識することが必要である。

本稿では，このような観点からオンコロジー領域における錠剤に対するフィルムコーティングの必要性，口腔内崩壊錠(OD錠)や徐放型製剤の開発難易度と開発戦略について取り上げる。

1 錠剤の経口抗悪性腫瘍薬に対するフィルムコーティングの必要性

上市されている経口抗悪性腫瘍薬の性状を調査することにより，経口抗悪性腫瘍薬のフィルムコーティングの必要性について考察をした。フィルムコーティング錠(FC錠)と素錠には，一般的に表1に示すような比較ができる。医療従事者，あるいは患者への薬物の曝露の防止の観点からもFC錠が好ましいことも，事実である。ただし，その必要性がどの程度かについて，検討が必要と思われた。

表1 素錠とフィルムコーティング(FC)錠の比較

項目	素錠	FC錠
見かけ	△	○
飲みこみやすさ	△	○
味	△	○
匂い	△	○
安定性	△	○
開発難易度	易	難
必要原薬量	少	多
開発期間	短	長
製造コスト	○	△
医療従事者・患者への曝露	高	低

「KEGG MEDICUS医薬品情報」に収載されている，日本市場に上市されている「抗悪性腫瘍薬」の経口固形製剤について調査を行った[5)]。対象は，散剤とOD錠(一般的に素錠)を除外した先発薬の68剤の最大含量の上市時の剤形とした。図5に示すように，FC錠と素錠の比は約2：1であり，カプセル剤，糖衣錠を含めた全体でも18％程度を素錠が占める。さらに詳細について見ると，素錠が十分容認されていることがわかる。個々の製品について調べると，たとえばアムノレイク錠®の添付文書によると，成分自体に催奇性が見られるが，素錠で上市されていることがわかる。このような例は，他にも見られる。また，ザイティガ錠®は，上市当時(2014年)は素錠として上市されたが，ブリスター(PTP)包装内での粉末の飛散防止，妊娠する可能性のある女性への曝露防止，光安定性の向上の理由から，2017年にFC錠に変更されている。これは，もちろんLCMの例としてとらえることができる。

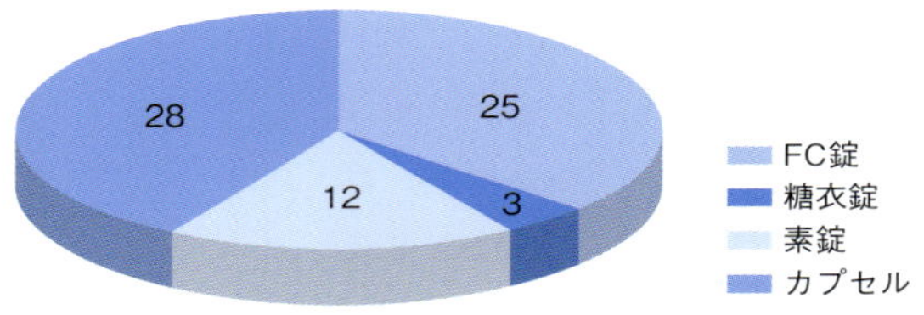

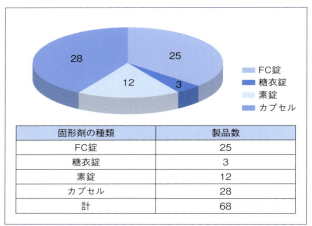

固形剤の種類	製品数
FC錠	25
糖衣錠	3
素錠	12
カプセル	28
計	68

図5 抗悪性腫瘍経口固形製剤の剤形による分類

一方，後発品の例として，タモキシフェン製剤について各メーカーが販売している剤形を有効成分の含有量とともに表2にまとめた。先発品はFC錠であるが，外資系メーカーから販売されている後発品は素錠である。一方，内資系メーカーからは，20mg製剤はFC錠，10mg製剤は素錠であることがわかった。20mg製剤では服用のやすさや曝露防止等の観点からFC錠，10mg製剤では，院内でのコンパウンディングのやりやすさを目的として素錠にしたのではないかと推察した。

以上のことから，オンコロジー領域における錠剤について，素錠でも受け入れは可能であること

表2 タモキシフェン製剤の比較

薬品名	剤形	先発／後発	メーカー
ノルバデックス錠10mg	FC錠	先発	アストラゼネカ
タモキシフェン錠10mg「サワイ」	素錠	後発	沢井
タモキシフェン錠10mg「日医工」	素錠	後発	日医工
タモキシフェン錠10mg「明治」	素錠	後発	明治
タモキシフェンクエン酸塩10mg錠	素錠	後発	バイエル
タモキシフェン錠10mg「MYL」	素錠	後発	マイランEPD
ノルバデックス錠20mg	FC錠	先発	アストラゼネカ
タモキシフェン錠20mg「サワイ」	FC錠	後発	沢井
タモキシフェン錠20mg「日医工」	FC錠	後発	日医工
タモキシフェン錠20mg「明治」	FC錠	後発	明治
タモキシフェンクエン酸塩20mg錠	素錠	後発	バイエル
タモキシフェン錠20mg「MYL」	素錠	後発	マイランEPD

がわかった。また，適応症や対象患者によっては，素錠にメリットがあることも推察できた。一方，アレセンサ®のように開発期間が非常に短い場合には，LCMの考え方を開発中から取り入れることが効果的である可能性がある。すなわち，製剤開発に必要とされる期間が短い素錠として新薬を上市し，改良製剤として，錠数の削減(1剤あたりの含有量の増大)等も同時に考慮して，FC錠を追加する，あるいは素錠をFC錠で置き換えることも考えられる。

2 OD錠の開発戦略

OD錠には，図6で示すような特徴がある。錠剤と液剤の利点を併せ持つと言われている。その利点に着目したプロジェクトチームや営業部門からは，OD錠の開発を求められることがしばしばある。一方，OD錠の開発には，相当の経営資源の投資が必要であり，OD錠の開発の意義を適切に捉える必要がある。また，技術的には製剤自体が口腔内で崩壊し，成分の味や匂いをマスクし，しかも(通常は)即放錠と同等の溶出プロファイルを示すといった多機能の製剤であり，本格的な開発を開始する前に，適切な難易度評価も重要である。これらの観点を総合して，OD錠の開発戦略を構築する必要がある。

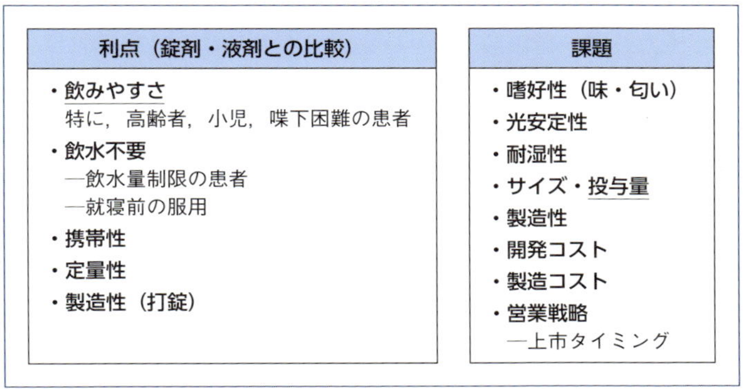
利点（錠剤・液剤との比較）
・飲みやすさ
特に，高齢者，小児，嚥下困難の患者
・飲水不要
―飲水量制限の患者
―就寝前の服用
・携帯性
・定量性
・製造性（打錠）
課題
・嗜好性（味・匂い）
・光安定性
・耐湿性
・サイズ・投与量
・製造性
・開発コスト
・製造コスト
・営業戦略
―上市タイミング
図6 口腔内崩壊(OD)錠の利点と課題

苦味が強いことが多い医薬品成分の含量とOD錠全体の重量，さらにマスキングの機能や崩壊した錠剤の口腔内での官能性には，ある相関があると思われた。そこで，KEGG MEDICUS医薬品情報に収載されている「口腔内崩壊錠」，あるいは「OD錠」として上市されている剤形を検索したところ，2017年11月の時点で70成分がOD錠として上市されていることがわかった[5]。なお，同じ手法で2015年の時点で調査をした際には50成分ほどであったことから，2年ほどで約20成分のOD錠が上市されており，OD錠の開発が盛んであることがうかがえる。これらのOD錠について，主薬含量，最大含量の錠剤重量，また，OD錠の重量／成分含量比を調べた。

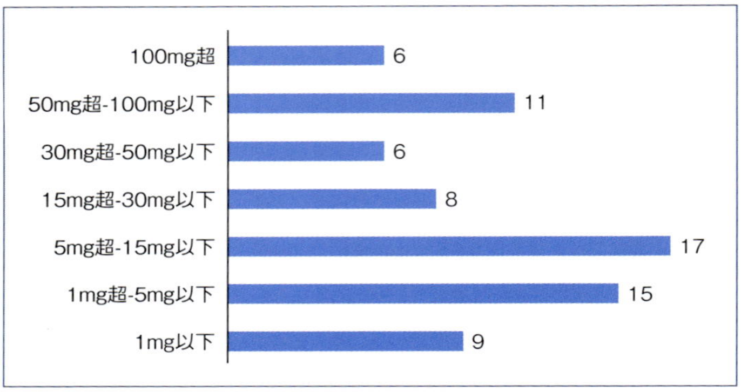

図7　国内上市口腔内崩壊錠の主薬含量（最大含量）

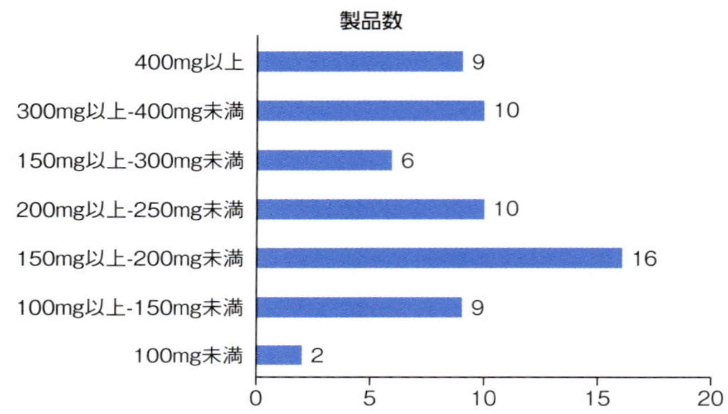

錠剤重量	個数	%
100mg未満	2	3%
100mg以上-150mg未満	9	15%
150mg以上-200mg未満	16	26%
200mg以上-250mg未満	10	16%
250mg以上-300mg未満	6	10%
300mg以上-400mg未満	10	16%
400mg以上	9	15%

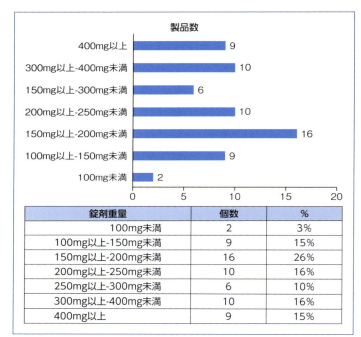

図8　国内上市口腔内崩壊錠の錠剤重量（最大含量）

成分含量については図7で示すように，100mgを超える成分を含むOD錠は6種類のみであった。これらについて，インターネットにより評判を調べてみたところ，このうち2成分については，苦みが十分にマスクできていない，あるいは崩壊後の製剤成分が多いため不快であるとの記述を見ることができた。いずれのOD錠のメーカーのMR（医薬情報担当者）も，水とともに服用することを勧めていたようである。その他の1製剤については，散剤との比較のため大変評判が良いようであるが，このOD錠の成分自体が甘いことから，OD錠に通常求められるマスキングの機能が求められていない。散剤からOD錠への切り替えが，服用性の改善として認識され，それが評判に表れていると推察される。

次に，OD錠としての重量を図8にまとめたところ，約7割のOD錠の重量が300mg以下であった。重量は，OD錠が崩壊した後に口腔内に存在する固形物等の量と相関すると思われ，服用性にも大きく影響すると想像される。

さらに，OD錠の錠剤重量と成分含量の比を図9にまとめた。OD錠全体の3分の2程度は，重量／成分含量比が10以上であった。前述のOD錠に求められる機能を付与するために，成分量の9倍以上の添加剤を加えている場合が多いことが推察される。

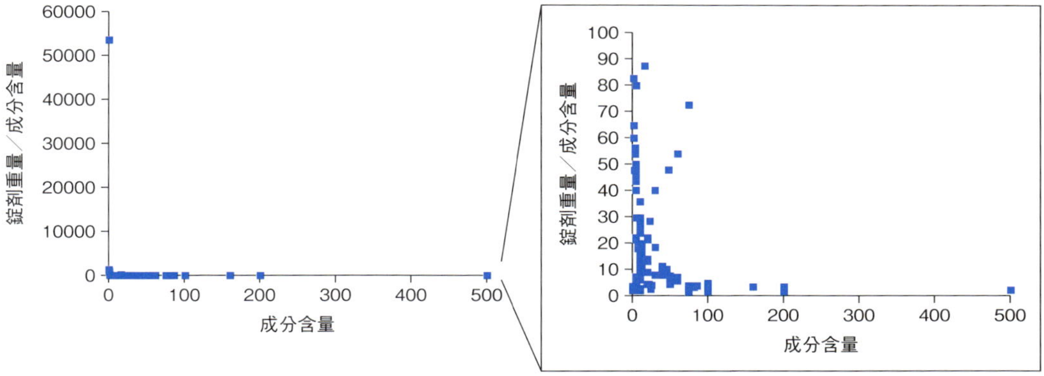

重量／含量	数	%
3以下	9	13%
3超-10以下	18	25%
10超-30以下	21	30%
30超-100以下	15	21%
100超	8	11%

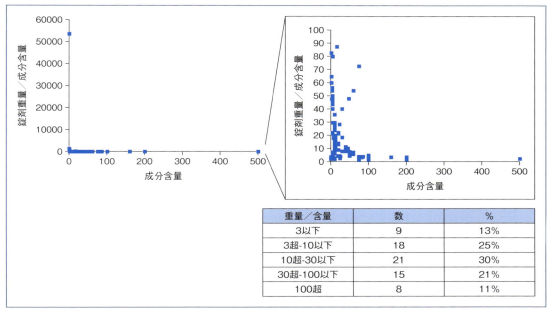

図9　国内上市口腔内崩壊錠の錠剤重量／主薬含量比（最大含量）

表3には，主薬含量，錠剤重量，錠剤重量／主薬含量比をパーセンタイルで表した。主薬含量，錠剤重量の70パーセンタイルの値は，それぞれ30mgと300mgであり，OD錠の7割は，主薬含量では30mg以下，錠剤重量では，300mg以下であることがわかる。実際には，30mgを超える主薬含量で錠剤重量／主薬含量比が10を下回るOD錠の評判を検索すると，崩壊後に苦味を感じるなどの記述がインターネット上で散見される。

これらの情報から，どれくらいの成分含量までなら医療現場において意味のある（目標製品像を満たす）OD錠の開発ができるかという指標を示すことができる。たとえば，OD錠が崩壊した際の口腔内での粉体を不快に

表3　国内上市口腔内崩壊錠の主薬含量，錠剤重量，錠剤重量／主薬含量比（最大含量）のパーセンタイル表示

パーセンタイル	含量	重量	重量／含量
平均	43.6	280.7	857.1
S.D.	88.7	258.1	6,312.0
95%	180.00	650	866.7
90%	100.00	460	103.0
85%	75.00	390	72.5
80%	60.00	350	54.0
75%	47.50	310	48.0
70%	30.00	300	40.0
65%	23.00	270	28.5
60%	20.00	240	22.0
55%	12.00	220	18.8
50%	10.00	187	13.7
45%	10.00	187	13.7
40%	10.00	180	10.8
35%	10.00	175	8.0
30%	5.00	160	6.8
25%	4.00	137	5.0
20%	4.00	130	4.1
15%	2.25	120	3.7
10%	1.00	104	2.8
5%	0.25	86	2.4

感じる量以下になるように処方設計をすると，錠剤重量が300mg以下であり，マスキングなどの機能を考慮すると主薬含量は，その10分の1の30mgと設定することができる（ただし，飲水量制限がある疾患や，嚥下障害がある患者を対象とする場合などは，その限りではない）。それ以上の場合には，製剤技術的には開発可能であっても，製品として開発する意義があるのか，すなわち目標製品像に合致した製剤の開発難易度について，営業や製品企画等の部署に伝えた上で，開発の可否を検討し，会社としての意思決定をする必要がある。

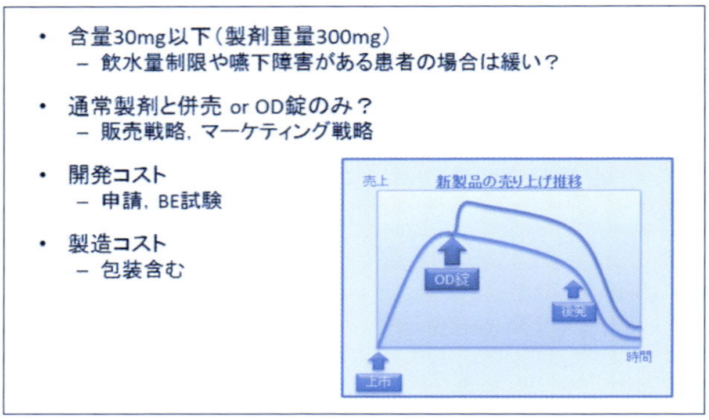

図10　OD錠開発検討際してのガイダンスと評価項目（例）

それ以外にも，図10で示すような項目を考慮しなければならない。たとえば，一般的にOD錠は水分を吸収しやすい剤形なので，防湿包装を必要とする。場合によっては，包装コストが通常の固形剤よりも高くなる場合もある。一般錠とOD錠を併売するのか，OD錠のみにするのかは，マーケティング戦略とコストの双方を考慮する必要がある。そのうえで生物学的同等性の評価を行う時期が決定される。図10で示すように，新製品の売り上げは，上市後しばらくしてピークを迎え，独占期間満了後，後発品が上市され，約80％の販売数が後発品に置き換えられることが想定される。最初からOD錠を投入することも考えられるが，上市後の製剤改良や剤形追加は，売り上げの向上につながることも考えられる。これらの要素を考え併せて，意思決定することになるであろう。

3 徐放化製剤

新規医薬品化合物が開発段階に移る際には，適応疾患や化合物の特性（経口投与後の半減期予測）によっては製剤の徐放化が議論のテーブルに乗せられることがある。この段階では，極めて限られたデータに基づいて議論されるが，ある程度の基本的な考え方がないと，議論に時間がかかることによって，プロジェクトに進捗に影響を与えかねない。また，プロジェクトチームからの「徐放化できるか？」の問いに対して，責任感や経験から製剤研究者が，「できる」と答えることがある。世の中の技術は日進月歩で，適用できる製剤には限りがないともいえる。ただし，化合物の特性を知ったうえで，目標製品像に合致した製剤を，一定の開発タイムラインの中で供給できるかということを考えれば，実験を始める前にある程度の難易度評価ができる可能性がある。徐放化製剤には，表4の左側のようなメリットがあることは周知のとおりである。一方，右側のデメリットは，特に製剤研究部門以外にはあまり伝わっていない。プロジェクトやほかの部門のマネジメントにこれらのことを伝えることも，製剤研究部門の役割である。

徐放化のための実験を開始する前にも，ある程度の評価が可能になるよう，開発初期段階での化合物の難易度評価についてまとめた（表5）[6]。このような評価項目とおおよその基準をプロジェク

表4 徐放化製剤の特徴

メリット	デメリット
➢ Cmaxに依存する有害事象を軽減できる ➢ トラフ濃度を上げることで有効性を持続化できる ➢ 有効性・安全性プロファイルが改善し使いやすくなる ➢ 投与回数削減により服用が便利になる	➢ 製剤化検討に時間とコストを要する ➢ 製剤が大型化する ➢ 投与量は変わらないかむしろ多くなる ➢ 原料・製造コストが高くなる ➢ 飲み忘れ時の影響が大きくなる

表5 徐放化製剤の開発難易度初期評価

評価項目	望ましい特性	指標
投与量	多すぎない	＜20mg*
溶解性	適切な溶解性	投与量 / 溶解度＜100mL
膜透過性	高い膜透過性	Caco-2膜（＜10-5cm/s）
トランスポーター	基質とならない	
代謝（消化管・肝臓）	少ないほうが良い	
血中半減期	長いほうが良い	2～10時間であれば許容可能だが，2～4時間では難易度が高くなる

Assessment of the feasibility of oral controlled release in an exploratory development setting. Avinash G.Thombre, Drug Discovery Today, Volume 10, Number 17, September 2005

表6 即放錠と徐放錠の成分重量の比較

	即放錠	徐放錠	半減期
ジクロフェナク Na	75～100mg（25mg×3回）	75mg（37.5mg×2回）	1.2h
ニフェジピン	30mg（10mg×3回）	20～40mg（20～40mg×1回）	2.4～2.6h
ジルチアゼム塩酸塩	90～180mg（30～60mg×3回）	100～200mg（100～200mg×1回）	4.3h
ジピリダモール	300～400mg（100mg×3～4回）	300mg（150mg×2回）	1.7h
カルテオロール塩酸塩	10～15（5mg×2～3回） 30mg（10mg×3回）	15mg（15mg×1回） 30mg（30mg×1回）	6.5h
アンブロキソール塩酸塩	45mg（15mg×3回）	45mg（45mg×1回）	8.8～8.9h
ジソピラミド／ジソピラミドリン酸塩	300mg（100mg×3回）	300mg（150mg×2回）	6.1h

トチームと共有することは，徐放化についての議論をスムーズに進めるために必要である。受け身でなく，自発的なコミュニケーションをすることが望まれる。

実際のプロジェクトにおいて存在する意外な誤解には，徐放化すると投与量が下がるということがある。単に，化合物自体の半減期が長くなると錯覚しているプロジェクトメンバーも存在することがある。そのような場合は，表6のように事実に基づいたデータを示すことも有効である。

このように，難易度評価の項目と基準，さらに実例をまとめた資料作成によって，徐放化製剤の難易度について標準化でき，さらに製剤研究部門以外の部署と共有することによって，プロジェクトを超えて統一した見解を提供できるようなる。結果的に，徐放化製剤の戦略を，正しく開発戦略の中に組み込むことが可能になる。

まとめ

新薬の研究開発は熾烈を極め，その上，新しいパラダイムが導入されてきている。そのような環境において，経口製剤の分野で，製剤の開発や追加についても，適切な，しかも場合によっては新しい考え方を導入し，プロジェクトチームや会社と共有しなければならない。その上で，経営資源を投資するための適切な意思決定をする必要がある。新規医薬品の研究開発において，開発初期からは上市後の製品としての段階も含めたすべてのステージを対象として，LCMを考える必要があろう。

プロジェクトチームやメンバーの上長は，担当する薬剤の開発を進めたいという熱意から，製剤技術の良いところだけを見て，応用可能と思うこともあろう[7)]。提案を受ける前に，各方法論について，簡潔にまとめておいて，紹介するような，自発的な行動があってこそ，より短い開発期間で効果的なCMC開発，場合によっては，上市で終わるとは限らない開発計画を提案できると思われる。

［安部和也，在原僚一，板谷 敏，正岡秀夫，真野高司］

■引用文献

1）Katarzyna Smietana et al. Trends in clinical success rates. Nature Reviews Drug Discov. 2016;15;379-380.
2）Waring et al. An analysis of the attrition of drug candidates from four major pharmaceutical companies. Nature Reviews Drug Discov. 2015;14;475-486.
3）Hans Leuenberger et al. "最初から適切な製品設計"コンセプトとワークフロー　前編　スマート＆リーン・シックスシグマ製品開発へのパラダイムシフト . Pharm Tech Japan 2013;29;375-384.
4）Alexander Schuhmacher et al. Changing R&D models in research-based pharmaceutical companies. J. Transl. Med. 2016;14;105.
5）http://www.kegg.jp/kegg/medicus/
6）Avinash G. Thombre. Assessment of the feasibility of oral controlled release in an exploratory development setting. Drug Discovery Today. 2005;10;1159-1166.
7）Richard W. Peck et al. Why is it hard to terminate failing projects in pharmaceutical R&D. Nature Reviews Drug Discov. 2015;14;663-664.

第2章 2 創薬段階における原薬形態の最適化

はじめに

創薬のプロセスやターゲットは大きく変化している。この10年間で，世界の医薬品売り上げの上位はことごとく抗体医薬品が占めるようになり（図1），近年では抗体と低分子医薬の融合した抗体薬物複合体（Antibody Drug Conjugate, ADC）や，ペプチド，核酸など有機合成技術の展開が可能な中分子創薬にも目が向けられるようになっている。加えて，細胞や組織そのものを再生し，人体機能を回復させる細胞治療・再生医療も進展するなど多様化が著しい。

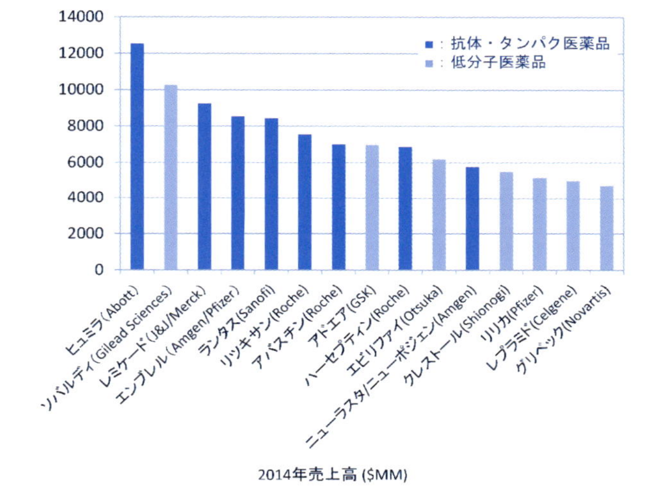

図1　世界における売り上げ高 Top15医薬品（2014年，2015.11.13　メディサーチ）

この創薬パラダイムの変化の背景として，低分子で開発可能なターゲットの枯渇や難易度の上昇（成功確率の低下），これらの要因が複合した開発コストの増大があげられる。一方で，中枢疾患に代表される低分子のほうが標的部位に届きやすいターゲット，経口製剤による服用しやすさや服薬コンプライアンスの維持向上，ならびに低コストなど，低分子ならではの強みも数多くあり，今もってなお低分子創薬に期待される役割は大きい。

医薬品の最も一般的な投与経路である経口製剤に着目すると，腸溶性製剤，可溶化製剤，持続吸収型徐放製剤，舌下錠，口腔内崩壊錠等，目的に応じて多くの種類が存在する。さらにPh1などの治験初期では，開発期間の短縮とコスト低減を目的として，医薬品原薬を治験サイトで溶解や懸濁あるいはカプセル充填するなどの簡易製剤と呼ばれる製剤での開発も定着してきている。これらのいずれの製剤においても，原薬形態の主流は結晶性の粉末である。結晶は非晶質と比較して物理的・化学的に安定で，原薬および製剤の品質保持において優位であるだけでなく，製造における堅牢性確保の点からもメリットは多い。一方で，医薬品結晶の多くに結晶多形や擬多形の見られることは古くから知られており，これら結晶形の違いによる特性の変化を的確に評価し，医薬品として適切な開発形態を選定することの意義は大きい。

すなわち，高品質な医薬品を安定的に供給することを使命とする製薬企業において，医薬品開発を俯瞰的に捉えた開発形態の最適化は重要な課題である。過去には，開発形態の検討が不十分であったことに起因する特許訴訟や製造中止の事例が報告されている。企業の社会的役割，責任の観点で，患者さんや広く社会に及ぼす影響も大きいことから，製薬企業には適切な開発形態の選定が求められている。

本稿では，物性・原薬製造工程・製剤化工程研究との連携も踏まえた創薬段階における原薬形態の最適化戦略と，それを実現する開発形態選定のプロセスや技法について紹介する。

1 医薬品開発における原薬形態

医薬品の開発において，候補化合物の溶解性・安定性等の物理的化学的特性や製造性を考慮した最適な開発形態を選定するため，塩や共結晶(cocrystal)スクリーニング，結晶多形スクリーニングが実施される。近年では，塩の形成が困難な弱酸，弱塩基，中性化合物の物性改善が可能であることから，cocrystal former (CCF)との水素結合等の相互作用を基軸とした共結晶も積極的に取り入れられるようになっている。さらに，マクロには規則構造を有さないアモルファスであるが，カウンター分子と何らかの相互作用を有するコアモルファスなども創薬研究の対象として広がりつつある。

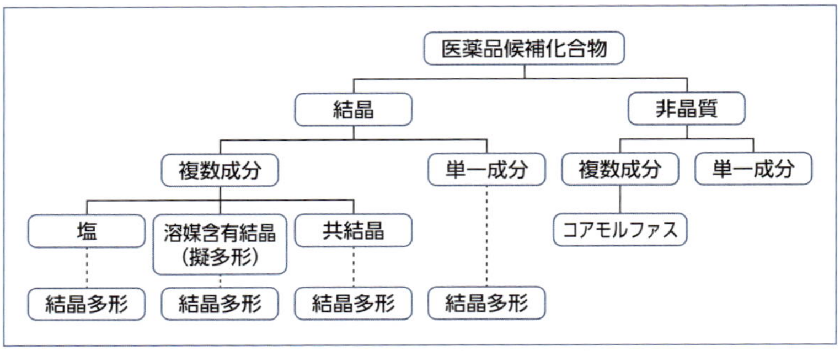

図2　医薬品候補化合物の塩，共結晶，結晶多形の位置づけ

一般に，医薬品の塩を構成する酸や塩基，ならびに共結晶を構成するCCFは，規制当局による承認実績のある塩や医薬品添加物を参考として使用される[1]。

医薬品原薬のフリー体，その塩結晶や共結晶には，構成分子のコンフォメーションやパッキングの違いによる結晶多形が存在し，それぞれ物理的化学的特性が異なる。図2に結晶形態の多様性と個々の位置づけを示す[2]。医薬品原薬の開発形態の最適化においては，これらのすべての要素を考慮しながら検討を進める必要がある。

2 開発形態の最適化戦略

創薬ターゲットの多様化に伴い，低分子をターゲットとするプロジェクトや化合物数は減少傾向であるにもかかわらず，難水溶性に代表される物性面の課題を抱えるプロジェクト／化合物数は増

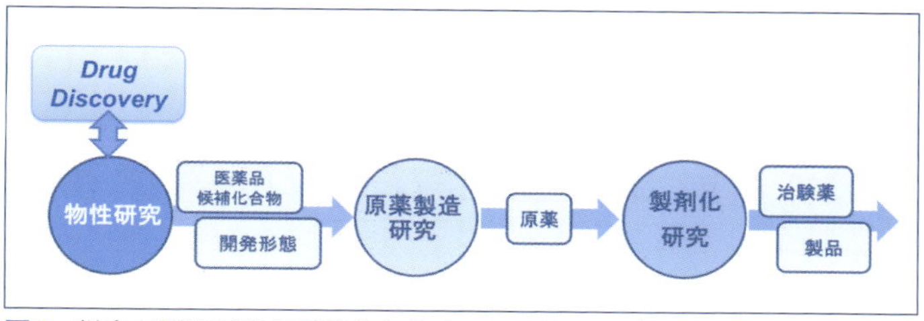

図3　従来の開発形態の最適化から CMC アクティビティの流れのイメージ

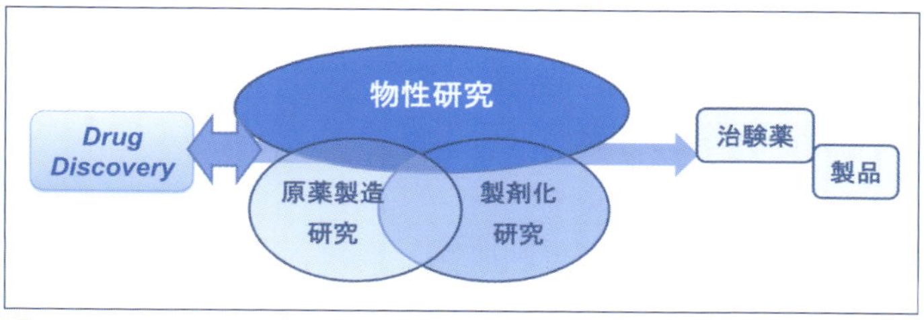

図4　CMC アクティビティと融合した開発形態の最適化研究のイメージ

加し続けており，低分子創薬の高難度化が謳われるようになって久しい[3]。このような環境下において医薬品を創出するには，プロジェクト全体を俯瞰的に見据えた開発戦略の策定と，それに基づく開発形態の最適化が必要となっている。

開発戦略の検討にあたり，プロジェクトの競合状況，対象疾患と患者数，想定される開発期間や薬価等も踏まえて作成されたTarget Product Profile（TPP）と，実際の候補化合物の示す有効性や安全性等の特性を考慮して総合的に議論されるが，このとき，物性や開発形態に関する研究は重要な役割を担っている。一般に，Discovery stage から IND に至るまで，スループットやデータの質の観点でさまざまな物性評価が段階的に実施される。創薬の初期段階では，リード化合物の選定，TPP に基づく化合物構造の最適化や不適化合物の選別など，化合物の構造改変にかかわる活動を行う。一方，創薬後期段階では，数個に絞りこまれた候補からベストな化合物の選定，さらには only one の候補ながら，物性面の問題を抱える化合物の developability の向上まで，実に幅広い領域で，かつ質的にも多様な貢献をしている。

開発形態の最適化は，創薬後期における物性研究の最重要課題であるが，原薬形態としての視点に留まらず，創薬プロセス全般を俯瞰した観点からの最適化を考慮する必要性が高まってきている。

開発化合物の最適化段階において，物性研究者は，化合物物性に加えて薬効ターゲットの特性，活性，薬物動態，毒性プロファイルならびに目標とする TPP を総合的に分析しながら化合物の最適化を進める。近年の候補化合物の70% は難水溶性といわれるように[4]，物性面で問題のある化合物が候補に上がることも少なくなく，このような場合には，化合物構造を変換するのか，塩や共結晶など原薬形態を変換するのか，それとも製剤化による対応をするのか，化合物特性とタイムラインを含めたプロジェクトの開発戦略を鑑みて総合的に判断される。

このとき，従来の医薬品化合物の開発フローでは，化合物の最適化→原薬製造工程→製剤化工程のように順を追った手順で実施されることが多かった（図3）。しかしながら，本プロセスにおいては，化合物ならびに開発形態の最適化は創薬プロジェクトチーム内で議論されることが多く，ややもすると，次の原薬製造工程において製造性不良等の問題により開発形態の再検討が必要となる事態が出来することもあった。その次の製剤化工程においても同様のリスクがあり，局所最適による研究資源のムダと開発期間の遅延の発生する可能性があった。このような背景から，近年では，CMC 研究までをも含めて，総合的かつ同時進行で開発形態を研究するスキームに移り変わってきている。一例のイメージを図4に示す[5]。本スキームでは，上述の創薬上の課題に加えて，製造性やコスト，開発スピード等も考慮しながら，数カ月以内の比較的短期間で開発形態が最適化される。

3 CMC研究の観点からの開発形態の最適化

次に開発形態の最適化研究段階での，物性，原薬製造，製剤化研究のCMC研究における検討課題について紹介する。

物性研究の観点では，一般には，図5に示すような多岐にわたる検討項目を適切な検討時期で実施し，プロジェクトと共有して開発形態の最適化をリードするとともに，次に続く物性研究にも反映させる。図中，青線で囲んだ部分が開発形態の最適化段階にあたる。具体的には，創薬初期から実施されている物性プロファイリング情報[6]をもとに，塩や共結晶のスクリーニング，安定性精査，プレフォーミュレーション研究が進められる。

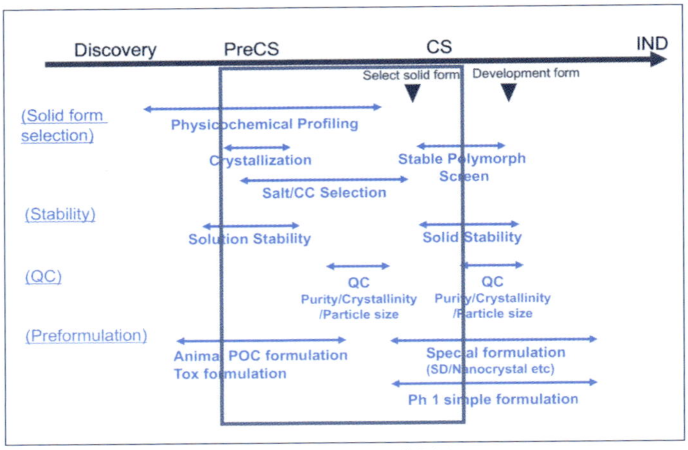

図5　個々の物性研究項目の実施タイミング事例

このとき，難水溶性化合物で溶解改善が課題のプロジェクトでは，原薬形態で対応するのか，製剤で対応するのかの判断が重要な判断ポイントであり，プロジェクトを俯瞰した全体最適の観点で選定される。開発形態に関しては，原薬形態(API)がフリー，塩，共結晶かの選定がなされた後，結晶多形の検討を経て決定される。この段階では，必ずしも最安定形を選定する必要はないが，後のスケールアップや治験・開発計画におけるリスクを勘案すると，ある程度精査した上で適切な結晶形を選定したい。

原薬製造の観点からの開発形態選定の要素としては，晶析プロセスにおける収率，ろ過性などの製造性，残留溶媒や不純物プロファイル・量などの品質，ならびに全体のコストがあげられる。

例えば，分解機構がpHに依存する化合物の場合では，塩の選定や晶析プロセスに注意を払う必要がある。また，結晶多形に関しては，単変系・互変系の転移を理解した上での晶析制御も重要である。すなわち，熱力学的および速度論的の両面から安定的な晶出のための条件決定が必要となる。互変形の場合，一般には室温安定形を開発形態として選定するが，熱力学的な転移点が室温付近(例えば40℃付近)の場合，低温安定形を純品で得ることが困難なこともある。このような場合，低温安定形の混入や転移リスクを十分に見極めた上で，高温安定形を開発形態として選定することもあり得る。共結晶の選定においては，晶析や熟成工程においてAPIとCCFの溶解度差に起因する解離のリスクがあるが，最適化段階で相図作成による共結晶の優先晶析ゾーンを明確化することにより，スケールアップリスクを評価あるいは低減させることが可能である。

製剤化工程の観点からは，2つのポイントがある。1つは，開発初期プロジェクトのProof of

Mechanism(POM)やProof of Concept(POC)をできるだけ速やかに，かつ低コストで進める簡易製剤の設計の視点であり，もう1つは，医薬品としてのパフォーマンスを最大限に引き出す製剤を設計する視点である。例えば，前者の水性懸濁液では，塩・CCFの脱離や水和物形成の回避，原薬充填カプセル剤では，ぬれ性の評価や崩壊性や安定性の確保の観点を加味して開発形態を決定する。治験の目的がPOM/POC確認のみに限定されるなら，上述の物性を重視し，製造性やコストを度外視した開発形態を選定することも可能である。

後者の状況では，原薬物性の製剤特性に及ぼす影響が大きいことから，開発形態の物理化学的特性を十分に把握した上での製剤設計が求められる。例えば，塩やCCFの違いによる化学的安定性や物理的安定性，添加剤との配合安定性が異なることの理解だけでなく，結晶形の違いによる粉砕・打錠時の結晶化度の低下度合と安定性への影響も考慮する必要がある。また，水和物を開発形として選定する場合には，粉砕，造粒，打錠工程における脱水や転移のリスクを適切に評価し，無水物や他の水和物擬多形も含めた総合的な解析が重要である[5)]。また，難水溶性化合物を製剤化によってdevelopabilityを向上するには，可溶化製剤が適用される。非晶質固体分散体，ナノ結晶，自己乳化型製剤などが代表であるが，それぞれの製剤の特徴と候補化合物の物理化学的特性を勘案し，どの製剤形が医薬品としてのポテンシャルを最大化できるかを評価しつつ，これに加えて開発スピード，製造性，コストならびに市場性についても考慮に入れて，総合的な判断のもとに開発戦略が設定される。例えば，無晶形の固体分散体を可溶化製剤として選択する際には，上述の条件に加えて，結晶化のリスク(物理的安定性)および化学的安定性のリスクマネジメント，すなわち品質確保が最大の懸案事項となる。

さらに，近年の創薬の難易度の上昇とあいまって，比較的患者数の少ないオーファンな疾患も創薬ターゲットとして広がっている。このとき，疾患と治療効果を見極めた上で，非経口ルートを積極的に探索する動きも広がっている。具体的には，経皮，経鼻，経肺製剤などの経路が局所のみならず全身暴露も想定した主要なルートとして研究されている。また，経口でも舌下製剤は初回通過効果を避けるルートとして注目されている。これらの剤形の検討にあたり，表1に示すとおり，それぞれの特徴と限界を理解した上で製剤研究を進めることが重要である。すなわち，経鼻，経肺，

表1　非経口ルート投与における物性・製剤的な特徴[7)]

Criteria	IN	SL	IT/Pulmn	TD (passive)
Max dose	20mg	20-30mg	～20mg	10-20mg
Volume (Liquid formulation)	50-150μL	<500μL	<200μL	<300μL
BCS class	BCS Ⅰ，Ⅲ	BCS Ⅰ-Ⅱ	BCS Ⅰ-Ⅲ	BCS Ⅰ-Ⅱ
Preferred Phys-Chem Prop.				
MW	<1000	<500	≦10,000	<500
log*P*	1-4	2-4	−1 to 2	≧2-5
p*K*a	4-9	4-9	4-9	Unionized
pH range	4-7	3-8	3-7	4-7
Typical device/dosage form	Nasal sprayer	Mouth spray, patch, film, solid-dosage form, etc.	Inhaler	Patch, topical sprayer, cream

IN：経鼻，SL：舌下，IT/Pulmn：経肺，TD：経皮

舌下投与では速やかな血中濃度の立ち上がり，経皮投与では血中濃度の持続／コントロール，経肺投与ルートは比較的多様な物性の化合物に適用できる可能性がある反面，これらのルートは，経口投与(通常製剤)と比べて最大投薬量の上限が低い，経鼻，経肺投与の場合にはデバイスが必要となる点等には注意を払う必要がある。

以上，CMC研究を融合した開発形態の最適化スキームを効果的に機能させるには，創薬研究部門と物性，原薬製造ならびに製剤のCMC研究部門が，部門の垣根なくオープンで機動的な連携が必要である。企業規模や経営戦略により組織体制は多様と思われるが，たとえ組織上離れていても，戦略と理念を共有して研究を進めることが成功の鍵となるであろう。

4 開発形態の最適化研究ー技術・サイエンス面での深化

2000年頃に塩や結晶多形のハイスループットスクリーニング系が相次いで報告され，現在に至るまで新規なプラットフォームの確立や最適化検討が行われている[8)]。近年では，比較的新しい概念である共結晶のスクリーニング手法についても，さまざまな手法が検討・確立され[9～12)]，創薬に応用されている。本稿では，開発形態の最適化についての基本的な概念を示したのち，近年，発展の著しい共結晶スクリーニング手法について紹介したい。

開発形態の最適化にあたり，塩・共結晶・結晶多形のスクリーニングには無限ともいえるさまざまな組み合わせが存在する。一方で，創薬段階において，時間とリソースは極めて限定的で，かつ研究に使用できる試料量にも制限のあることは少なくない。このため，「開発形態の最適化戦略」に基づき，目的を達成するために必要かつ十分な実験系を設定し，プロジェクトで共有した上で[13)]，これらのスクリーニングを経て開発形態の最適化が行われる。典型的なスクリーニングのイメージとしては，必要最低限の条件で実施する探索的スクリーニングと十分なダイバーシティを持った網羅的な条件で実施する網羅的スクリーニングに大別される(表2)。

前者は，化合物最適化段階を中心に機動的に運用され，必ずしもベストではないかもしれないが，開発におけるリスクを可能な限り低減し，フォーカスしている臨床試験までを安定的に完遂することを目的として開発形態を選定する。後者は，Ph2から製造承認申請，さらには上市後までをも見据えて実施される。ただし，実際の適用にあたっては，プロジェクトの開発戦略に則った判断が重要となる。

例えば，ターゲットがバリデートされていて成功確率が高く，上市まで最短スケジュールで開発したい場合，開発途中の塩変更や安定形晶出による開発形態の変更による遅延リスクを避けるため，臨床試験が開始されるまでの早い段階で網羅的なスクリーニングを実施し，開発形態を最適化する。この場合，よほどの不測の事態が発生しない限り，製造承認申請まで開発形態が変更されることはない。対照的に，臨床試験におけるPOMやPOCの確認が最優先のプロジェクトの場合では，開発スピードが重視され，簡易製剤で治験が進められることも多い。臨床試験が溶液製剤で実施されるのであれば，必ずしも開発形態が安定形である必要はない。このような事例では，化合物の特性

表2　塩・共結晶および結晶多形の探索的スクリーニング，網羅的スクリーニングの概念

塩・共結晶スクリーニング	調製条件	分析法	期間	必要量
探索的スクリーニング	数種類のカウンターイオン／cocrystal formerによる塩・共結晶形成	・粉末X線回折，熱分析，溶液NMRもしくはイオンクロマトグラフィーによる同定 ・吸湿性，溶解度等の物性評価	＜2週間	＜0.2g
網羅的スクリーニング	数種類のカウンターイオン／cocrystal formerによる塩・共結晶形成	・粉末X線回折，熱分析，Raman/IR，溶液NMRもしくはイオンクロマトグラフィーによる同定 ・吸湿性，溶解性，安定性試験等の物性評価	＞6週間	＞5g
結晶多形スクリーニング	**調製条件**	**分析法**	**期間**	**必要量**
探索的スクリーニング	数種類の溶解でのスラリー調製	・粉末X線回折，熱分析	＜2週間	＜0.5g
網羅的スクリーニング	数十種類の溶解の組み合わせでのスラリー／晶析，粉砕／融解等による調製	・粉末X線回折，熱分析，Raman/IR ・吸湿性，溶解性，安定性，熱力学関係等の物性評価	＞6週間	＞5g

とリスクを的確に分析しながら，短期間での探索的スクリーニングの実施，あるいは開発形態の検討自体を行わないという選択肢も含めて判断を行い，開発が進められる。

近年の共結晶に関する研究は，研究段階から実際の創薬への応用段階に移行したといえる。調査によると，研究論文のみならず，特許出願数においても増加の一途を辿っており，このことを支持している[14)]（図6）。背景として，製剤化による対応と比べてスピードやコストなど開発面のメリット（の可能性）があることのみならず，解離基を有さないAPIにも適用可能な自在性の高さ，さらには，研究の進展によって少量でヒット率の高いスクリーニング系が確立され，創薬に積極的に展開しやすくなったことがあげられる。

さらに，レギュレーション面において，当初，EMAとFDAから対極に位置するような見解が発出され[15, 16)]，グローバル開発を進める上での懸念事項となっていたが，2016年にFDAから，共結晶は"溶媒和物の特殊例（special case）で，第二成分（second component）が不揮発性である"との解釈の改定ガイドライン

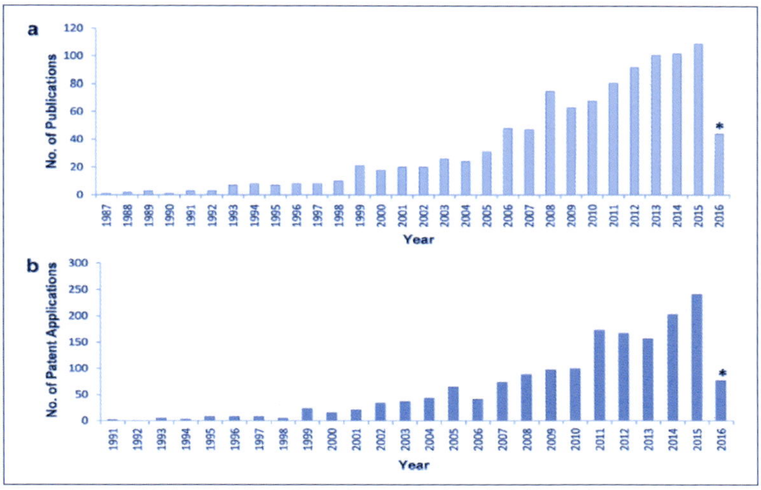

図6　近年の共結晶の論文報告件数（a）ならびに特許報告件数（b）

表3　共結晶のスクリーニング技法と特徴まとめ

手法	試料量	試験期間	ヒット率	処理速度	特徴
晶析法	<5 mg/well	3-7days	Low	High	○簡便，スケールアップ・ろ過による単離が容易 ×形成確率低 / 条件設定困難
スラリー法	>5 mg/batch	3-7days	Middle-High	Low	○形成確率高い，ろ過による単離が容易 ×終点検出困難，試料量多い
粉砕法	>5 mg/batch	<1day	High	Low	○溶解系で形成困難な cocrystal の検出 ×試料量多い，スループット低

案が公示されたこと[17]，ならびに日本においてもレギュレーション上の取り扱いに関する議論が進展しており，開発上の懸念が払拭されつつあることも要因の1つと考えられる[18〜20]。

共結晶のスクリーニング法として，既述のとおりさまざまな技法が報告されているが，ここでは，比較的報告例の多い晶析法，スラリー法，粉砕法の3種につき紹介したい。これらいずれの方法とも汎用されているとはいえ，それぞれに長所短所があり，化合物特性などを鑑みて適切に使い分ける必要がある(表3)。

晶析法では，スクリーニングにおける共結晶析出の至適条件と合致しないことによるヒット率の低さが課題であるが，操作の自動化やハイスループット化が容易である長所を利用し，96穴ウエルなどを用いた実験系を構築し，実験数でカバーする手段もある[10]。本報で共結晶が得られた場合，その後のスケールアップ晶析は比較的容易であり，創薬からプロセス研究への展開を加速させることができる。

スラリー法では，反応に時間がかかり終点検出が困難，混合物析出時の分離が困難などの課題があるが，飽和 CCF 溶液を用い，Raman プローブによる *in situ* モニタリングを行うことにより，これらの弱点を克服した手段も報告されている[21]。本報によれば，生成物の状態をモニタリングすることで，フリー体の API から共結晶への転移の終点を確実に検出することができ，単離ならびにその後の物性評価を迅速に実施することができる。

粉砕法では，スループットの低さや使用試料量が比較的多いという課題があるが，類種の CCF(例えば，有機カルボン酸ではクエン酸，フマル酸，マレイン酸など，アミドではニコチンアミド，ベンズアミド，ラクタミド，グリコールアミドなど)の等モル混合物を事前に調製した

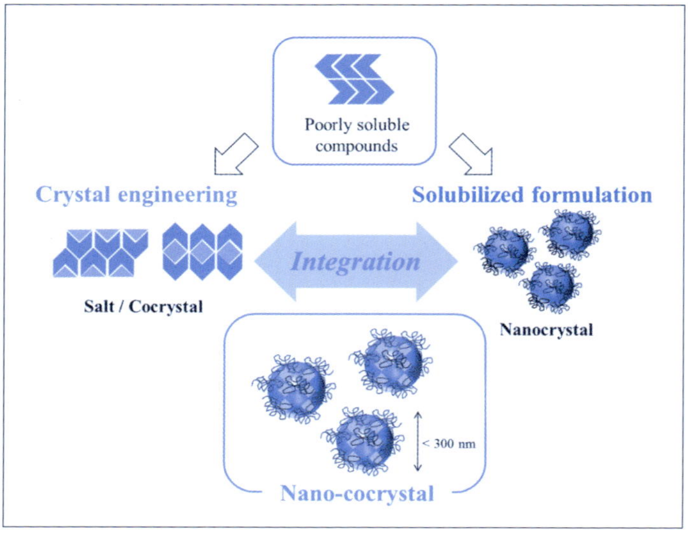

図7　難水溶性化合物の原薬形態改変と製剤化検討の融合イメージ

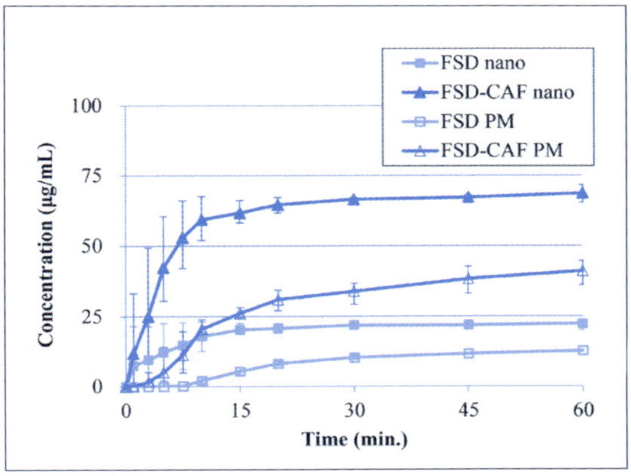

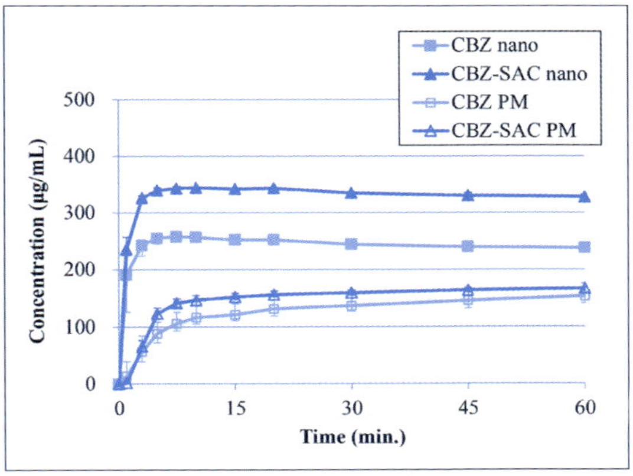

図8　フロセミド－カフェインナノ共結晶およびカルバマゼピン－サッカリンナノ共結晶の溶解挙動

後，共粉砕する技法が報告されている[22)]。本法によれば，実験数や試料量を低減できるメリットのみならず，CCF混合物間において競合が生じ，最も相互作用の強いCCFと共結晶を形成する優先晶析反応も期待される。一次スクリーニングでヒットした後に，個々のCCFと二次スクリーニングは必要となるものの，全体の工数は削減される上，上述の副次的な結果も期待されることから，効果的な共結晶スクリーニング技法の1つと考えられる。

さらに，難溶性化合物の物性改善を目的としたクリスタルエンジニアリング研究において，原薬形態の改変手法である共結晶と製剤的な物性改善手法であるナノ結晶技法を組み合わせたハイブリッド的な技法も報告されている(図7)[23)]。図8にフロセミド－カフェインおよびカルバマゼピン－サッカリンナノ共結晶の溶解挙動の事例を示す。いずれの場合においても，ナノ共結晶とすることにより，ナノ結晶による溶解速度の向上と共結晶による溶解度の改善の相乗効果を生み，それぞれの技法を単独で適用したときよりも良好な溶解特性を示すことが明らかとなった。さらに，カルバマゼンピンは，単独では水溶液中で速やかに水和物に転移することが知られているが，今回の溶解挙動の検討において，試験終了後も共結晶の維持されていることが確認され，ナノ共結晶による物理的特性の改善も期待できることが示された。

まとめ

創薬段階における原薬形態の最適化は，物性研究の面のみでアプローチする時代から，創薬研究・物性研究・原薬製造研究・製剤化研究すべてを包含して，プロジェクト全体を俯瞰した視点が必要な時代に移り変わっている。すなわち，開発戦略を基として，原薬形態の改変による対応をするのか，投与ルートの選定も含めて製剤による対応を選択するのか，これらをプロジェクトごとに判断することが重要になっている。

最も重要な点は，医薬品候補化合物の物理的化学的特性を正しく理解することにより原薬，製剤に及ぼす影響を見抜き，ステークホルダーとの密なコミュニケーションをもとに的確な判断と適切な方向性を見出す役割を物性研究者が担う点にある。データやモノとして化合物を捉えるのではなく，医薬品，さらにその先に待っておられる患者さんを意識すること，すなわち，われわれの真の責務を意識することが大切なのではなかろうか。

［池田幸弘］

■参考文献

1）PH. Stahl et al., Handbook of Pharmaceutical Salts Properties, Selection, and Use, WILEY-VCH(2011).
2）小野誠，薬剤学，73(3)，176-182(2013).
3）小嶌隆史，薬剤学，68(5)，344-349(2008).
4）D. Maio et al., J. Control. Release, 151, 110-122(2011).
5）小嶌隆史，池田幸弘，ファルマシア，52(5)，387-391(2016).
6）S. Takeuchi et al., Chem. Pharm. Bull., 63(11), 858-865(2015).
7）N.R. Mathias et al., J. Pharm. Sci., 99, 1-20(2010).
8）M. Karashima et al., J. Cryst. Growth, 390, 30-37(2014).
9）N. Takata et al. Cryst. Growth Des., 8, 3032-3037(2008).
10）堤俊一郎，池田幸弘，製剤機械技術学会誌，22, 283-287(2013).
11）H. Yamashita et al., Pharm. Res., 8, 1946-1957(2014)
12）H. Yamashita et al., Pharm. Res., 30, 70-80(2016).
13）小嶌隆史，薬剤学，68(5)，344-349(2008)
14）D.P. Kale et al., J. Pharm. Sci., 106, 457-470(2017).
15）Guidance for Industry, Regulatory Classification of Pharmaceutical Co-crystals, Food and Drug Administration, Silver Spring, MD, April(2013).
16）Reflection paper on the use of cocrystals of active substances in medicinal products, European Medicines Agency, 21 May(2015).
17）Guidance for Industry, Regulatory Classification of Pharmaceutical Co-crystals Revision 1 (Draft), Food and Drug Administration, Silver Spring, MD, August(2016).
18）深水啓朗，山下博之，小野誠，池田幸弘，医薬品医療機器レギュラトリーサイエンス，46, 326-329(2015).
19）伊豆津健一，医薬品医療機器レギュラトリーサイエンス，48, 63-69(2017).
20）深水啓朗，谷田智嗣，小出達夫，我藤勝彦，小野誠，岩尾康範，東顕二郎，池田幸弘，米持悦生，医薬品医療機器レギュラトリーサイエンス，48, 850-855(2017).
21）T. Kojima et al., Int. J. Pharm., 399, 52-59(2010).
22）K. Yamamoto et al., Int. J. Pharm., 437, 162-171(2012).
23）M. Karashima et al., Eur. J. Pharm. Biopharm., 107, 142-150(2016).

第2章 3

簡易製剤の導入経緯から考える日本の課題 ―今後のビジネスエコシステムについて―

はじめに

本稿は，2017年12月に熱海で開催された日本薬剤学会 前臨床研究フォーカスグループのシンポジウムにおける発表に基づいて執筆している。今回，原稿執筆を依頼され，何を書けばよいのか，とても悩んだが，製薬企業に勤務した20年間における国内外での経験を踏まえて，考えるところを述べさせていただく。まずはじめに，今回の主題である簡易製剤に関して，日本企業が直面している課題について考えてみたい。

1 簡易製剤を導入した時期の国内外差

2013年，名古屋で開催された日本薬剤学会で，初期臨床試験における簡易製剤に関するシンポジウムが開かれた。主催者の意図は日本で簡易製剤を普及させることだったと思う。おそらく，海外からみて15年以上遅れている日本の現状を憂慮してのことであろうと推測する。簡易製剤については，Pros/Cons，さまざまあるので，一概にそれが正しいとは思わないが，医薬品開発を効率化する選択肢の1つではある。個人的には，日本の製薬企業の規模を考えた場合，かなり合理的な選択であると考える。現時点では，日本においても，おそらく8割以上の新薬開発メーカーが，臨床初期試験に簡易製剤を導入していると思う。

2 簡易製剤の導入が遅れた原因

日本において簡易製剤の導入が遅れた原因はいろいろとあると思うが，議論に上がっていたのは，バイオアベイラビリティーは開発製剤と同じになるのか？　盲検性は担保されるのか？　などであった。これらは，もっともな意見である。一方，どれだけPOC試験までの時間とコストが削減されるのか？　どれだけ医薬品開発の成功数が上がるのか？　という，ポジティブな部分はほとんど議論されることはなかったように思う。また，「われわれは導入したいが臨床サイドが反対している」，という声や，「製剤は怠けたいのか？」などの声も，あったようである。

3 マネジメントの重要性

簡易製剤の導入には，技術的な課題はなかった。また，レギュレーション上の課題もなかった。ゆえに，その導入の決定は社内でのマネジメントの課題であったと思う。製剤研究だけのことを考えれば，簡易製剤の導入にメリットは少ない。しかしながら，人件費を含め，原薬の合成コストや臨床開発のスピードなど，トータルでのメリットを考えると(図1)状況は異なる。日本においても，POC試験までを創薬研究と定義し，POC試験まで責任を持つマネジメント体制が必要なのではないであろうか？　簡易製剤に関しては，今後，PDCAサイクルをしっかりと行い改善していくことが，マネジメントとしては肝心であると思う。

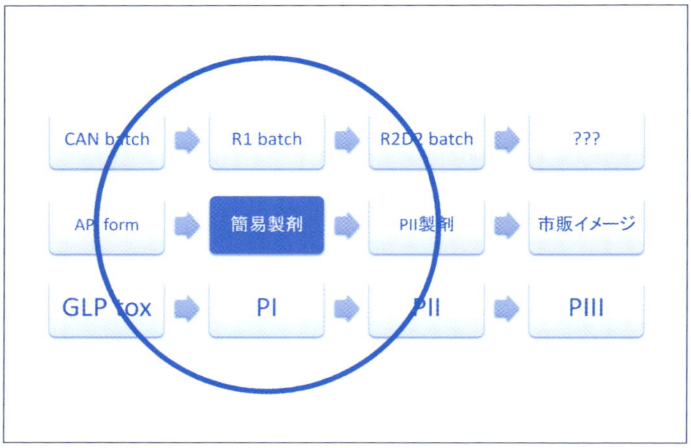

図1　簡易製剤が医薬品開発に与える波及効果

4 日本の臨床試験施設の対応

簡易製剤の導入は，製薬企業だけでなく，臨床試験施設もしっかりと対応している必要がある。しかし，日本の臨床試験施設の調剤施設は，以前は簡易製剤に十分対応できる形ではなかった。現在までに改善されていることを望むが，数年前までは，海外では簡易製剤を使用したことがあるが日本では経験がない，という会社も多かった。実は，簡易製剤については，メガファーマと内資企業の間で，製薬企業と臨床試験施設の連携に関して大きな差がある。海外のメガファーマは臨床試験施設を保有している場合もあり，施設の調剤担当者とメーカーの製剤担当者は定例会議を通じて密接に連絡を取り合っている。そのなかで，プロトコールや機器などは共通化されているので，かなり効率的な運用が可能である。今後，日本で同じことをできるようにするにはどうしたらよいかを考える必要があると思う。製薬企業と臨床試験施設との連携をもっと緊密にする必要があるのかもしれないし，それらに加えてCROやCMOが協力していくビジネスエコシステムが簡易製剤についてできあがるとよいと思う。

5 ピンチはチャンス

海外のメガファーマが採っていたブロックバスターモデルは通用しない時代になってきた。一方で，今後の薬価改定で，長期収載品に頼っていた製薬企業は厳しくなってきた。2017年，筆者にとってかなりショックだったのは，武田薬品工業が研究の重点を海外へ移すというニュースであった。同時に，これがきっかけとなって，日本の医薬品開発のスタイルが大きく変化するのではないかと思った。すでに，第一三共の創薬技術部門を子会社化した第一三共ノバーレが営業を開始していたが，武田薬品工業からもAxcelead Drug Discovery Partnersが総合的創薬ソリューションプロバイダーとして立ち上がった。これまで規模の大きい会社は，社内でかなりの部分を内製化していたが，今後はさまざまな企業がパートナーとなって医薬品を開発していく形になっていくと思う。海外では以前からこの動きは活発になってきていたが，これは日本にとって大きなチャンスなのではないかと思う。

日本の製薬企業は，これまでも受託研究や共同研究を上手に利用してきた。おそらくは，このノウハウは海外の製薬企業に比べても優位にあると思う。また，日本には優秀なCROやCMOが多数あり，すでに海外進出している会社もある。今後も，このような企業は増えてくるであろう。今後の医薬品開発においては，ビジネスエコシステムの最適化が大切になってくると思う。

6 ビジネスエコシステムと専門性

これまでの外注と，ビジネスエコシステムは，どのように違うのであろうか。筆者は，前者は垂直統合型，後者はパートナー型，と考えている。

これまでの外注は，製薬企業が外注先から試験データや製品を受け取ることが主眼であった。したがって，試験計画やデータの解釈は製薬企業が考えていた。そのためには，製薬企業に専門家が必要であった。しかし，製薬企業が社内で専門家を養成し維持していくのは，コスト的に非常に難しい時代になってきている。特に，各社で共通の技術基盤となっている分野はそうである。また，規模の小さい製薬企業の場合，前臨床研究や臨床開発に携わる頻度が低くなってしまい，専門家の経験値が上がらない。

今後のビジネスエコシステムは，発注者と受注者という概念から，パートナー関係に変わっていくと思われる。さらに複数のパートナー会社にいる専門家同士が連携するということもありえる。専門家は，製薬企業から見たパートナー側にいることになるが，その専門家は医薬品開発についてT字型の知識を有している必要がある。実際，さまざまな産業がすでにこのような業態へ変化している。

垂直統合型からパートナー型への移行に関しては，心理的ハードルはとても大きいと思う。おそらく日本人の価値観とは相容れない部分が出てくると考えられる。まず，「自分が使用する道具については詳しく仕組みを知っておくべきだから，専門家は自社内に置くべき」，という考えがある。実際，筆者もそう思っている。研究者の性なのかもしれない。しかし，筆者はスマホの仕組みは知らないが，便利に使っている。使い方を知っておくことと，仕組みを知っておくことは分けてもよいかもしれない。これには，かなりの反論もあろうかとは思うが，発想を転換する必要があると考える。また，「大企業＝偉い，安定」という考えは，非常に根強い。大企業と小企業は，上下関係なのか？　対等なパートナーなのか？　潜在意識を変えることは難しいのかもしれない。製薬企業のコアコンピタンスは？という問いもあると思う。筆者は excellence in drug discovery management，あるいは，excellence in drug business management なのでは？と考える。Management を経営技術としてとらえる必要があるのではないであろうか。

7 ビジネスエコシステムで世界と戦う

それでは，日本の医薬品開発がビジネスエコシステムとして世界と戦っていくには，どうしたらよいのであろうか。

ありきたりかもしれないが，まずは人材交流だと考えている。みなさんご存知のとおり，物性研究の分野では関西と関東で企業の研究者が集まって研究会を開催している。製剤の分野にも蛙の会というものがあった。この会には製薬企業だけでなく，添加剤メーカーや製剤機械メーカーなどが多数参加していた。このような活動は日本の強みである。海外ではあまり存在していない。今後，CRO や CMO，さらにはアカデミアが加わって，ビジネスエコシステムが形成されていくとよいと思う。

このような考えもあり，いまから5年前，PhysChem Forum Japan（PCF-J）を開始した。年1回の会合であるが，製薬企業と CRO，機器メーカーなどから毎回100名程度の参加があり，だれでも垣根なく気軽に参加できるフォーラムとして，ご好評をいただいている。PCF-J は，製薬企業の研究者を中心としたボランティアが運営している。肝心なのは，ヒエラルキーをなくすことだと思っている。

8 産学連携の推進

医薬品開発のビジネスエコシステムにおいては，アカデミアが今よりもはるかに大きな役割を果たすことが期待されている。

筆者は，企業がアカデミアにもっと門戸を開いてほしいと思っている。例えば，産学連携の一環として，アカデミアの研究者が企業へ出向して研究できるような仕組みがあるとよいと考える。実際，海外では製薬企業がポスドク研究員を受け入れることも多い。あるいは，コンサルテーションの際にスポット的な技術指導だけでなく，プロジェクト会議自体にも参加できるとよいと思う（プロジェクトの背景がわからないと，適切な技術アドバイスが難しい）。また，アカデミアの研究者にとっても企業での経験は，とても有益だと思う。実際，海外では企業勤務経験のあるアカデミアの研究者も多い。最近，オープンイノベーションを掲げる企業が増えているが，薬剤学の分野でもこの動きが加速すればよいと思う。

また，アカデミアからベンチャー企業がもっと出てくるとよいと思う。このような思いもあり，経口吸収性予測に関する研究成果を医薬品開発のビジネスエコシステムに提供することを目指して，BioavailabilityDesign LLC を設立した（http://www.bioavailabilitydesign.com）。現在，ジャパンマシナリーと共同で，経口吸収性予測ソフトウェアを開発し，製薬企業に提供している。小さな一歩かもしれないが，少しでも医薬品開発を通じで世界の医療に貢献できればと考えている。

まとめ

以上，簡易製剤の話から，ビジネスエコシステム，産学連携まで議論してきた。現在，企業も大学も変革の時期を迎えている。変化を怖がらず，むしろ楽しんでいけるようにしたい，と思っている。本稿が，みなさまのお仕事について何かのヒントとなることができれば大変幸甚です。

［菅野清彦］

第2章 4 共結晶を含む製剤の開発戦略

はじめに

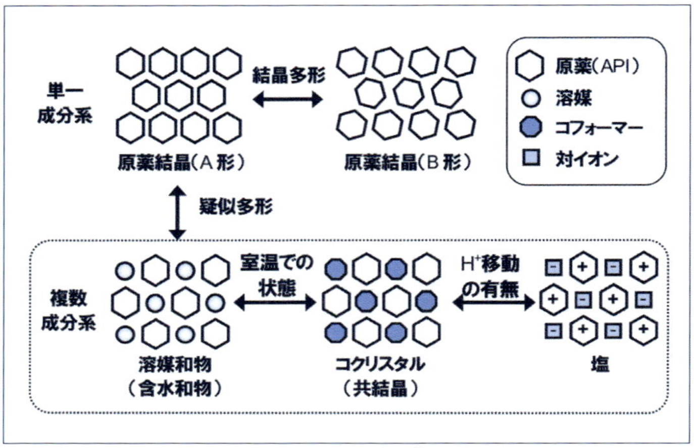

図1 医薬品原薬の結晶形態を表した模式図[1)]

共結晶(cocrystal, コクリスタル)はたいていの場合, 原薬(フリー体)の溶解性, ひいては生物学的利用能(BA)の改善を主要な目的として, 水に易溶性のカウンター分子(cocrystal formerの略でcoformer：コフォーマーと通称される)と組み合わせた分子結晶である。医薬品として開発される原薬形態としての観点で, 分子結晶の種類あるいは定義を模式的に示す(図1)[1)]。

後述するレギュレーションにおける分類と, 関連学会上で議論されている定義には若干の議論があるものの, おおむねコンセンサスが得られていると考えられる定義では, カウンター物質が室温で液体か固体, ならびに中性(非解離)分子かイオンであることを判別条件として, 溶媒(水)和物, 共結晶および塩(それぞれ図1下段の左側, 中心および右側)に分類されている。本項では共結晶を原薬として開発するにあたり, 必要となる概念や技術について解説する。

1 共結晶を含む医薬品申請のガイドライン制定をめぐる騒動(経緯)

ことの発端は2013年の暮れである。米国の食品医薬品局(FDA)が世界に先駆けて発案したガイドライン[2)]は, 共結晶を“製剤中間体(Drug product intermediate)”とするものであった。次いで欧州医薬品庁(EMA)は, 2014年にFDAとは異なる見解, すなわち共結晶は従来の塩と同様に原薬として取り扱うという内容でReflection Paper[3)]を公表した。この時点で, 日米欧3極の行政当局で見解を表していないのは日本だけとなったこともあり, 筆者と大学関係者・企業からなる有志グループは, EMAと同様の意見で学術雑誌に提言を投稿した[4)]。それが奏功した訳では決してないが,

表1 共結晶のガイドライン制定にまつわる主要イベント

2011年12月	FDA の Guidance (Draft)→2013年4月公示[2]
2012年4月	Indo-U.S. Science and Technology Forum が *Cryst. Growth Des.* 誌に FDA ガイドラインに対する反論の Perspective 掲載[6]
2014年7月	EMA の Reflection Paper (Draft)→2015年5月公示[3]
2015年5月	日本の有志が医薬品医療機器レギュラトリーサイエンス誌に EMA ガイドラインを支持する提言を資料として掲載[4]
2015年6月	The International Consortium for Innovation and Quality in Pharmaceutical Development (IQ) が 7th Workshop : Crystal Forms@Bologna にて FDA ガイドラインの課題を発表
2016年8月	FDA の改訂 Guidance (Draft)→2018年2月公示[5]
2017年10月	AMED 研究の伊豆津班（国立衛研）主導で共結晶医薬品の指針等に関する検討会議を開催
2017年12月	日本薬剤学会の物性フォーカスグループが医薬品医療機器レギュラトリーサイエンス誌に FDA および EMA ガイドラインの折衷案を提唱する資料を掲載[6]

2016年8月に FDA がガイドラインを改定し（2018年2月に確定版[5]を公示），共結晶を溶媒和物の一種（原薬）として扱うという見解を表明した。これら一連の経緯に付随したイベントを表1に示す。

このFDA ガイドラインの改定に至るまで，承認申請や品質管理に携わる者にとって FDA と EMA の不一致は非常に大きな問題となっていたが，現在はほぼ解消されたと考えられる。ただし，FDA が提出を要求するデータ（applicants should submit appropriate data）としていささか問題視されていた項目は1つ残っている。すなわち，薬効部位に到達する前に共結晶が解離していることを証明せよ（Assurance that substantial dissociation of the API from its co-crystal form occurs before reaching the site of pharmacological activity）である。その必要性についてはいまだに疑念が解けないものの，溶出に基づく *in vitro* 試験で十分である（an *in vitro* evaluation based on dissolution and/or solubility is generally considered sufficient）と記載されているので，個人的には，それほど神経質になる必要はないと考えている。

現在 AMED 研究の伊豆津班（国立衛研）が中心となって，本邦でもガイドラインの考案が進められている。この研究班においては，大学，製薬企業を代表する団体および公的機関から有識者が集められ，バランスの取れた議論がなされたと考えている。具体的な内容については今後パブコメの公募がなされるまで差し控えるが，世界的な情勢とも調和が取れたレギュレーションが整備される見込みである（表1）。

2 共結晶を含む医薬品の特許戦略

この数年で“共結晶”をキーワードで検索した際にヒットする特許明細を参照すると，物質特許を出願する際に，塩あるいは共結晶についても記載する傾向にあると考えられる。すなわち「式Ⅰの化合物，またはその薬学的に許容される塩もしくは共結晶を含む医薬組成物」のような記載である。かなり具体的な実施例が記載されている明細書も散見されることから，欧米のメガファーマではすでに物質特許とセットになっているのかもしれない。ただし，新薬の開発においては常にケースバイケースであることから，探索スクリーニング自体は開発初期に行えるのが理想的であるが，特許出願のタイミングに関しては開発の状況を睨みながらになることは世の常だろう。実際のところ，国内の製薬企業で開発中の新薬が，物質特許とは別に，後からの検討で共結晶としての特許を出願された例が公開されている[6)]。ちなみに筆者はSciFinderという検索エンジンのPatentPakというAlert機能を活用することで，これらの情報収集および更新を行っている。

さて，共結晶の特許性については常に議論になるが，私見では，特許として成立すること自体は新規の結晶形態であれば確実だと考えられる。結晶多形の進歩性は徐々に失われつつあると考えられるが，共結晶はキーワードとしてまだしばらくは新しく，当然ながら溶解性やBAが劇的に改善するものが選択されるはずなので，最初から進歩性を兼ね備えているからである。問題はその先の係争となる場合であるが，現状ではまだ共結晶として承認された原薬はほとんどないため，数年後には確実に生じるであろう事例を注視している，というのが正直なところである。近年，共結晶に次ぐ技術としてコアモルファスが検討されているが，物質としての構造の確かさや製造・保管等の取扱性などを考えると，まだしばらくは共結晶が新たな原薬形態の主要な座を占めることになりそうである。

3 共結晶の原薬を開発する際に必要となる技術

共結晶は確かに新たな原薬形態であるが，その実体は，これまで長い歴史と豊富な実績のある塩の延長線上にあるといえる。したがって，探索スクリーニングの手法や製造法に関しては，これまでと同様に塩で培ってきた技術が応用できると考えられるが，レギュレーションの観点からは，原薬が塩あるいは共結晶のどちらに分類されるのかを明確にする必要がある。本項では共結晶の原薬を開発する企業あるいは担当部署が具備すべき技術について，実用的なものを中心に紹介する。

(1)探索スクリーニング

共結晶の探索は開発の初期に行われることが多いため，少量の試料から効率よくスクリーニングすることが求められる。近年は分子動力学シミュレーション手法の目覚ましい発展により，あらかじめコフォーマーを予測する報告も散見されているが，本項では実生産を見越した実験的な手法について代表例を紹介する。また，コフォーマーの選択は議論の尽きない話題であるが，通常はCrystal Engineeringの概念より，分子間相互作用を形成しやすい官能基の組み合わせ(例えばアミドとカルボキシ基)を考慮し，医薬品の使用実績に基づいて選択するのが常法といえる。近年ではGRAS(Generally Recognized As Safe)やEAFUS(Everything Added to Food in the U.S.)リストの化合物まで，コフォーマーとなる候補化合物を拡張する動きも見受けられるが，各社の戦略に委ねられているところが大きい。以後の参考文献には，各社でスクリーニング検討されたコフォーマーのリストが掲載されており，それらがすべてを開示しているとは思えないが，共通しているコフォーマーに関しては有用であることが推察できる。

①スラリー(懸濁液)法

スラリー法の原理を理解するためには溶解度相図の利用が不可欠であるが，紙面の都合上，詳細については別誌を参照していただきたい[7]。溶液あるいは懸濁液の状態でスクリーニングを行う方法は，試料の取扱性に優れることからロボット化が容易であり，実生産につながる知見が得られることからも主流の方法といえる。本邦では中外製薬の高田[8]らの報告に，実践的な検討例が詳述されている。その一部を要約すると，DMSOを溶媒として原薬とコフォーマーをバイアルに分注した後，凍結乾燥で得られた粉体に種々の溶媒を加え，スラリー状態で共結晶の形成反応を促している。判定は粉末X線回折測定(PXRD)で行い，独自に開発したプログラムで回折パターンが分類されている。

スラリー法は原理的に共結晶の安定形を得やすい有用な方法であるが，形成反応が終了するタイミングは試料と溶媒の組み合わせでさまざまである。そこで武田薬品工業の小嶌らは，*in situ* 型のラマン分光プローブを用いて，懸濁状態でのリアルタイム測定について検討している[9, 10]。一例として，インドメタシンとニコチン酸アミドの系では，反応開始2時間で直ちに共結晶を形成する様子が観察された。一方，ラクタミドとの組み合わせでは，インドメタシンがジオキサン(溶媒)和物からγ型結晶を経て，ラクタミドとの共結晶に転移する過程がスペクトル上で明瞭に確認された。この技術はスクリーニングだけではなく，実生産における品質確保の方策としても魅力的であり，今後さらに発展していくことが予想される。

②(Liquid assisted) grinding 法

原薬(フリー体)とコフォーマーの混合粉砕による共結晶の探索スクリーニングは，つい最近まで溶媒法の補完的役割と考えられてきたが，近年の報告では，むしろ検出力の高い方法であることが認知されつつある。共結晶の探索スクリーニングにおいて溶媒あるいはスラリー法が汎用されていることはすでに述べたが，溶媒法と粉砕法の特徴をミックスした，Liquid assisted grinding (LAG) という方法も広く用いられている[11]。LAG法は，共結晶形成の促進を目的として，試料に少量の有機溶媒を添加して粉砕する手法である。その一方で，武田薬品工業の山本らは，開発の初期段階において使用できる原薬量が制限されていることを背景に，数種のコフォーマーを組み合わせて原薬と粉砕する Cocktail grinding 法を報告している[12, 13]。この方法では少量のヘキサンを加えることにより，Liquid assisted というよりはむしろ，試料同士の均一な混合および固相反応の促進を企図している。

③熱分析(溶融)法

溶媒を介さず，機械的な外力を加えることもなく，単なる加熱処理によって共結晶を調製する方法も知られている。ホットステージ顕微鏡は，旧来から Kofler 法として重用されてきたテクニックである。共結晶に関する評価法としては，原薬とコフォーマーの粉体試料をステージ上で加熱すると，それらの界面に新たな結晶相の形成が観察される場合があり，それだけで同定することはできないが，熱測定で観測された事象を視覚的に確認できることから，スクリーニングの補助的な手法として用いられている。

アステラス製薬の山下らは，示差走査型熱量測定（DSC）を用いたハイスループットのスクリーニング方法について報告している[14, 15]。彼らは原薬とコフォーマーからなる2成分混合物のDSC曲線を場合分けし，共結晶を形成する組み合わせでは，共融に由来する吸熱＋共結晶化の発熱ピークが観察されるのに対し，共融の吸熱ピークのみが観察される場合は共結晶が形成されないという傾向を見出した。例えば，カフェインとサリチル酸の組み合わせでは120℃付近で吸熱後に発熱が生じ，142℃で共結晶の融解による吸熱ピークが観察されるのを典型例として，一般化することに成功している。

(2) 共結晶の評価法

①塩あるいは共結晶の判別

塩と共結晶を区分するプロトン移動の有無は，単結晶X線あるいは粉末X線から解析した結晶構造を観察するのが最も確実な手段である。ただし，これらの方法では，プロトンの位置は測定できていないので，周囲にあるC-O原子間の距離などから推定することが行われている。筆者らは，抗炎症薬であるインドメタシンと局所麻酔薬であるリドカインの結晶性複合体を見出し，その結晶構造を評価したところ，インドメタシンのカルボキシ基に由来するプロトンがリドカインのジメチルアミンに移動していることが示唆された[16]。それゆえ，この複合体は塩と分類することが妥当であると結論づけた。

近年は固体NMRの測定技術がハードおよびソフトともに急速に発展し，固体原薬のキャラクタリゼーションに威力を発揮している。一例として，第一三共の丸吉らは^{14}N-^{1}H HMQC（Heteronuclear multiple-quantum correlation）2次元NMR測定を行い，インドメタシンとニコチンアミドの共結晶において，単結合のN-HとロングレンジのN…H相関を観測することに成功した。この結果から，ニコチンアミドのNH_2にある2種類の^{1}Hを正確に帰属することが可能となった[17]。

つい最近，武田薬品工業の岩田らは汎用されるIR測定において，コフォーマーの同位体を利用することにより，分子間相互作用している官能基を帰属し，プロトン移動の有無を判別することで塩と共結晶を分類する方法について報告している[18]。これらに加えて粉末X線回折パターンからの構造解析[19]等を組み合わせることにより，単結晶が調製できていない状況においても何らかの情報を得ることができるだろう。このことは，改定されたFDAのガイドライン[5]においても申請時に共結晶であることの証明が推奨されているため，今後ますます重要な評価法の1つになると考えられる。

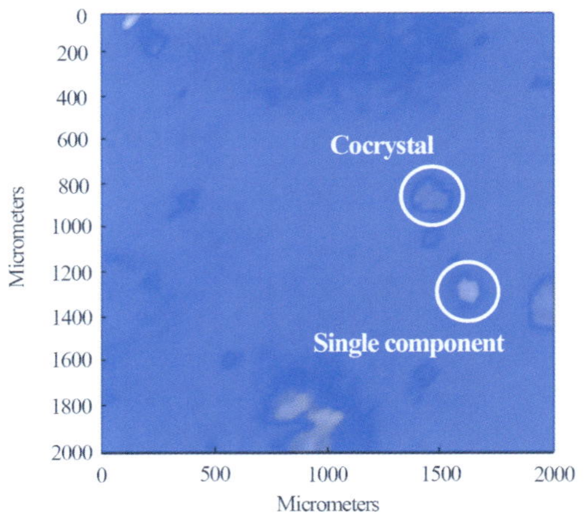

図2　モデル錠剤中における共結晶と単成分のLFラマン測定イメージング[20]

②製剤中に含まれる共結晶のイメージング

近年，ラマン分光法は製剤中に

おける原薬の分子状態や構成成分の分布を可視化するツールとして非常に発展している。ラマン分光の中でも低波数(LF；low frequency)領域(定義は複数あるが0〜150cm^{-1}程度)では結晶内の分子間相互作用に関する情報を反映することから，結晶形の判別に有力な測定方法であると期待されている。筆者らはカルバマゼピンと4-ヒドロキシ安息香酸の系において，共結晶と物理的混合物を混在(質量比3：1)させた主薬含量10％のモデル錠剤を作成し，LFラマン測定により，それら構成成分の分布を明らかとした(図2)[20]。この方法は，上述したEMAのReflection Paper[3]に記載されている要求(the preservation of integrity of the cocrystal should be evaluated)をも満たすものである。

③共結晶の製造時における *in situ* モニタリング

上述したように，探索スクリーニング中にラマン分光法を利用して経時的な結晶転移を観察できていることから，実際の生産においても製造管理への応用が期待できる。ただし，通常領域のラマン分光法では多形間でスペクトルに明瞭な区別がつかないこともある。そこで，上述したLF領域のラマン分光法を用いて，化学量論比の異なるカルバマゼピンおよび4-アミノ安息香酸からなる共結晶(1：1および2：1)の生成モニタリングについて検討した[21]。エタノール懸濁液中において原料を撹拌しながらモニタリングすると，1：1および2：1共結晶のいずれも10分以内に形成された。一方，1：1から2：1共結晶への転移は3時間程度かかることをオンタイムで評価することができた。

④共結晶の製剤化工程(造粒)における *in situ* モニタリング

製剤中における共結晶のintegrityは錠剤のイメージング測定で評価したが，近年のトレンドである製造工程中のモニタリングについても検討が進められている。武田薬品工業の大瀧らは，プローブ型のLFラマン分光器をラボスケールの流動層に取付けて(実際にはサンプリング用の採取孔がサイズ的にちょうど利用できた)，フロセミドとニコチナミドからなる共結晶の造粒工程をモニタリングした[22]。その結果，先行して行った水懸濁液でのモニタリングでは時間とともに共結晶の解離が進行していたが，造粒時には水分の噴霧と乾燥が同時進行するために，共結晶のintegrityは保持されていることを観察できた(図3)。

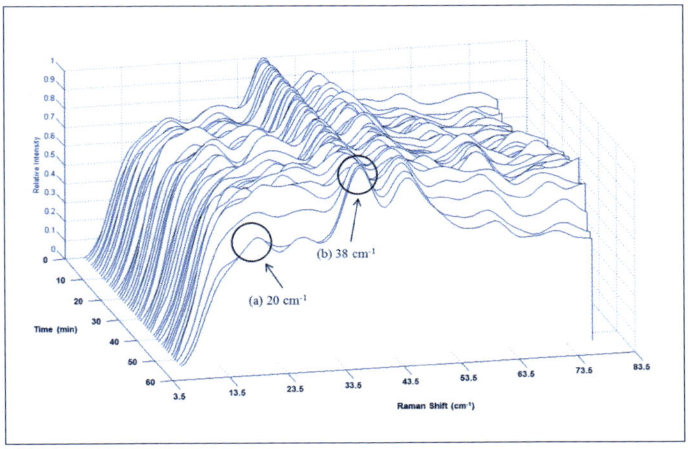

図3　流動層造粒中におけるフロセミド／ニコチナミド共結晶のLFラマンモニタリング；共結晶に特徴的な散乱ピークが造粒の全工程を通じて確認された[22]

4 共結晶を原薬とする製剤の設計

共結晶の設計が医薬品分野で盛んに検討される目的は，溶解性ひいてはBAの向上にほかならない。共結晶の医薬品への応用が始まった当初から溶解性の向上については理解されていたが，最近では溶解性が向上した過飽和状態の維持が重要であると認知されつつある。筆者は大塚製薬の吉村らとの共同研究で，共結晶化によってもたらされる過飽和状態の溶出プロファイルが薬物吸収に大きく影響することを見出した[23]。モデル薬物としてシロスタゾール(CLZ)と3種類の安息香酸類が形成する共結晶を用いた。*In vitro* の溶出試験においては，CLZの固体分散体と比較して最高濃度は劣るものの，特に4-ヒドロキシ安息香酸との共結晶が長時間にわたって過飽和状態を維持することがわかった。実は2,5-ジヒドロキシ安息香酸との共結晶のほうが，溶解度相図の検討で高い溶解度を示していたが，溶出試験においては試験開始から素早い溶出と析出が均衡するために，高い過飽和度が観察されなかったものと考察している。上述したとおり，溶解度の向上はBAの改善に重要な指標ではあるが，高い過飽和度は同時に結晶化の駆動力でもあるので，薬物によっては速やかに晶析するリスクがある。したがって，科学的な表現とは言い難いが，ほどほどの，生体(腸管内)での吸収にちょうどよい，溶出プロファイルの設計が高いBAの実現に有効である(図4)と結論づけた。

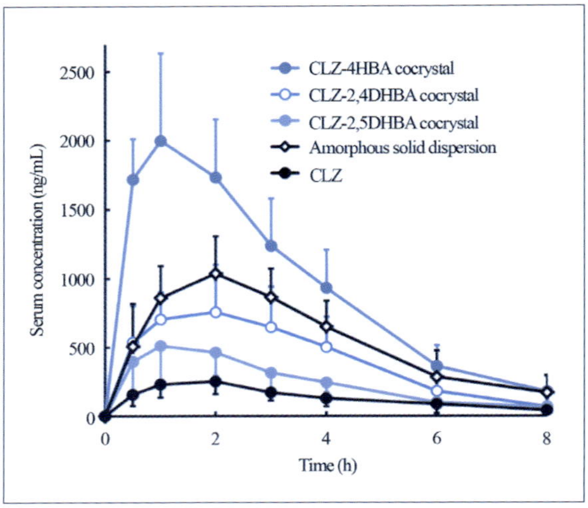

図4　シロスタゾール(CLZ)と4-ヒドロキシ安息香酸(4KBA)の共結晶をビーグル犬に経口投与した際の血中濃度プロファイル；他の共結晶や固体分散体と比較して優れた吸収性を示した[23]

おわりに

これまで述べてきたように，共結晶は原薬の可能性を無限に拡げる有望な技術である。各国におけるガイドラインの整備も進み，筆者の個人的な情報網では各社とも水面下で共結晶を原薬とする新医薬品が続々と開発されている。現状では新薬としての承認申請，実際の生産プロセスあるいは特許の成立等に関する情報がまだ不十分ではあるものの，近い将来には徐々に公開されていくことが期待される。これまで原薬の初期物性は受動的な印象であったものの，共結晶のようにカウンター物質と複合化させた原薬の設計，さらにはその特性を活かした製剤設計は積極的でviableな(候補化合物にとっても研究員にとっても)テクノロジーといえるのではないだろうか。今後は低分子医薬品にとどまらず，いわゆる中分子のようなニューモダリティについても分子レベルで優れた機能性を付与する技術としての進展が期待される。今まさに黎明期を迎えている共結晶の技術がさらに発展，普及することを確信している。

［深水啓朗］

■参考文献

1）深水啓朗，ファルマシア，47，1044-1048(2011)
2）Guidance for Industry, Regulatory Classification of Pharmaceutical Co-crystals, Food and Drug Administration, Silver Spring, MD, April(2013)
3）Reflection paper on the use of cocrystals of active substances in medicinal products, European Medicines Agency, 21 May(2015)
4）深水啓朗，山下博之，小野誠，池田幸弘，医薬品医療機器レギュラトリーサイエンス，46，326-329(2015)
5）Guidance for Industry, Regulatory Classification of Pharmaceutical Co-crystals Revision 1, Food and Drug Administration, Silver Spring, MD, August(2018)
6）岩田健太郎，池田幸弘，PCT/JP2017/003453, WO 2017/135259 A1(2017)
7）深水啓朗，N. Rodríguez-Hornedo, 製剤機械技術学会誌，20, 243-248(2011)
8）高田則幸，ファームテクジャパン，25, 2543-2554(2009)
9）T. Kojima et al., *Int. J. Pharm.*, 399, 52-59(2010)
10）小嶌隆史，池田幸宏，製剤機械技術学会誌，21, 101-106(2012)
11）T. Friščić et al., *Cryst. Growth Des.*, 9, 1621-1637(2009)
12）K. Yamamoto et al., *Int. J. Pharm.*, 437, 162-171(2012)
13）山本克彦，池田幸宏，製剤機械技術学会誌，22, 15-21(2013)
14）H. Yamashita et al., *Pharm. Res.*, 30, 70-80(2013)
15）山下博之，平倉穣他，製剤機械技術学会誌，23, 17-23(2014)
16）Y. Umeda et al., *Drug Devel. Ind. Pharm.*, 35, 843-851(2009)
17）K. Maruyoshi et al., *Chem. Commun.*, 48, 10844–10846(2012)
18）K. Iwata et al., *Mol. Pharmaceutics*, 14, 2350–2358(2017)
19）植戸隆充，高田則幸，寺田勝英，製剤機械技術学会誌，21, 185-191(2012)
20）H. Hisada et al., *Org. Process Res. Dev.*, 19, 1796-1798(2015)
21）M. Inoue et al., *Ind. Eng. Chem. Res.*, 56, 12693-12697(2017)
22）T. Otaki et al., *Int. J. Pharm.*, 542, 56-65(2018)
23）M. Yoshimura et al., *Cryst. Growth Des.*, 17, 550-557(2017)

第3章
経口製剤研究の最前線

第3章 1

PBPK モデル解析の現状と課題，経口吸収シミュレーションの創薬への活用

はじめに

医薬品開発において，最適な化合物を選択し適切な製剤処方を確立するために，候補化合物の経口吸収特性を正しく把握することが求められている。これまでも化合物のヒト経口吸収性を予測するための方法論が数多く検討されてきた。例えば，溶出試験や溶解度試験，膜透過性試験などの *in vitro* 評価系，ラット，イヌ，サルなどの実験動物を用いた *in vivo* 吸収性評価が創薬のスクリーニングフローに組み込まれている。しかしながら，吸収過程の一部を抽出した *in vitro* 評価系では複数過程を同時に評価できないこと，実験動物を用いた *in vivo* 試験では薬物動態に動物間種差が存在することから，ヒトの経口吸収性を適切に見積もることが困難なケースが見受けられる。さらに，近年では合成される化合物の多くは難水溶解性を示し，精度の高い経口吸収性の予測を困難にしている。このような課題に対応するため，生理学的薬物速度論(physiologically based pharmacokinetic：PBPK)モデルの研究が進められている。PBPK モデルは，投薬された化合物の体内動態を，化合物の分子特性(膜透過性，蛋白結合，代謝酵素との親和性等)と生理学的パラメータ(組織容量，血流速度等)により表現する数理モデルである。経口吸収シミュレーションにおいては，消化管の生理学的なパラメータに基づいた PBPK モデルを用いて，消化管内における化合物の溶出性や膜透過過程が計算される。近年では，医薬品開発や臨床研究設計，承認申請において重要なツールとして注目されており，PBPK モデル関連の論文や申請資料の数は劇的に増加している。適切なシミュレーションデータの取得は，その後の医薬品開発の合理的で迅速な意思決定を可能にし，無駄な試験を省くことで試験期間の短縮やコストの削減が期待される。すなわち，本技術の発展はこれまでのトライアンドエラーによるサイクルから，プロスペクティブな経口吸収シミュレーションに基づいた試験計画の最適化という新しいパラダイムシフトをもたらす可能性がある。

本稿では，医薬品申請に活用されている PBPK モデル解析の現状と，その課題について ONO-A の事例を述べたい。また，これを踏まえて，製剤開発に有用な経口吸収シミュレーションについて考察するとともに，経口吸収シミュレーションの創薬への活用について述べたい。

1 医薬品の承認申請と PBPK モデル解析

FDA，EMA，PMDA に提出された申請資料の調査より示された PBPK モデル解析の活用目的の多くは，薬物間相互作用(drug-drug interaction：DDI)の予測である(表1)[1〜3]。近年ではその適用分野は徐々に拡大しており，血中動態の製剤間差や年齢差(小児／高齢者等)，民族間差(日本人／中国人等)の予測や，特殊な集団(腎・肝障害患者，がん患者等)における血中動態の予測等，臨床試験の実施が困難なケースでの活用が見受けられる。また，FDA，EMA に提出された PBPK 解析を用いた申請資料のうちの8割以上は承認されており[4]，今後も PBPK モデルを活用した医薬品の承認申請は増加していくと見込まれる。

表1　FDA，EMA，PMDA に提出された医薬品の PBPK モデル解析の概要

	調査期間	目的別割合 (%)					
		DDI	Pediatrics	Absorption	Organ impairment	Others	参考資料
FDA	2008-2014	68	17	5	3	6	1)
EMA	2011-2015	64		2	9	25	2)
PMDA	2014-2016	53	5	9	14	19	3)

2 PBPK モデル解析の課題

ここでは，Simcyp®を用いて実施した自社化合物 ONO-A の DDI 予測結果から，PBPK モデル解析の課題について考えてみたい。

ONO-A は，分子量が550ほどの高膜透過性(Caco-2細胞膜透過性：13×10^{-6}cm/s)，難水溶解性(FaSSIF 溶解度：63μg/mL)を示す BCS class2に分類される化合物であり，可逆的な CYP3A4阻害作用を有する(Ki：0.1μM)。ヒトの静脈内投与試験を実施していないため，*in vitro* データからの外挿やアニマルスケールアップの手法を用いてヒトのクリアランス，分布容積を予測し，「ボトムアップ」式に PBPK モデルを構築した(CL：20.4L/h，Vd：2.26L/kg)。経口吸収の PBPK モデルとして advanced dissolution，absorption，and metabolism(ADAM)モデルを選択し，ヒト消化管膜透過係数(P_{eff})は，MechPeff モデルの値(0.1×10^{-4}cm/s)を採用した。その他の物性値はいずれも実測値を用いた(各種 pH 緩衝液・人工腸液中溶解度，pK_a，logD，原薬粒子径)。シミュレーションの結果，予測された ONO-A の血中濃度推移は，実測値を大きく下回った(図1-A)。

そこで，異なる2通りの方法で，「トップダウン式」に ONO-A の PBPK モデルのフィッティングを行った。1つ目の方法では，クリアランスと分布容積を固定したまま P_{eff} を変動させた(図1-B　モデル A，P_{eff}：2.45×10^{-4}cm/s，CL：20.4L/h，Vd：2.26L/kg)。2つ目の方法では，P_{eff} を固定し，クリアランスと分布容積を変動させた(図1-C　モデル B，P_{eff}：0.1×10^{-4}cm/s，CL：2.04L/h，

Vd：0.1L/kg）。両モデルともに予測された血漿中濃度推移は実測値とほぼ一致した。これらを用いてONO-Aがミダゾラムの血中動態に及ぼす影響を評価したところ，モデルAにおいてはミダゾラムのAUC上昇倍率が1.49倍に，モデルBにおいては1.19倍となり，フィッティング方法によりONO-AのDDIリスクが異なる結果となった（表2）。

PBPKモデルは，「化合物の物性・動態情報」，「化合物の挙動メカニズムを表す理論式」，「生体の情報を網羅した生理学的パラメータ」の3つの主要な因子より構成され，それらすべてのパラメータがフィッティングの対象になる。しかしながら，フィッティングに関する普遍的な指標はなく，最終的なPBPKモデルは，研究者がどのパラメータに重きを置くかに依存する傾向にある。すなわち，予測結果の意図的なコントロール，例えばモデルBを採用することで，ONO-AをDDIリスクの低い化合物とラベリングすることも可能である。化合物ごとに行うパラメータのフィッティングは，不適切なPBPKモデルを構築し，誤った結果を導き出す危険性があるため避けることが望ましい。最近，innovative medicines initiative（IMI）プロジェクトOrBiToにおいて，PBPKモデルが組み込まれた市販ソフトウェアの予測精度が検証されており，PBPKモデルによる薬物動態の予測精度が高くないこと，同じインプットパラメータを用いてもソフトウェア間で得られるシミュレーション結果に相違があることが報告されている[5]。

以下に，PBPKモデル構築の際の留意点をあげる。

・生理学的なパラメータである消化管内水分量，pH，胆汁酸濃度は，化合物の溶出速度や溶解量に影響を及ぼす因子であるが，文献報告値に幅があり市販されているソフトウェア間で異なる数値が採用されている[6]。

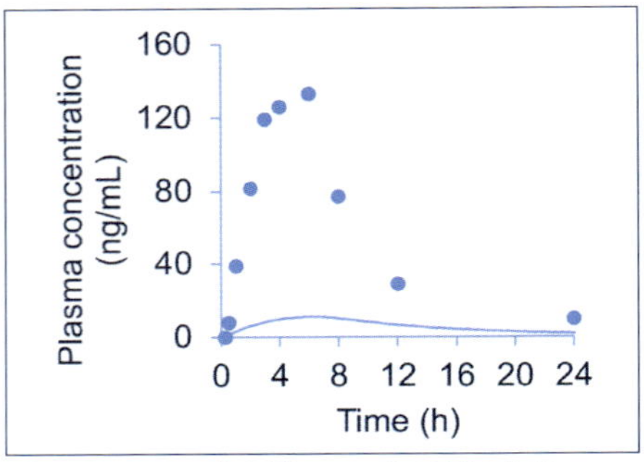

図1-A　Simcyp® のデフォルトモデルより予測されたONO-Aの血漿中濃度推移
●は各時点におけるONO-Aの平均血漿中濃度（実測）を，実線は予測されたONO-Aの血漿中濃度推移を表す。

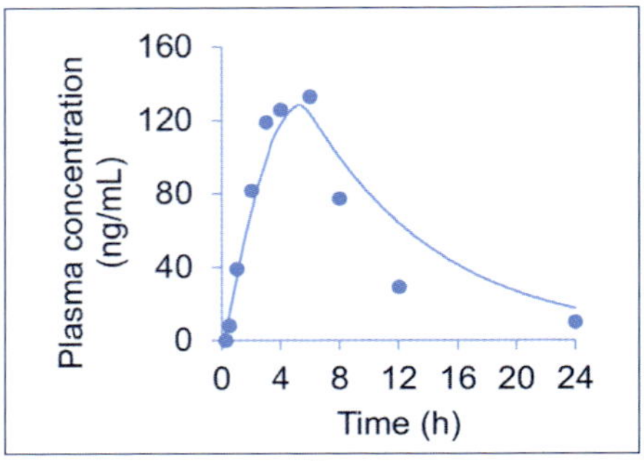

図1-B　フィッティングによるONO-Aの予測血漿中濃度推移（モデルA）

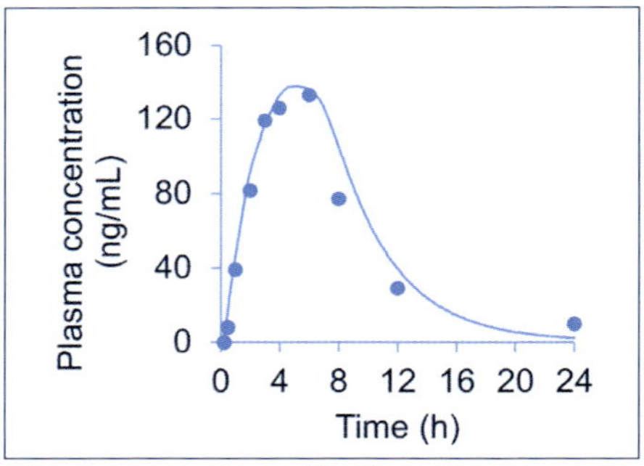

図1-C　フィッティングによるONO-Aの予測血漿中濃度推移（モデルB）

・物性パラメータの1つである溶解度においては，人工腸液を用いても生体内における溶解度を捉えられず，また，人工腸液の組成によっても異なる溶解度を示す場合がある[7〜9]。

・ヒト P_{eff} 予測に用いられるパラメータの1つであるCaco-2細胞膜透過性には，大きな施設間差がある[10]。

・静脈内投与試験データがない化合物の場合，PBPKモデルを構築するためにはクリアランスや分布容積の予測が必要となる。しかし，クリアランスや分布容積の予測精度は低く，また，予測方法によって異なる数値が算出される[11]。

表2　ONO-AのDDIリスクに及ぼすフィッティングの影響

Observed and predicted PK parameters

ONO-A PK	Observed	Model A	Model B
Cmax (ng/mL)	163	129	138
AUC (ng・h/mL)	1350	1480	1260
Fa (%)	—	51.5	2.7

Predicted ONO-A effect on midazolam PK (5mg)

Midazolam PK	Single	Model A	Model B
Cmax (ng/mL)	22.7	33.4	26.5
AUC (ng・h/mL)	68.4	102	81.6
AUC ratio	—	1.49	1.19

3 創薬初期段階に適した経口吸収シミュレーション

創薬初期段階において適切な化合物選択や製剤処方設計を行うためには，吸収過程における律速段階の特定が重要であり，精度の高い吸収率の予測が求められる。そこで，創薬初期に適した経口吸収シミュレーションの条件について考えてみたい。

1つ目の条件として，経口吸収シミュレーションに必要なパラメータが必要最小限であること。2つ目の条件として，計算式が理論的で明確であること。3つ目の条件として，生体を反映した信頼性の高い生理学的パラメータを採用していることがあげられる。さらに，バリエーションに富んださまざまな特性を有する化合物を用いて予測精度を検証していることも重要である。

本項では，経口吸収性に関する理論的枠組みであるGut frameworkに基づいた経口吸収シミュレーションについて紹介したい[12]。Gut frameworkに用いられる理論式はすべて公開されており，表計算ソフトにて誰もがPBPKモデルを構築可能である。

4 Gut frameworkとFaCS

化合物の経口吸収特性は，「溶出速度」，「投与量と溶解容量の比」および「膜透過速度」のバランスによって決定される。Amidonらにより提案されたbiopharmaceutics classification system

(BCS)は，このうちの「投与量と溶解容量の比」と「膜透過速度」に基づいた化合物の分類法であり，「溶出速度」は考慮されていない。Gut frameworkでは，化合物の分子量，logP，pK_a，溶解度(緩衝液および人工腸液)，Caco-2細胞膜透過性，投与量および原薬粒子径を入力パラメータとし，得られたDn(溶出速度数)，Do(投与量溶解容量比)，Pn(膜透過数)の大小関係より，Fa classification system(FaCS)を導くことができる[13]。FaCSには「溶出速度」の観点が含まれており，化合物の経口吸収性を評価するための網羅的な分類システムと言える。

FaCSでは，経口吸収の律速段階を5つのクラスに分類する。Fa(1)式において，1/DnがDo/Pnより大きい場合は溶出速度律速(dissolution rate limited：DRL)，Do/Pnが1/Dnより大きい場合は溶解度－膜透過律速となる。溶解度－膜透過律速の化合物のうち，Doが1より小さい場合は膜透過律速(permeability limited：PL)に分類され，Doが1より大きい場合は，溶解度律速(solubility limited：SL)に分類される。また，膜透過律速は，非撹拌水層透過律速および上皮細胞膜透過律速に分類される。非撹拌水層(unstirred water layer：UWL)とは，小腸上皮細胞膜近傍に存在する流動性の低い水層のことであり，化合物が上皮細胞より吸収されるまでには「UWLを拡散する過程」と「消化管の上皮細胞膜を透過する過程」の2つの段階を経る。膜透過速度が非常に高い脂溶性化合物の場合，UWL内の拡散速度が膜透過速度に影響することが知られている。

以下にGut frameworkのFa式を示す。

$$\mathrm{Fa} = 1 - \exp\left(-\frac{1}{\dfrac{1}{K_{diss}\cdot T_{si}} + \dfrac{Do}{K_{perm}\cdot T_{si}}}\right) = 1 - \exp\left(-\frac{1}{\dfrac{1}{Dn} + \dfrac{Do}{Pn}}\right) \quad (1)$$

If Do ＜1, Do ＝1.

Dn：溶出速度数(dissolution number)

Do：投与量溶解容量比(dose number)＝投与量(Dose)/(溶解度($S_{dissolv}$)×消化管溶液量(V_{GI}))

Pn：膜透過数(permeation number)

k_{perm}：膜透過速度係数(permeation rate coefficient)

k_{diss}：溶出速度係数(dissolution rate coefficient)

T_{si}：小腸滞留時間(small intestine transit time)

$$P_{eff} = \frac{PE}{\dfrac{1}{P_{UWL}} + \dfrac{1}{VE\cdot f_u\cdot P_{ep}}} \quad (2)$$

P_{ep}：消化管上皮膜透過係数(epithelial membrane permeability)

P_{UWL}：非撹拌水槽透過係数(UWL permeability)

PE：襞構造による表面積拡大係数(plica expansion coefficient)

VE：絨毛構造による表面積拡大係数(villi expansion coefficient)

f_u：非結合分率

5 食事の影響予測

創薬段階において候補化合物の体内動態に及ぼす食事の影響を把握することは非常に重要であり，FaCS では胆汁酸ミセルに起因した食事の影響を説明可能である（表3）。

表3　FaCS 分類と BCS 分類，胆汁酸ミセルによる食事の影響の関係

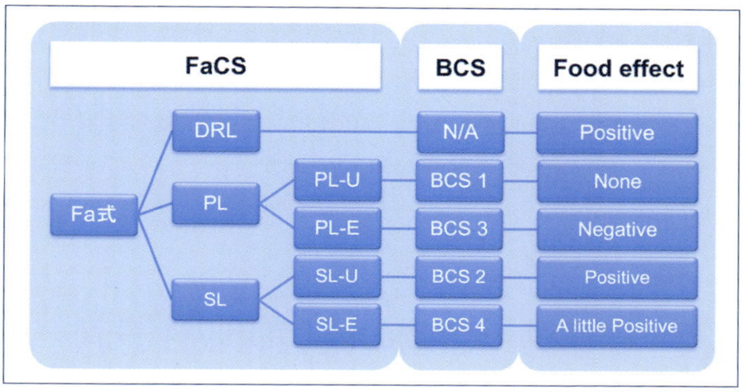

- 溶出速度律速（DRL）に分類されるフェニトインでは，摂食により増加する胆汁酸ミセルにより化合物の溶出速度が増加し，空腹時に比べ吸収率が2.2倍上昇している。
- 非撹拌水層透過律速（PL-U）に分類されるイルベサルタンでは，食事の摂取に関わらず，良好な経口吸収性を示している。
- 上皮細胞膜透過律速（PL-E）の場合，摂食時にはより多くの化合物が胆汁酸ミセルに取り込まれ，上皮細胞表面における非結合濃度が減少するために膜透過量が低下し，負の影響を示す。
- 溶解度－非撹拌水層透過律速（SL-U）の場合，摂食により増加する胆汁酸ミセルに取り込まれた化合物分子が UWL を透過するため，正の影響を示す。このクラスの化合物として，ダナゾールがあげられる。
- 溶解性－上皮細胞膜透過律速（SL-E）の場合，摂食により増加する胆汁酸ミセルにより溶解度は増加するものの，胆汁酸ミセルに取り込まれた化合物分子は上皮細胞膜を透過できないため，吸収率の顕著な上昇は認められない。
  このクラスに分類されるプランルカストでは，摂食時を模した人工腸液中の溶解度は空腹時よりも約9倍高いものの上皮細胞膜透過性が低下するため，摂食による吸収率の増加は1.5倍にとどまる。

6 Gut framework による吸収率の予測精度

構造的に多様な36化合物（計139の吸収率データ）を用いて，Gut framework によるヒトおよびイヌの吸収率の予測精度が検証されている（図2）[12]。検証には，過飽和現象を排除するために，フリー

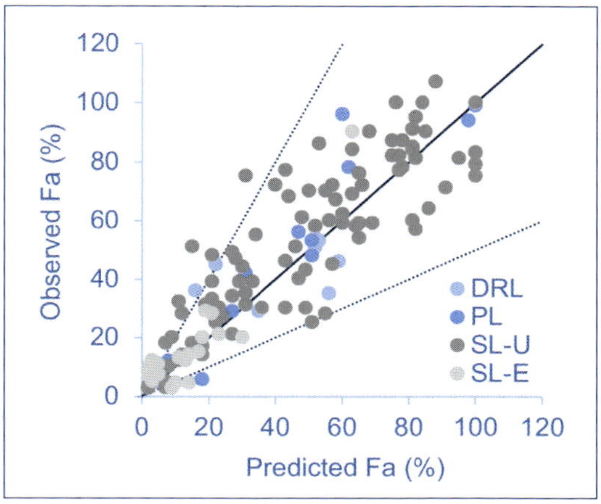

図2　Gut framework による経口吸収率の予測可能性
（36化合物，計139の吸収率データ）
実線は1：1対応を，点線は実線から上下2倍の範囲を表す。

体の酸性および中性化合物が主に選択されている。塩基性化合物の場合には，胃内における溶解を避けるために，高胃内 pH 時の吸収率を検証対象としている。本検証には，吸収率に対する投与量依存性や食事の影響も含まれている。Gut framework を用いて吸収率を予測した結果，いずれの律速段階にも関わらず予測精度は良好であり，83%(116/139)の確率で実測値との相違が2倍以内に予測されている。また，異なる原薬粒子径における吸収率も適切に予測できており，粒子径規格設定の根拠となる可能性が示唆されている。さらに，ナノ結晶製剤の吸収率も適切に予測できており，難水溶解性化合物の経口吸収を改善するための製剤選択の指標になると推察される。一方，現在のモデルでは，塩体や固体分散体，エマルジョンのような特殊な処方には適用できないことに注意が必要である。

7 塩基性化合物の経口吸収性予測

難水溶解性を示す弱塩基性化合物の場合，酸性環境である胃から中性環境である小腸へ移行する際に生じ得る pH シフトのために過飽和現象が認められることが報告されている。この点が酸性・中性化合物に比べて塩基性化合物の経口吸収性の予測を困難にしている。

過飽和溶液から析出物が形成されるまで，「核形成」および「結晶成長」の2つの過程が存在し，その析出過程はフリー体と塩体で異なる。フリー体の場合，胃を通過する間にすべての固体粒子は溶解せずに，一部が未溶解固体粒子として小腸に達して核粒子となるケースが知られている[14)]。このケースにおいては，固体表面 pH の理論を加味した Nernst-Brunner の式を Gut framework に組み込むことで結晶成長過程を反映させ，吸収率を予測可能であることが報告されている[15)]。一方，塩体の場合，過飽和溶液からはフリー体が析出するケースが多いために，核粒子が存在しない。そのため，小腸内におけるフリー体の析出過程を適切に予測可能な核形成モデルの構築も必要となる。さらに，難水溶解性の塩基性化合物であるピオグリタゾン塩酸塩では，再析出物の粒子サイズが生物学的同等性の評価に影響を与えることが報告されている[16)]。したがって，塩基性化合物の体内動態を適切に予測するためには，再析出後の粒子状態の把握も重要となる。

まとめ

生理学的なパラメータや化合物の物性・動態情報を包括的に組み込むことが可能な PBPK モデルは薬物動態予測のツールとして非常に有用な可能性があり，今後も医薬品開発における PBPK モデル解析の活用が一層進んでいくことと思われる。しかしながら，PBPK モデルの予測精度は，モデルを構成する生理学的パラメータや理論式の適切さに大きく依存する。現在の PBPK モデル解析では，事例ごとにモデルを構築する研究が主流であり，パラメータのフィッティングやスケーリングファクターを導入することにより，正しく予測できているように錯覚している可能性がある。不適切な PBPK モデルを構築し，誤った結果を導き出さないためにも，フィッティングはできる限り避けることが望ましいと思われる。Gut framework に基づいた経口吸収シミュレーションは，本稿で示したとおり豊富なデータを用いたバリデーションが行われており，実用性が高いものとなっている。今後，多くの研究から得られる新たな知見がさらなるモデルの成熟に寄与し，合理的で迅速な医薬品開発に貢献できると考えている。

［松村直哉，中西美智］

■参考文献

1）Jamei, M. Recent Advances in Development and Application of Physiologically-Based Pharmacokinetic（PBPK）Models: a Transition from Academic Curiosity to Regulatory Acceptance. *Curr. Pharmacol. Rep.* 2016, 2, 161-169.

2）Luzon, E.; Blake, K.; Cole, S.; Nordmark, A.; Versantvoort, C.; Berglund, E. G. Physiologically based pharmacokinetic modeling in regulatory decision-making at the European Medicines Agency. *Clin. Pharmacol. Ther.* 2016.

3）Sato, M.; Ochiai, Y.; Kijima, S.; Nagai, N.; Ando, Y.; Shikano, M.; Nomura, Y. Quantitative Modeling and Simulation in PMDA: A Japanese Regulatory Perspective. *CPT: Pharmacometrics Syst. Pharmacol.* 2017, 6,（7）, 413-415.

4）Shebley, M.; Sandhu, P.; Emami Riedmaier, A.; Jamei, M.; Narayanan, R.; Patel, A.; Peters, S. A.; Reddy, V. P.; Zheng, M.; de Zwart, L.; Beneton, M.; Bouzom, F.; Chen, J.; Chen, Y.; Cleary, Y.; Collins, C.; Dickinson, G. L.; Djebli, N.; Einolf, H. J.; Gardner, I.; Huth, F.; Kazmi, F.; Khalil, F.; Lin, J.; Odinecs, A.; Patel, C.; Rong, H.; Schuck, E.; Sharma, P.; Wu, S. P.; Xu, Y.; Yamazaki, S.; Yoshida, K.; Rowland, M. Physiologically Based Pharmacokinetic Model Qualification and Reporting Procedures for Regulatory Submissions: A Consortium Perspective. *Clin. Pharmacol. Ther.* 2018.

5）Margolskee, A.; Darwich, A. S.; Pepin, X.; Aarons, L.; Galetin, A.; Rostami-Hodjegan, A.; Carlert, S.; Hammarberg, M.; Hilgendorf, C.; Johansson, P.; Karlsson, E.; Murphy, D.; Tannergren, C.; Thorn, H.; Yasin, M.; Mazuir, F.; Nicolas, O.; Ramusovic, S.; Xu, C.; Pathak, S. M.; Korjamo, T.; Laru, J.; Malkki, J.; Pappinen, S.; Tuunainen, J.; Dressman, J.; Hansmann, S.; Kostewicz, E.; He, H.; Heimbach, T.; Wu, F.; Hoft, C.; Laplanche, L.; Pang, Y.; Bolger, M. B.; Huehn, E.; Lukacova, V.; Mullin, J. M.; Szeto, K. X.; Costales, C.; Lin, J.; McAllister, M.; Modi, S.; Rotter, C.; Varma, M.; Wong, M.; Mitra, A.; Bevernage, J.; Biewenga, J.; Van Peer, A.; Lloyd, R.; Shardlow, C.; Langguth, P.; Mishenzon, I.; Nguyen, M. A.; Brown, J.; Lennernas, H.; Abrahamsson, B. IMI - Oral biopharmaceutics tools project - Evaluation of bottom-up PBPK prediction success part 2: An introduction to the simulation exercise and overview of results. *Eur. J. Pharm. Sci.* 2017, 96, 610-625.

6）Li, M.; Zhao, P.; Pan, Y.; Wagner, C. Predictive Performance of Physiologically Based Pharmacokinetic Models for the Effect of Food on Oral Drug Absorption: Current Status. *CPT Pharmacometrics & Syst. Pharmacol.* 2018, 7,（2）, 82-89.

7）Persson, E. M.; Gustafsson, A. S.; Carlsson, A. S.; Nilsson, R. G.; Knutson, L.; Forsell, P.; Hanisch, G.; Lennernas, H.; Abrahamsson, B. The effects of food on the dissolution of poorly soluble drugs in human and in model small intestinal fluids. *Pharm. Res.* 2005, 22,（12）, 2141-51.

8）Koumandrakis, N.; Vertzoni M.; Reppas C. Increasing the biorelevance of simulated intestinal fluids for better predictions of drug equilibrium solubility in the fasted upper small intestine. *ADMET & DMPK* 2014, 2,（2）, 71-79.

9）Fuchs, A.; Leigh, M.; Kloefer, B.; Dressman, J.B. Advances in the design of fasted state simulating intestinal fluids: FaSSIF-V3. *Eur. J. Pharm. Biopharm.* 2015, 94, 229-40.

10）Hayeshi, R.; Hilgendorf, C.; Artursson, P.; Augustijns, P.; Brodin, B.; Dehertogh, P.; Fisher, K.; Fossati, L.; Hovenkamp, E.; Korjamo, T.; Masungi, C.; Maubon, N.; Mols, R.; Mullertz, A.; Monkkonen, J.; O'Driscoll, C.; Oppers-Tiemissen, H. M.; Ragnarsson, E. G.; Rooseboom, M.; Ungell, A. L. Comparison of drug transporter gene expression and functionality in Caco-2 cells from 10 different laboratories. *Eur. J. Pharm. Sci.* 2008, 35,（5）, 383-96.

11）Lombardo, F.; Waters, N. J.; Argikar, U. A.; Dennehy, M. K.; Zhan, J.; Gunduz, M.; Harriman, S. P.; Berellini, G.; Liric Rajlic, I.; Obach, R. S. Comprehensive assessment of human pharmacokinetic prediction based on in vivo animal pharmacokinetic data, part 2: clearance. *J. Clin. Pharmacol.* 2013, 53,（2）, 178-91.

12）Sugano, K. Biopharmaceutics Modeling and Simulations: Theory, Practice, Methods, and Applications. John Wiley & Sons, Inc., *New Jersey* 2012.

13）Sugano, K.; Terada, K. Rate - and Extent - Limiting Factors of Oral Drug Absorption: Theory and Applications. *J. Pharm. Sci.* 2015, 104,（9）, 2777–2788.

14) Koyama, H.; Ito, M.; Terada, K.; Sugano, K. Effect of Seed Particles on Precipitation of Weak Base Drugs in Physiological Intestinal Conditions. *Mol. Pharmaceutics* 2016, 13, (8), 2711-7.
15) Sugano, K. Computational oral absorption simulation of free base drugs. *Int. J. Pharm.* 2010, 398, (1-2), 73-82.
16) Sugita, M.; Kataoka, M.; Sugihara, M.; Takeuchi, S.; Yamashita, S. Effect of excipients on the particle size of precipitated pioglitazone in the gastrointestinal tract: impact on bioequivalence. *AAPS J.* 2014, 16, (5), 1119-27.

第3章 2

溶出試験とModeling & Simulationによる経口投与製剤の吸収予測

1 医薬品開発における経口吸収予測研究

製剤からの薬物の経口吸収性を予測する研究は，医薬品の開発段階において非常に重要な位置づけを占める(図1)。創薬部門から医薬品候補化合物を受け取り，それをヒトに投与可能な初期臨床試験用の製剤に仕上げていく過程において，化合物の想定される投与量・想定される投与製剤の形態をベースにした経口吸収予測を行い，製剤設計方針を策定する必要がある。例えば，化合物の低溶解度が原因で，推定される有効投与量付近での経口吸収性が不十分だと予測されれば，吸収改善製剤(過飽和溶解型やナノ粒子)を選択する必要がある。次のステップでは，設計方針に則りPhase 1臨床試験用候補製剤が設計されるが，この時に，Phase 1試験の目的を発揮する製剤か否かを，*in vivo*吸収予測の観点から評価する必要がある。Phase 1は一般に単回投与・反復投与で用量を漸増していく試験であるが，想定される有効血中濃度に対して暴露量が不十分な場合は，その後の臨床開発に大きな課題を残してしまう。また，臨床開発がPhase 2試験，Phase 3試験と進むにつれて，多くの場合では製剤を変更することとなる。これは，初期臨床試験では幅広い用量の製剤を供給するために簡易的な製剤で進めるのに対して，後期では市販に向けた含量も定まり，安定生産に向けて処方が最適化されるためである。この臨床開発段階における剤形や処方の変更において，製剤の吸収予測研究は大きな役割を発揮する。変更後の製剤に要求される*in vivo*吸収性は，そのプロジェクトの適応症や変更前の製剤性能，臨床開発戦略等によっても大きく異なることが想定されるが，この剤形・処方変更による吸収性へのインパクトを予測しながら製剤開発・臨床開発を進めることが重要である。また，Pivotal臨床試験後に剤形や処方を変更する際には，バイオアベイラビリティ(Bioavailability：BA)を比較する臨床試験ではなく，生物学的同等性(Bioequivalence：BE)試験を実施し有効性と安全性を担保する必要がある。この時に吸収性を精度よく予測しながら製剤を開発することで，BEの成功確率を高めることが可能となる。さらに，規制当局への新薬申請時にお

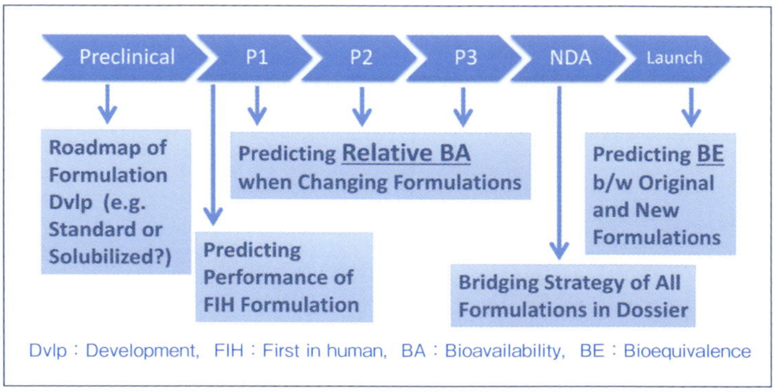

図1　医薬品開発における生物薬剤学研究の位置づけ

いて，経口吸収の予測や実測に基づいた，臨床試験製剤の *in vivo* 性能の変遷を説明することも要求される。このように，臨床開発段階のすべてのステップにおいて，製剤の経口吸収予測は大きな意義を持つ研究領域といえる。

2 製剤の経口吸収過程

経口投与された製剤の消化管内での吸収特性を予測する上で，消化管内での製剤や薬物の動きを十分に理解する必要がある（図2）。厳密に言えば，製剤を飲んだ瞬間から吸収されて全身循環血液中に薬物が出現するまでに，数え切れないほどのステップが存在し得るが，製剤からの薬物吸収を理解する上で特に重要なのは，①消化管内での溶解度・溶出速度や析出速度，②消化管内での製剤・薬物・水分の移動特性，③溶解した薬物分子の小腸での膜透過過程などであろう。

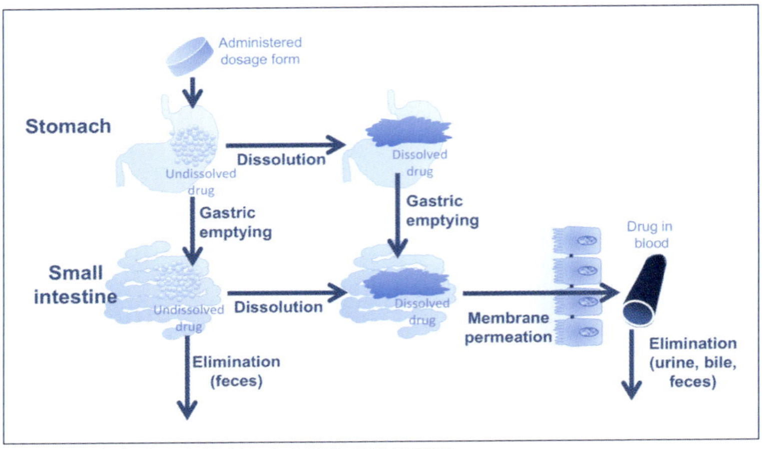

図2　経口投与された製剤からの薬物の吸収過程

3 製剤の経口吸収予測アプローチ

実際に，臨床開発ステージで製剤処方や剤形を変更する場合，変更後の製剤の *in vivo* における性能を十分に予測することが重要であるが，具体的にどのような方法で製剤の吸収特性を予測すべきであろうか。

まずは，ヒト用に設計した製剤を直接的に大動物に投与する薬物動態試験があげられる。ビーグルイヌ，カニクイザル，ミニブタなどがよく使用される。この時，製剤の吸収に大きく影響する消化管生理機能には，これら動物種とヒトにおいて種差が存在することを十分に認識すべきである。例えば，ビーグルイヌでは，胃内 pH が大きくばらつくことが知られており，健常人における製剤の *in vivo* 性能を推定するには，胃内 pH を酸性にコントロールしたイヌを用いる必要がある[1~3]。イヌの小腸 pH や胆汁濃度などの小腸液の組成もヒトと異なることが知られており[4]，薬物や製剤の種類によっては，ヒトとは異なる溶出や析出挙動を示す可能性を考慮すべきである。さらに，経口徐放性製剤の開発においては，ヒトと小腸の長さが異なることにより，薬物吸収持続時間などに相違が見られる可能性にも留意すべきであろう。カニクイザルは，絶食下の胃内 pH はヒトに近いが，食後の pH 上昇期間がヒトより長いこと[5]やヒトと胃排泄挙動が異なることや大きな個体間変動が生じること[6]が知られている。

上述のような種差は存在するものの，動物を用いた評価はヒトの製剤を開発する上で依然として極めて重要な位置づけを占める。一方で動物福祉の観点から，3R(Replacement，Reduction，Refinement)の考え方を持つことも大変重要である。ヒト予測への種差の問題，動物福祉の観点から昨今，動物を用いないアプローチも発展してきている。薬物の経口吸収性を予測するために，多くの研究機関においていわゆる ready-to-use のソフトウェア(Gastroplus，Simcyp 等)が使用されていると推察される。

4 溶出試験と Modeling & Simulation による経口投与製剤の吸収予測アプローチ

本稿では主に，私たちの研究グループにおいて昨今精力的に取り組んでいる，*in vitro* 溶出試験と in silico Modeling & Simulation(M&S)を組み合わせた経口製剤の吸収予測研究の一端を紹介する。製剤の *in vivo* 性能予測に主眼を置き，製剤からの薬物溶出や析出挙動を *in vitro* で詳細に評価し，その結果を理論と組み合わせて *in silico* で M&S を行うことが特徴である。

本アプローチでは，評価する製剤の *in vitro* 溶出試験データが重要となる。溶出試験装置は，薬局方で規定されている回転バスケット法(USP1)やパドル法(USP2)を主に使用する。溶出試験液については，薬局方規定の液がヒト消化管液と組成や特徴が大きく異なることから，ヒト消化管内の液の特性を反映した試験液を使用する必要がある。絶食下における人工胃液(Fasted State Simulated Gastric Fluid；FaSSGF)，人工腸液(Fasted State Simulated Intestinal Fluid Version 2；FaSSIF-V2)および食後下における人工胃液(Fed State Simulated Gastric Fluid；FeSSGF)，人工腸液(Fed State Simulated Intestinal Fluid Version 2；FeSSIF-V2)などが即放性製剤を予測する時に用いられる代表的な Biorelevant Media である[7, 8]。これらの Biorelevant Media を使用することで，ヒトの消化管内の環境に近い状態で製剤からの薬物溶出を評価することが可能であり，吸収性の予測精度の向上に寄与している。*in vitro* 実験により得られた各製剤からの薬物溶出プロファイルは，適切な溶出速度式(例えば Noyes-Whitney 式)で表現することで，溶出速度の違いによる吸収速度や量への影響を *in silico* モデルで予測することができる。Noyes-Whitney 式を用いる場合は以下のように定義する。

$$\frac{dW_t}{dt} = z \cdot W^{2/3} \cdot (C_s - C) \quad (1)$$

W_t は時間 t における溶出した薬物量，W は未溶解の薬物量，C_s は飽和溶解度，C は時間 t における溶解薬物濃度を表す。z は未溶解の薬物粒子密度，粒子数などをハイブリッドした溶出速度を表すパラメータである。

製剤の経口吸収を予測する上で溶出速度以外に，製剤・薬物の消化管移動特性を理解することが重要となる。即放性製剤からの薬物吸収予測を考える際には，消化管移動の中で胃排泄速度の寄与が最も大きい。製剤とともに服用する水や胃液などの胃内に存在する液体は一般に，絶食下では半減期4分～15分で胃排泄されると報告されている[9,10]。さらに，胃排泄速度は投与する製剤の大きさや食事条件により大きく影響を受ける。

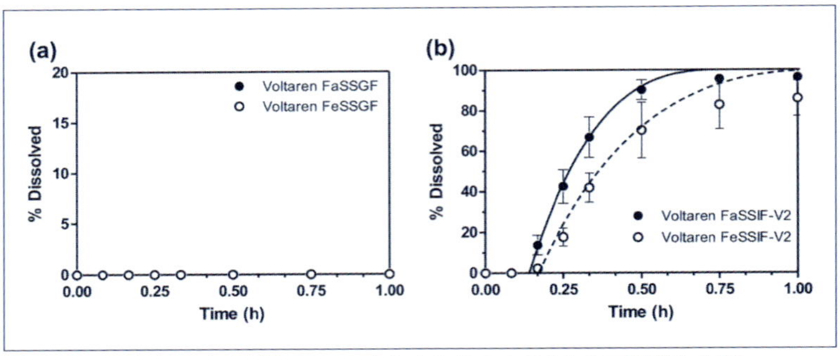

図3　Voltaren錠からのジクロフェナクナトリウムの(a)人工胃液および(b)人工腸液における *in vitro* 溶出プロファイル(参考文献11)より)

薬物の膜透過過程も重要な因子である。小腸において溶解状態の薬物は，膜透過により全身血中に移行する。膜透過速度は，薬物固有の膜透過係数，薬物の非撹拌水層拡散速度，小腸表面積，小腸内薬物濃度で記述することが可能である。

ここで，ジクロフェナク製剤の経口吸収予測事例を紹介したい。この研究では異なる2種類のジクロフェナクナトリウム製剤を使用しており，その異なる製剤特性をモデルで表現することの重要性を議論したい。

まずは，Voltaren錠の事例である[11]。本製剤はジクロフェナクナトリウムを有効成分として含有するシングルユニットの腸溶錠である。

図3はVoltaren錠50mgの *in vitro* 溶出プロファイルを示す。腸溶性製剤であることから，人工胃液のpH(FaSSGF pH1.6およびFeSSGF pH5.0)では溶出しないが，人工腸液中(FaSSIF-V2 pH6.5およびFeSSIF-V2 pH5.8)ではラグタイムの後に速やかな溶出特性を示すものであった。

実際にこの錠剤をヒトが服用した場合，一定時間胃内で胃液に暴露されたのちに錠剤が形を保ったまま小腸に移動し，小腸内で薬物の溶出と吸収が起こると考えられる。*in vitro* 試験においても，胃液暴露の影響を詳細に評価する必要があり，製剤の人工胃液FaSSGF中での暴露時間を変動させた場合の人工腸液FaSSIF-V2中の溶出プロファイルへの影響を評価した(図4)。ここでは，FaSSIF-V2中での溶出開始前のラグ時間と溶出速度パラメータzを指標とした。これらのパラメータは，Noyes-Whitney式を実測の溶出プロファイルにフィッティングさせることで推定した。図4に示すように，FaSSGF暴露時間が長くなるほど，FaSSIF-V2での溶出ラグタイムも延長することがわかった。これは，錠剤表面の腸溶性コート膜にFaSSGF中のプロトンが集積することで，その後に錠剤をFaSSIF-V2に移動させた際に，腸溶膜成分(ここではメタクリル酸コポリマー)の中和とプロトンの中和が競合するためと考えられる。同様に，FaSSGF暴露時間が長くなるほど，溶出速度zも低下することがわかった。FaSSGF暴露中にプロトンは，腸溶膜中だけでなく内部の錠剤中にまで到達することができ，FaSSGF暴露時間依存的に錠剤中のジクロフェナクナトリウムが難溶解性のフリー体に転移することで，みかけの溶出速度が低下したと考えられる。胃排泄時間による小腸中での溶出プロファイルへの影響（ラグタイムおよび溶出速度）を数理モデルに組み込むことで，精度の高い経口PK予測が可能になると考えられる。

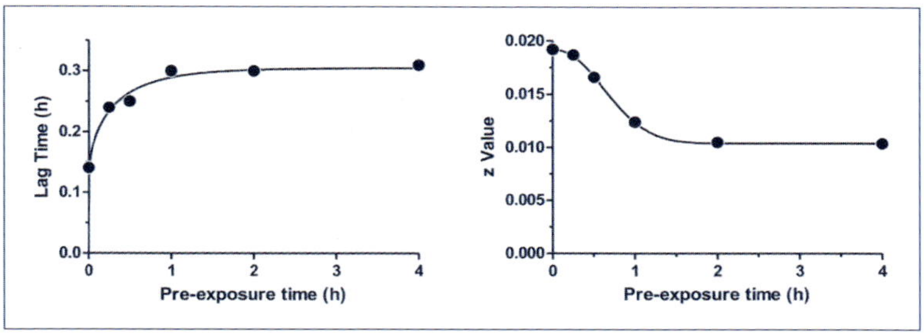

図4　FaSSGF暴露滞留時間によるVoltaren錠の
FaSSIF-V2内溶出ラグ時間（左図）および溶出速度（右図）に及ぼす影響
（参考文献11）より）

シングルユニットの腸溶製剤は，胃内で崩壊せずに錠剤の形状を維持したまま胃から腸に移動する。つまり，胃運動Migrating Motor ComplexのPhase 3（いわゆるHouse Keeper Wave）のタイミングで胃排泄されると考えられる。腸溶製剤に代表される非崩壊タイプの製剤の被験者ごとの胃排泄時間データに関する過去の知見から，式(2)のように胃排泄の確率曲線を定義することができる。

$$Y_{\mathrm{Davis}}=100\cdot exp\left(-\left(\frac{t}{1.01}\right)^{1.63}\right) \qquad (2)$$

この式はDavisらにより報告された胃排泄データ[12)]に基づき，絶食条件での胃排泄確率曲線を表したものである。Yは非崩壊型の製剤が時間tに胃に残る確率(%)を表す。

この式とMicrosoft Excelにより発生させた乱数を用い，1群12例で各バーチャル被験者の胃排泄時間を推定し，代表的な6つのバーチャル被験者群について被験者ごとのPharmacokinetics（PK）プロファイルを予測した（図5a～5f）。胃排泄のタイミングが遅いほど溶出速度が低下する*in vitro*データを反映し，Tmaxが長いバーチャル被験者ほどCmaxが低く予測される。

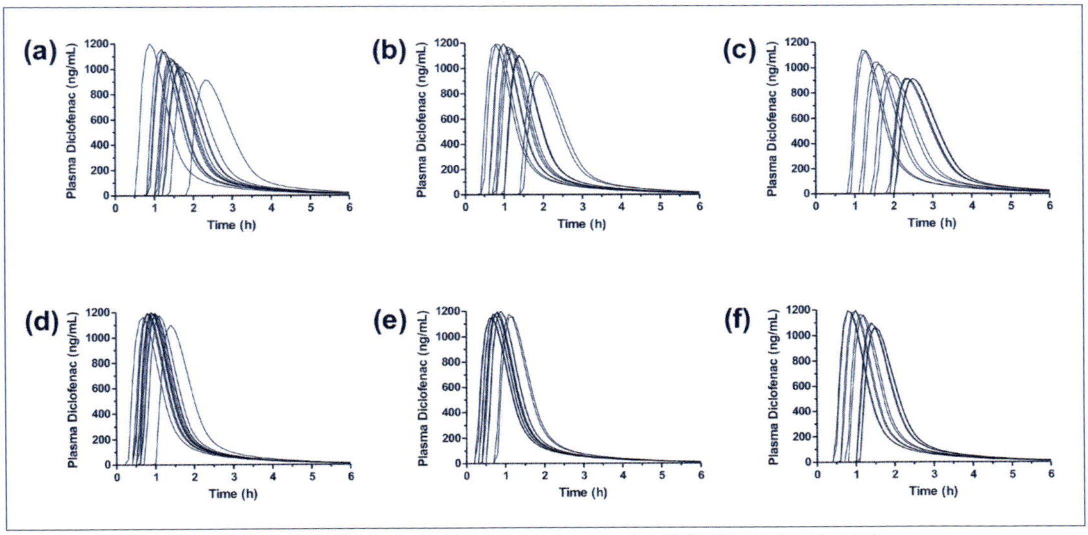

図5　Voltaren錠の各バーチャル被験者における薬物動態プロファイル予測（参考文献11）より）

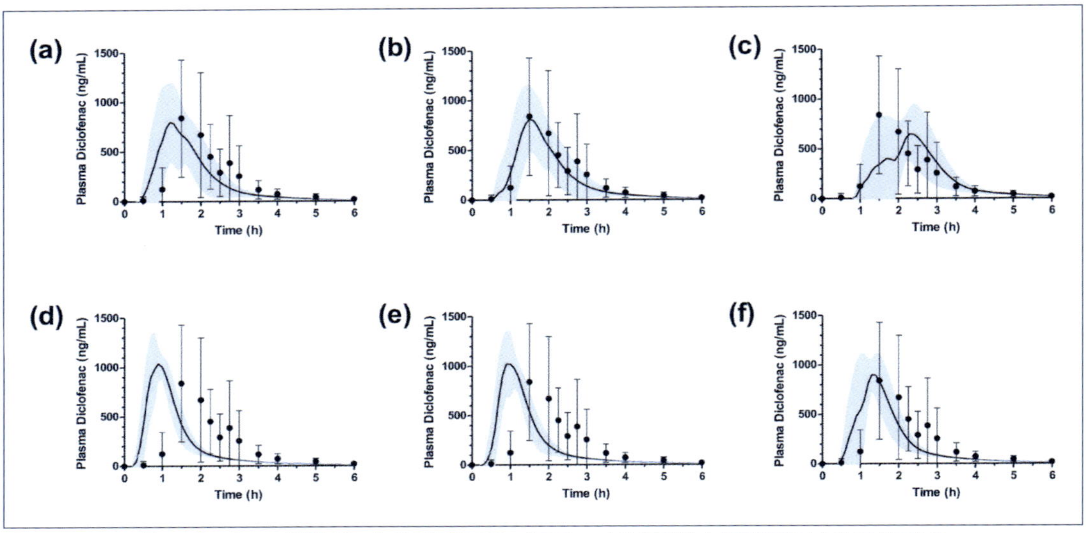

図6　Voltaren錠のバーチャル被験者における平均PKプロファイル（実線）と標準偏差（水色エリア）の予測と実測データ（●）の比較（参考文献11）より）

図6a～6fは，それぞれ図5のバーチャル被験者に対応した予測PKプロファイルの平均値と実測値[13]の比較である。図6bや6fで示されるように，実測値と予測値がよく一致するデータが得られたことから，本アプローチにより腸溶性製剤の性能をprospectiveに予測可能であると考えられる。また，各データで平均の予測プロファイルが大きく異なることから，腸溶性製剤の平均プロファイルは試験間で大きく異なることも予測していることになる。このデータは1群12例のシミュレーションであるが，1群の例数を多くすれば，平均プロファイルは類似のデータに収束していく。

次にDiclo-Purenカプセルの例[14]である。Voltaren錠と同様に，ジクロフェナクナトリウムを有効成分とするが，腸溶性の顆粒（直径約1mm）をカプセルに充填した製剤である。

図7はDiclo-Purenカプセルの*in vitro*溶出プロファイルを示す。カプセル内の顆粒は腸溶性の性質を有していることから，カプセルの崩壊後に顆粒は絶食下の人工胃液FaSSGFでは溶出せず，中性付近のpHの人工腸液中では速やかな溶出性を示した。*in silico*モデルでヒトPKプロファイルを予測するために，これらの溶出プロファイルをNoyes-Whitney式で表現した。

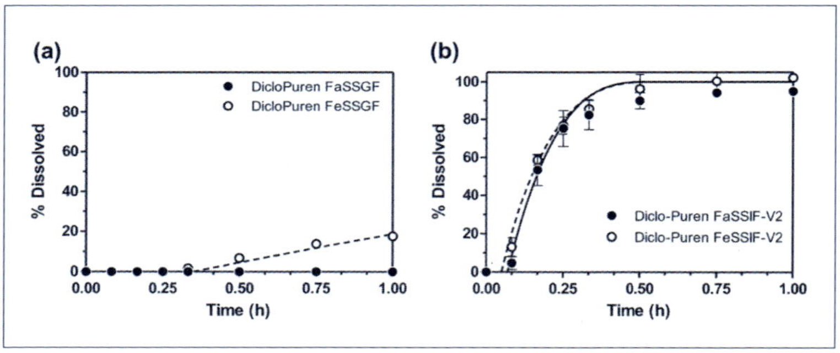

図7　Diclo-Purenカプセルからのジクロフェナクナトリウムの(a)人工胃液および(b)人工腸液における溶出プロファイル（参考文献14）より）

また，この研究では顆粒タイプの製剤の胃排泄速度を最適化する必要があった。通常，固形製剤の投与を想定したM&S

において，十分に小さい粒子に速やかに分散可能な製剤の場合は，液体（製剤とともに飲んだ水や胃液）と同様の胃排泄（一次速度式で半減期4～15分）を仮定することができる。一方で，今回と同様のサイズの顆粒製剤は，液体よりも胃排泄速度が遅く，一次速度式ではなく Weibul 式で表されることも報告されている[15]。この Weibul 式を速度を表す微分方程式に変換し，以下の式を本顆粒の胃排泄速度式として定義した。

$$\frac{dG_t}{dt} = \frac{1}{t} \cdot \left(\left(\frac{\mathrm{t}}{1.032} \right)^{0.895} \right) \cdot X \quad (3)$$

この式で，G_t は時間 t において胃排泄された顆粒中の薬物量，X は胃内に存在する顆粒中の薬物量を表す。

図8は，Diclo-Puren カプセルの PK プロファイルの予測値と実測値[16]を比較したものである。胃排泄を一次速度式（半減期15分）で表現した場合は Cmax を過大予測したのに対し，Weibul 型の式で胃排泄を表現したモデルを用いた場合には，予測精度が大きく向上したことがわかる。

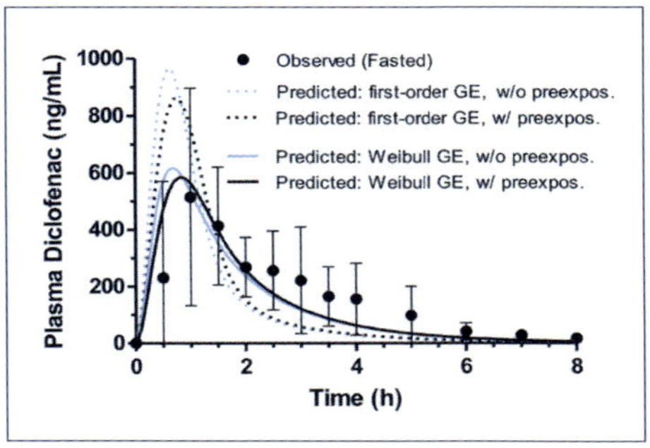

図8　Diclo-Puren カプセルの薬物動態プロファイルの予測と実測値の比較（参考文献14）より）

これらの予測研究事例においては，有効成分ジクロフェナクナトリウムの異なるタイプの製剤を使用した。溶出試験液は平均的なヒト消化管環境を反映していることから，どのような製剤を予測する場合でも同様のものを使用すべきである。一方で，胃排泄速度は，製剤の特性により大きく影響を受けるものであり，それぞれの製剤の特性を十分に理解したうえで，適切なモデルを用いることが重要となる。

実際の錠剤開発時に本アプローチを使用する場合は，上述のジクロフェナクナトリウムの例のように，Biorelevant Media を用いて製剤の *in vitro* 溶出データを取得し，製剤特性に応じた *in silico* モデルを組むことで，臨床試験実施前に製剤の *in vivo* 性能を予測することができる。この時に，消化管生理学パラメータ（例えば，胃排泄速度，消化管内液量，消化管液 pH，消化管液緩衝能など）は個体間・個体内で変動が生じることも考えられる。このバラツキの範囲で感度分析を実施し，より精密に製剤の吸収挙動を予測することで，ヒトでの BA/BE 試験で起こり得るリスクを解析することも可能となる。実際に私たちのグループでも，消化管内液量のバラツキ（人種差も含む）が製剤の *in vivo* 溶出速度や吸収速度に影響する事例，小腸液緩衝能の変動が弱酸性薬物や弱酸性ポリマーを使用した固体分散体製剤の溶出と吸収速度に大きく影響するという予測事例も数多く持っている。臨床開発の成功確率を最大化させるためにも，製剤性能の予測により BA/BE に関連したリスクを事前に見出し，リスクを低減する製剤設計を行うことが望ましい。

一方，製剤設計の開始前に本アプローチを行うことで，製剤開発の目標が明確になる利点を享受することができる。例えば，理論的に製剤の溶出速度を大きく変動させても BA への影響が小さいこと（つまりは溶出速度が律速段階ではないこと）が推測されれば，製剤開発時に溶出速度以外の別の因子（例えば，製造性や安定性など）を優先して製剤処方の最適化を行うことができる。これら因子が，溶出性とトレードオフの関係にある場合には特に有用である。このように，従来のトライアンドエラー型の製剤設計ではなく，経口吸収予測に基づく製剤設計の指針を事前に明確にできれば，効率的で高質な製剤開発も可能となり，患者さんに適切な品質の製剤を最速で届けることが可能となる。

5 析出試験とModeling & Simulationによる経口投与製剤の吸収予測アプローチ

前項では消化管内で製剤からの溶出性のみを考える事例を紹介したが，消化管内での析出性も考える必要のある製剤・薬物も多く存在する。代表的な製剤・薬物として，弱塩基性薬物，弱酸性薬物の塩，アモルファス固体分散体等があげられる。弱塩基性薬物は一般に，酸性pHを示す絶食下の胃内での溶解度は高いが，小腸移動時のpH上昇に伴い薬物の析出が観察されるものがある。また，弱酸性薬物の塩で，特にそのpKaが高い薬物の場合，胃内および小腸内で塩の離脱による析出が見られることがある。さらに，使用する薬物の解離状態によらず，アモルファス固体分散体製剤の場合は，物理的安定性が十分に高くない処方を選択すると消化管内のいずれの部位でも析出のリスクがある。これら薬物・製剤の消化管内での析出現象を *in vitro* 実験で適切に評価し，*in silico* モデリングすることで，*in vivo* での製剤の性能を精度よく予測することが可能となる。

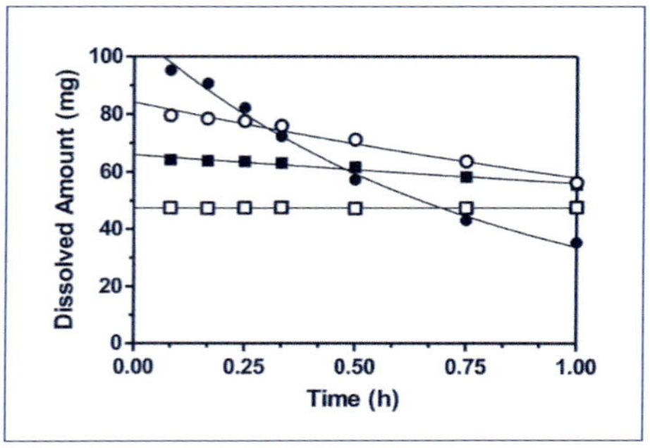

図9　ジピリダモール45mg（-□-），60mg（-■-），75mg（-○-）および90mg（-●-）のFaSSIF-V2中での析出プロファイル（参考文献17）より）

弱塩基性薬物の析出予測の事例として，ジピリダモールを用いた研究[17]を紹介する。ジピリダモールは代表的な弱塩基性薬物（pKa 5.7〜6.4）であり，胃液での溶解度は高いが，小腸のような中性pHでは溶解度が低下する。この溶解度低下に起因した析出現象について，*in vitro* 析出実験により評価した結果を図9に示す。この実験では，希塩酸溶液に溶解させたジピリダモール45mg〜90mgを，FaSSIF-V2中に一度に添加し，その後の析出挙動を評価した。初期薬物濃度が低い場合には，FaSSIF-V2中での溶解濃度が一定で析出は確認されないが，初期薬物濃度が高い場合には速やかな析出が確認された。この初期濃度と析出速度の関係を以下の式で表現し *in silico* モデルに適用することで，*in vivo* での性能を予測することとした。

$$\frac{dP_t}{dt} = k_0 \cdot e^{X \cdot C}(C - C_s) \cdot Vt \quad (4)$$

この式で，P_t は時間 t における析出物の量，C は溶解状態の薬物濃度，C_s は析出後の飽和溶解度，V_tは時間tにおける消化管液量，k_0およびXは図9のすべてのデータをフィッティングさせた際の定数である。

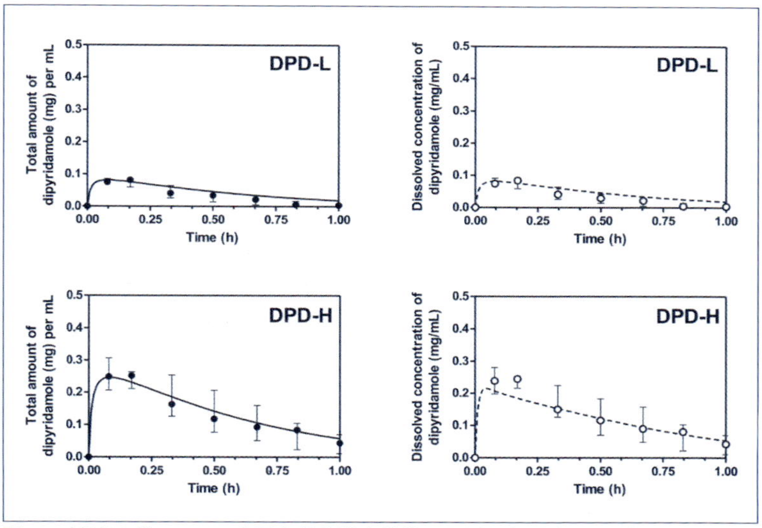

図10　ジピリダモールの小腸内薬物濃度推移の予測と実測値との比較（参考文献17）より）

溶解状態のジピリダモール45mgおよび90mgを絶食下でヒトに投与した際の，十二指腸内の薬物濃度プロファイルのデータ（溶解薬物・析出薬物を含んだ総濃度および溶解薬物濃度）がこれまでに報告されている[18]。図10では，ジピリダモールの十二指腸内濃度の実測値と，M&Sで予測した十二指腸内濃度の比較を示す。この予測においては，上述の式(4)で示した十二指腸における析出速度や，薬物の膜透過速度などを組み込んだ数理モデルを使用し，血漿中薬物濃度ではなく小腸内薬物濃度推移を予測した。図10に示すように，低用量45mgのジピリダモール投与（DPD-L）および高用量90mg投与（DPD-H）のいずれにおいても，十二指腸内薬物濃度の実測値と予測値はよく一致しており，本アプローチにより小腸内の析出挙動が定量的に予測可能であることが示唆された。他の代表的な弱塩基性薬物であるケトコナゾールでも同様の検討を行っており[17]，予測誤差はやや大きくなるものの，析出リスクの予測に有用なツールとなり得る。

次に，弱酸性薬物の塩からの析出予測として，ダントロレンナトリウムの事例[19]を紹介する。ダントロレンはそのpKaが7付近にあること[20]から，酸性pHの胃内および中性pHの小腸内のいずれにおいても，ナトリウム塩の離脱による析出が見られる化合物である。本化合物の場合は，人工胃液および人工腸液の両方で析出特性を評価し，モデリングする必要がある。

図11a～fはそれぞれ，各濃度水準のダントロレンナトリウムの水溶液および可溶化溶液（プロピレングリコールとヒプロメロースを含有）のFaSSGF，FaSSIF-V2およびFaSSIFc（イヌ用の人工腸液[4]）中での析出プロファイルである。同じ製剤を用いた場合のデータ比較では，FaSSIFcで析出速度が抑制されていることが示され，これは試験液の高いpH（7.5）に由来すると考えられる。また，本試験で使用したすべての試験液において，可溶化溶液の析出速度が低いことも観察される。これらの結果から，ジピリダモールの解析と同様に，製剤ごとおよび試験液ごとの析出速度を微分方程式で表現し，その他のパラメータ（胃排泄速度，膜透過速度，血中移行後の分布消失速度）を用いてイヌにおけるPKプロファイルを予測した（図12）。

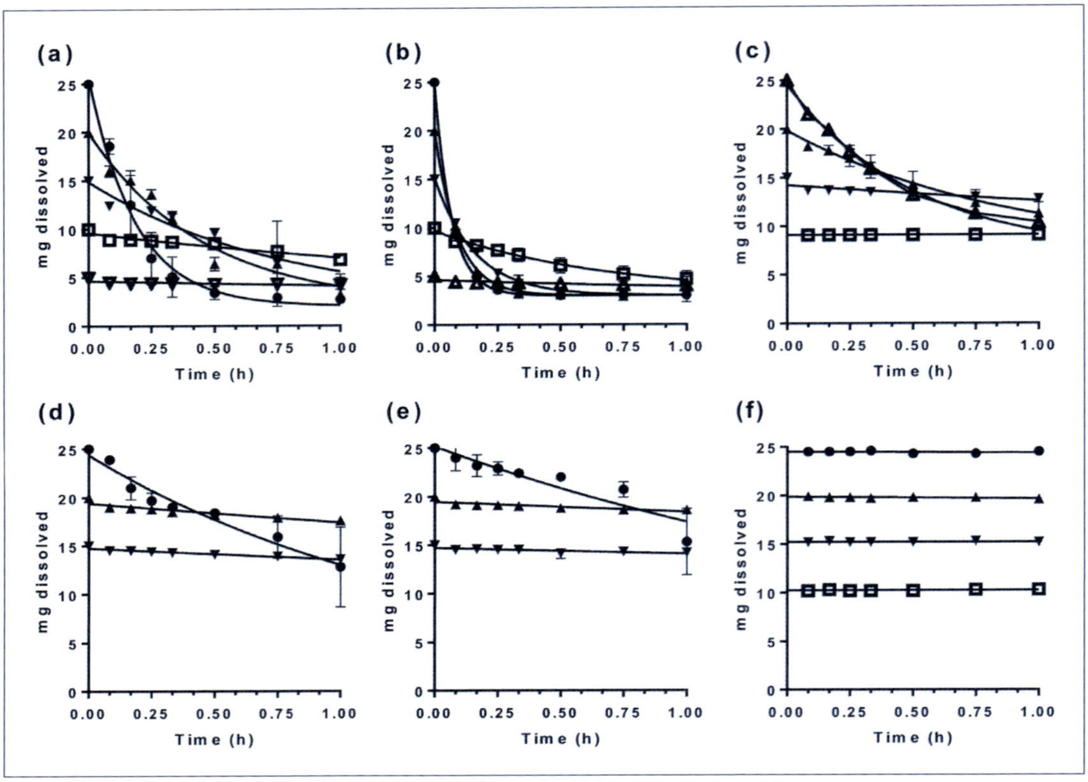

図11　ダントロレンナトリウムからの Biorelevant Media における析出プロファイル

ダントロレンナトリウム水溶液の(a)FaSSGF，(b)FaSSIF-V2，(c)FaSSIFc における析出挙動とダントトレンナトリウム可溶化溶液の(d)FaSSGF，(e)FaSSIF-V2，(f)FaSSIFc における析出挙動(参考文献19)より)

図12は，絶食下およびペンタガストリン前処置下のイヌにおけるダントロレンナトリウム水溶液と可溶化溶液の実測 PK プロファイルと予測推移を比較したものである。ヒト用の Biorelevant Media の析出データをインプットとして用いたとき，両製剤の血漿中濃度は過小予測されたのに対して，イヌ用の Biorelevant Media データを用いた場合には，両製剤で高い予測精度を示すことがわかった。これらの結果から，本予測アプローチにより，製剤処方による析出速度への影響も評価できる可能性が示されたと言える。

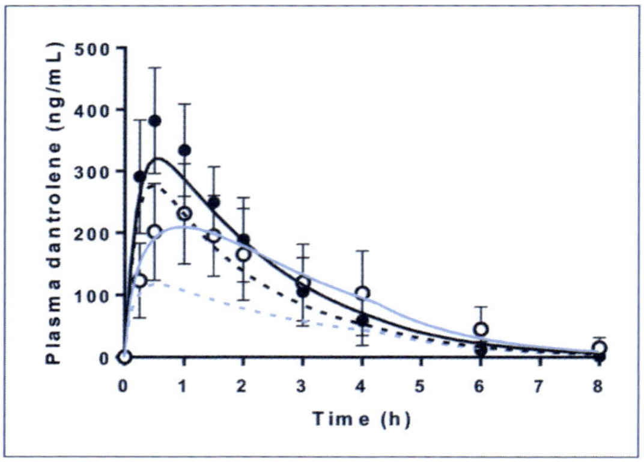

図12　ダントロレンナトリウムのイヌ PK 予測と実測値との比較

ダントロレンナトリウム水溶液(○)と可溶化溶液(●)の実測値。イヌ用の溶出試験データ(実線)とヒト用の溶出試験データ(破線)から予測した PK プロファイル。(参考文献19)より)

6 まとめ

本稿では，製剤の *in vitro* 溶出速度評価から PK 予測，製剤の *in vitro* 析出予測から PK 予測を行ったいくつかの事例を紹介した。これらの予測アプローチを用いたときに，事例で紹介した製剤のように現時点でも高い精度で予測できるものもあれば，予測精度がいまだに低い段階の製剤・薬物群も存在するのが現状である。予測誤差によるリスクはつきものではあるが，そのリスクの程度を科学的に的確に見積もり，十分にベネフィットが期待できるときに，予測アプローチを積極的に製剤開発・医薬品開発に使用すべきであろう。

7 製剤のBioperformance予測研究の将来展望

現状で経口吸収性の予測が困難な特性の薬物や製剤について，予測法の精度の向上が望まれる。例えば薬物が析出する製剤について，予測の可能性を示す事例をいくつか紹介したが，まだ事例の数は十分とは言えず，今後の研究により本法の妥当性が検証されることを期待したい。また，今回紹介した事例では，消化管内環境を *in vitro* Biorelevant Media および USP1あるいは USP2溶出試験器で表現されると仮定したが，製剤によってはこの *in vitro* 試験条件を変更させる必要もあるだろう。例えば，小腸で析出する製剤で，胃内からの種結晶の流入がその析出速度に大きく影響する場合には，Two-stage の Transfer モデルのような *in vitro* 実験系も有用である[21)]。また，ゲルマトリックスタイプの徐放性製剤等では，消化管内での撹拌をイメージする時に，パドル法やバスケット法による水流だけでなく，胃の幽門等を通過する際に生じる製剤への圧力を加味する必要性も考えられる[22)]。このように，あらゆるタイプの経口製剤について，消化管内での現象の深い理解とそれに基づいた *in vitro* および *in silico* モデルの改良や新規デザインを含め，今後の本分野のさらなる発展に期待したい。

将来的にはこのような予測研究で確立した価値は，レギュラトリーサイエンスへ応用すべきである。製剤の *in vivo* 性能を高い精度で予測可能な技術があれば，臨床 BE 試験をスキップする Biowaiver が適用可能な製剤が増えるであろう。また，これら予測アプローチにより，*in vivo* を予測可能で科学的に妥当な製剤の品質規格(溶出速度，粒子径など)を設定することが可能となり，患者さんにとって大きなメリットとなると考えられる。

［上林　敦］

■参考文献

1) C. Mori, H. Kondo, Effect of gastric acidity regulation on the gastrointestinal transit time and secretion of gastric fluids in beagle dogs, J Drug Deliv Sci Tec, 16(2006)467-472.
2) B. Polentarutti, T. Albery, J. Dressman, B. Abrahamsson, Modification of gastric pH in the fasted dog, J. Pharm. Pharmacol., 62(2010)462-469.

3) M. Akimoto, N. Nagahata, A. Furuya, K. Fukushima, S. Higuchi, T. Suwa, Gastric pH profiles of beagle dogs and their use as an alternative to human testing, Eur. J. Pharm. Biopharm., 49(2000)99-102.
4) M. Arndt, H. Chokshi, K. Tang, N.J. Parrott, C. Reppas, J.B. Dressman, Dissolution media simulating the proximal canine gastrointestinal tract in the fasted state, Eur. J. Pharm. Biopharm., 84(2013)633-641.
5) E.P. Chen, K.M. Mahar Doan, S. Portelli, R. Coatney, V. Vaden, W. Shi, Gastric pH and gastric residence time in fasted and fed conscious cynomolgus monkeys using the Bravo pH system, Pharm. Res., 25(2008)123-134.
6) H. Kondo, Y. Takahashi, T. Watanabe, S. Yokohama, J. Watanabe, Gastrointestinal transit of liquids in unfed cynomolgus monkeys, Biopharm. Drug Dispos., 24(2003)131-140.
7) M. Vertzoni, J. Dressman, J. Butler, J. Hempenstall, C. Reppas, Simulation of fasting gastric conditions and its importance for the in vivo dissolution of lipophilic compounds, Eur. J. Pharm. Biopharm., 60(2005)413-417.
8) E. Jantratid, N. Janssen, C. Reppas, J.B. Dressman, Dissolution media simulating conditions in the proximal human gastrointestinal tract: an update, Pharm. Res., 25(2008)1663-1676.
9) P. Macheras, C. Reppas, J. Dressman, Biopharmaceutics of Orally Adminitered Drugs, Ellis Horwood Ltd., London, Chapter 5(1995)89-123.
10) S. Yamashita, M. Kataoka, H. Higashino, S. Sakuma, T. Sakamoto, H. Uchimaru, H. Tsukikawa, M. Shiramoto, H. Uchiyama, H. Tachiki, S. Irie, Measurement of drug concentration in the stomach after intragastric administration of drug solution to healthy volunteers: analysis of intragastric fluid dynamics and drug absorption, Pharm. Res., 30(2013)951-958.
11) A. Kambayashi, H. Blume, J. Dressman, Understanding the in vivo performance of enteric coated tablets using an in vitro-in silico-in vivo approach: case example diclofenac, Eur. J. Pharm. Biopharm., 85(2013)1337-1347.
12) S.S. Davis, J.G. Hardy, J.W. Fara, Transit of pharmaceutical dosage forms through the small intestine, Gut, 27(1986)886-892.
13) J.V. Willis, M.J. Kendall, D.B. Jack, The influence of food on the absorption of diclofenac after single and multiple oral doses, Eur. J. Clin. Pharmacol., 19(1981)33-37.
14) A. Kambayashi, H. Blume, J.B. Dressman, Predicting the oral pharmacokinetic profiles of multiple-unit(pellet) dosage forms using a modeling and simulation approach coupled with biorelevant dissolution testing: case example diclofenac sodium, Eur. J. Pharm. Biopharm., 87(2014)236-243.
15) I. Locatelli, A. Mrhar, M. Bogataj, Gastric emptying of pellets under fasting conditions: a mathematical model, Pharm. Res., 26(2009)1607-1617.
16) B. Scheidel, H. Blume, K. Walter, F. Stanislaus, R.M. Babej-Dolle, [The bioavailability of enteric coated diclofenac formulations. 2. Bioavailability following single administration of a multiple-unit formulation in comparison to a single-unit formulation under fasting and non-fasting conditions], Arzneimittelforschung., 44(1994)544-550.
17) A. Kambayashi, T. Yasuji, J.B. Dressman, Prediction of the precipitation profiles of weak base drugs in the small intestine using a simplified transfer("dumping")model coupled with in silico modeling and simulation approach, Eur. J. Pharm. Biopharm., 103 (2016) 95-103.
18) D. Psachoulias, M. Vertzoni, K. Goumas, V. Kalioras, S. Beato, J. Butler, C. Reppas, Precipitation in and supersaturation of contents of the upper small intestine after administration of two weak bases to fasted adults, Pharm. Res., 28(2011)3145-3158.
19) A. Kambayashi, J.B. Dressman, Forecasting gastrointestinal precipitation and oral pharmacokinetics of dantrolene in dogs using an in vitro precipitation testing coupled with in silico modeling and simulation, Eur. J. Pharm. Biopharm., 119(2017)107-113.
20) A. Kambayashi, J.B. Dressman, An in vitro-in silico-in vivo approach to predicting the oral pharmacokinetic profile of salts of weak acids: case example dantrolene, Eur. J. Pharm. Biopharm., 84(2013)200-207.
21) E.S. Kostewicz, M. Wunderlich, U. Brauns, R. Becker, T. Bock, J.B. Dressman, Predicting the precipitation of poorly soluble weak bases upon entry in the small intestine, J. Pharm. Pharmacol., 56(2004)43-51.
22) G. Garbacz, R.S. Wedemeyer, S. Nagel, T. Giessmann, H. Monnikes, C.G. Wilson, W. Siegmund, W. Weitschies, Irregular absorption profiles observed from diclofenac extended release tablets can be predicted using a dissolution test apparatus that mimics in vivo physical stresses, Eur. J. Pharm. Biopharm., 70(2008)421-428.

第3章
3
後発医薬品製剤開発における原薬・製剤評価法の現状と未来

1 経口製剤開発のための新たな指標としてのBCSサブクラス分類

医薬品を経口製剤として開発する場合，目標とする治療濃度域に達し，かつ安全性マージンを確保した血中動態を示す製剤の開発が必達である。特に十分な経口吸収性が得られないと，薬効評価項目の未達などにつながり，医薬品開発の遅延や中止を余儀なくされる。こういったリスクを評価するため，医薬品原薬特性から経口吸収性を制限する要因を推定する手法としてBiopharmaceutics Classification System(BCS)分類が活用されてきた。BCS分類は医薬品の溶解性と膜透過性の良し悪しを指標に4つにカテゴライズし，高い膜透過性と高い溶解性を示す医薬品群をBCSクラスI，高膜透過性－低溶解性をクラスII，低膜透過性－高溶解性をクラスIII，低膜透過性－低溶解性をクラスIVと分類している[1)]。BCS分類が初めて提唱された1995年以降，このBCSクラスを元に経口医薬品としての製剤化戦略の方針が決定されているといっても過言ではない。さらに近年，難水溶性を示す医薬品候補化合物(BCSクラスII，IV)の割合が増加していることから，Tsumeらはこれら難水溶性医薬品のさらに一歩進んだ分類方法として，BCSサブクラス分類を提唱した[2)]。BCSサブクラス分類では，BCSクラスIIおよびIVに分類される原薬でも“消化管内のどこかで溶けやすい”か否かによってさらに細かく分類する。例えば，BCSクラスIIに分類される原薬について，それらの酸および塩基性解離基の有無と解離定数(pK_a)を指標に，高pH環境下で溶けやすい医薬品(＝酸性医薬品)はBCSクラスIIa，低pH環境下で高い溶解性を示す場合(＝塩基性医薬品)はBCSクラスIIb，解離基を有さない，あるいは生理学的pHの範囲ではpH依存的な溶解性を示さない場合(＝中性医薬品)はBCSクラスIIcと分類する。クラスIIaやIIbといった医薬品は生体内で一度は溶けるという過程を経るため，通常の難水溶性医薬品の製剤開発とは異なるアプローチをとる必要があり，またプロファイリングのために要求される溶出試験条件も異なる。本稿では，後発医薬品開発における製剤および原薬評価方法について，このBCSサブクラス分類を元に，弊社の製剤開発事例などを交えながら紹介する。

2 ヒト消化管内溶出挙動推定の重要性

近年，欧州におけるOrBiTo(innovation tools for oral biopharmaceutics)，米国での*in vivo* predictive drug dissolution/simulationをテーマとした学術集会やワークショップ，そしてわが国

でも医薬品開発段階における最新の薬物動態評価やヒト吸収性予測技術，測定基盤技術に関する最新情報の共有を目的とした創剤研究コンソーシアム（発起人；立命館大学　藤田卓也教授）などの場でさかんに「消化管生理を模した溶出試験」の重要性が謳われている。品質管理などに用いられている従来のコンベンショナルな溶出試験は，規格試験として重要である。しかしその一方で，これら溶出試験では開発段階において，ヒト消化管内における薬物溶出挙動をとらえることができない場合もあるという認識が広まりつつある。定型のパドル法溶出試験とヒト消化管内環境を比較した時に，消化管液の組成，緩衝能，液量，さらに撹拌性などに大きなギャップがあり，それがゆえにヒト消化管内における薬物溶出挙動を見誤る例が数多く報告されている[3)]。生体内における溶出挙動を *in vitro* 溶出試験で予見できない場合，目標とする溶出性や血中薬物動態を示す製剤の選択に窮する。われわれも後発医薬品の製剤評価において，パドル法溶出試験が製剤間差をとらえることができずに，生物学的同等性製剤の処方設計に苦労した経験があったため，「*in vivo* 溶出挙動を推定しうる *in vitro* 評価系」の構築に注力してきた。しかしながら，ヒト消化管内環境は非常に複雑で，例えば蠕動運動1つを例にとっても *in vitro* 試験で再現することは容易ではない。胃腸管シミュレーションシステム TNO Intestinal Model（TIM）のような“realistic”な *in vitro* 試験系の活用を検討したこともあったが，費用対効果と利便性の面から断念した。弊社のように多数の開発品目を扱う後発医薬品メーカーで製剤評価，製剤比較を行うにあたっては，「消化管生理を模した溶出試験」でなおかつ「煩雑すぎない溶出試験」を切望していた。こういった背景から，弊社では「消化管生理の一側面を模した溶出試験」という位置付けで Gastrointestinal Simulator（GIS）という *in vitro* 溶出試験器を構築し，これを活用した製剤開発を実践している。

3 Gastrointestinal Simulator (GIS)

GIS の概要を図1に示した。

GIS は胃，十二指腸，そして空腸を模倣した3つのチャンバーからなる溶出試験器で，胃チャンバーから十二指腸チャンバー，十二指腸チャンバーから空腸チャンバーへはそれぞれチューブを通って内容物が移行する。胃チャンバーには低 pH を有する人工胃液が，十二指腸および空腸チャンバーには人工腸液が用いられる。製剤を胃チャンバーに投下して溶出試験をスタートすると，胃チャンバー内で崩壊した未溶解薬物および溶解した薬物が十二指腸チャンバーへと移行し，異なる液性環境に曝されたあと，再びチューブを通って空腸チャ

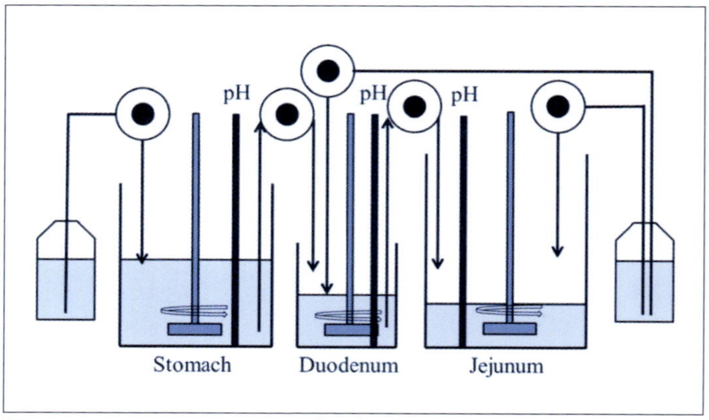

図1　Gastrointestinal Simulator（GIS）の概要図

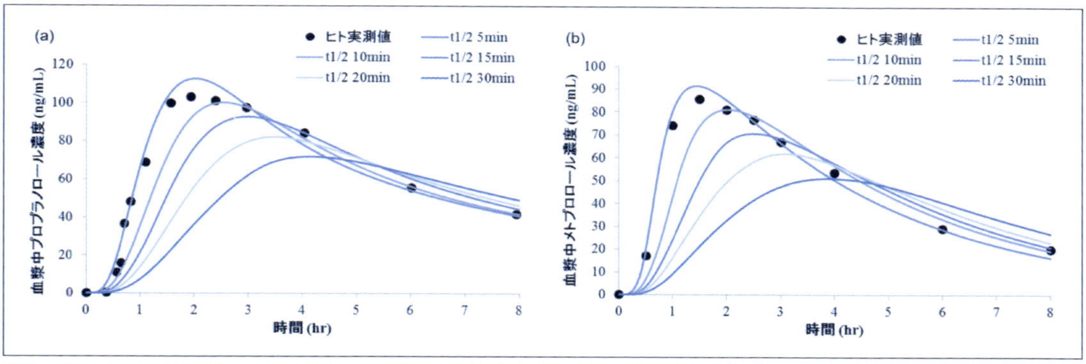

図2　市販経口吸収予測ソフトを用いて予測した(a)プロプラノロール，(b)メトプロロールの血漿中薬物濃度推移。異なる胃排出速度を設定したGISで得た溶出挙動をインプットパラメーターとして両薬物の血漿中濃度推移を予測した(文献4)より改変して引用)。

ンバーへと移行する。各チャンバーにはそれぞれ分泌液が一定速度で供給されており，液量や液組成，そしてpHを生理学的な範囲に維持している。また，オーバーヘッドパドルの攪拌速度は消化管の蠕動運動を模してリズミカルに速度が変わる設定としている。溶出試験中は経時的に胃，十二指腸，空腸チャンバーからサンプリングすることでチャンバー間の薬物移行速度や溶解薬物量を定量することができる。また，それと同時に各チャンバー内における製剤の崩壊や凝集の様子を目視で確認し，場合によっては残渣の粉末X線回折データなどを取得し結晶転移を確認することもある。このようにGISでは胃～消化管上部における薬物の溶出性ならびに薬物の消化管内分布を推定することができる。GISの詳細についてはDrug Delivery Foundation公式サイトにミシガン大学薬学部のGordon L Amidon教授のインタビューが掲載されているのでそちらもご参照いただきたい(http://www.ddfint.org/)。

GISは生理的な胃排出過程および胃～小腸上部でのpH変動を再現している。そのため，胃排出律速の吸収速度を示すBCSクラスI医薬品や，pH依存的な溶解性を示すBCSクラスIIa，IIbの医薬品評価に適していると考えられる。実際，このGISを用いてBCSクラスI，IIbの市販製剤の溶出挙動を評価し，それらが*in vivo*における薬物挙動と合致することを確認している。図2は，BCSクラスI薬物であるメトプロロールとプロプラノロールのGIS溶出挙動から，市販の経口吸収予測ソフトを用いて血中濃度推移を推定した結果である[4)]。両薬剤共にGISの胃排出半減時間を5～10分とした際に血中濃度推移を再現していることが示唆された。この胃排出時間はヒト絶食下における報告値[5)]とおおむね一致していることから，ある程度妥当な推定値であると考え，われわれのGIS実験条件の設定値としている。

4 GISを用いた製剤評価

(1)BCSクラスIIb医薬品

経口医薬品の研究開発において，治験製剤から市販製剤への処方変更，市販製剤の剤形変更，そして後発医薬品の開発など，標準製剤に対して生物学的に同等な(bioequivalent，BE)製剤開発は必須である。BE製剤の開発において問題となるのが，前述の通りパドル法や回転バスケットなどの定型溶出試験では検出できない製剤間差である。弊社では，標準製剤に類似する溶出性が認められていても非BEとなる，いわゆるnon-BEリスクの評価においてGISを活用している。例えばBCSクラスIIbの医薬品は，酸性環境下である胃内で速やかに溶解した後，それらが十二指腸および空腸へと到達した際に飽和溶解度以上の溶解度を示す“過飽和”状態が一時的に形成され，その後溶解状態にある薬物が一部“析出”することがある[6]。このpH推移に伴う“過飽和”および“析出”現象はパドル法溶出試験では観察できない場合が多く，これら過程の評価が難しい。しかし，製剤に含まれる添加剤の種類によって原薬の過飽和維持能や析出速度が異なることが知られるようになり，pH変化を伴う溶出試験系での評価が重要視されつつある。製剤を酸性溶液に溶解あるいは懸濁させた状態から瞬時にpHを中性付近に変化させる“pHシフト試験”でもこういった析出挙動は評価可能であり，スループット性が高いために添加剤のスクリーニング評価などでは汎用性がある。しかし，実際のヒトの胃排出過程を考えると，経口投与後，薬物は胃から徐々に排出され，排出されたものから順次中性pH環境である十二指腸～空腸へと分布していく。したがって，例えば胃内で溶解することなく未溶解状態で十二指腸や空腸に達した薬物粒子は，その場で析出の核となり結晶成長を促すことが想定される。さらに，製剤化された薬物は，製剤処方だけでなく製法の違いによってもさまざまな溶出性を示すことから，こういった動的な消化管環境を模倣することがBCSクラスIIb医薬品の評価に重要であるとわれわれは考え，GISを用いた評価を実施している。特に，後発医薬品開発では製剤特許回避の観点から先発医薬品で使われている添加剤を変更する場合があるため，異なる析出挙動を示すことがnon-BEリスクの1つととらえ，BCSクラスIIbの医薬品製剤についてはGISでの評価を必須と位置付けている。標準製剤が示す過飽和の程度や維持時間，そして未溶解薬物の移行推移をGISで確認し，それに類似するような製剤を開発候補品とすることでnon-BEリスクの低減に努めている。

(2)BCSクラスIIa医薬品

BCSクラスIIbだけでなく，BCSクラスIIa医薬品の製剤評価にもGISを積極的に活用している。BCSクラスIIaに分類される医薬品は，主な吸収部位である小腸で高い溶解性を示すため，消化管吸収率は良好であることが多く，生物学的同等性試験においてもAUCが標準製剤と試験製剤で一致する例がほとんどである。しかし一方で，消化管吸収速度は胃からの薬物排出速度と消化管上部での溶出速度に大きく左右されることから，吸収速度を主に表す薬物動態パラメーターであるCmaxが標準製剤と非同等となる例が少なくない。実際のヒトの胃内における製剤崩壊性や溶出速度，そして胃排出過程から小腸上部の環境は非常に複雑で，かつ個体間差や個体内変動も大きいこ

とから *in vitro* 試験で完全に再現することは容易ではない。しかし，non-BE を検出できる試験系であれば，実際の *in vivo* における製剤間の溶出挙動の違いを表しているとの考えのもと，GIS の実施条件の最適化を行った。その結果，BCS クラス IIa 医薬品製剤の評価で生物学的同等性試験において非同等となった製剤の検出にも複数成功している。こういった経験から特に BCS クラス IIa の医薬品に関しては，胃内での分散性と消化管上部での分布性を考慮した製剤設計が non-BE リスク回避の一助となると考え，製剤の取捨選択を行っている。

(3) 口腔内崩壊錠

ライフサイクルマネジメントや後発医薬品開発において重要性が増している口腔内崩壊錠の開発においても GIS は有用であると考えている。通常の口腔内崩壊錠の開発では,「水なしでの服用」と「水で服用」の場合の試験が必要であるが，胃排出律速の吸収を示す BCS クラス I 医薬品や，pH 依存的な溶解度を示す BCS クラス IIa，IIb 医薬品は水服用の有無で大きく異なる血中動態を示す例が多い。水なしでの服用時では，水で服用した時に比べて経口吸収速度は遅延する傾向にあるが，一概には言えず，原薬特性や製剤特性によってもその影響の度合いは異なる。本邦において，普通錠のみが上市されている医薬品の口腔内崩壊錠を開発する場合は，水で服用した標準製剤に対して，水のあり・なし両方で試験製剤が生物学的に同等であることを示す必要がある。特に，口腔内崩壊錠の処方設計では，薬物特有の苦みなどをマスキングする場合があり，薬物の消化管内溶出速度への影響も無視できない。そのため，胃内水分量や胃排出速度，薬物の溶解速度などが水の服用有無で異なることを想定しながら BE となる製剤の崩壊性，溶出性を設計することが重要である。GIS では「水なしでの服用」,「水で服用」を模倣した複数の実験条件を設定して口腔内崩壊錠の評価を行っており，いずれの条件でも標準製剤と類似する溶出性を示す口腔内崩壊錠を開発候補品としている。このように GIS では，異なる条件で医薬品を服用した際の薬物溶出性および消化管内分布性を評価することで BE リスクを見積もっている。したがって，GIS の実験設定を適宜変更することにより例えば極端な胃排出遅延が認められる被験者や，低胃酸症の被験者における薬物溶出性を評価することが可能である。より多様な被験者を想定して溶出のバラつきが少ない製剤を指向する場合，GIS のような溶出試験が有用な評価方法となると考えられる。消化管生理に関する文献報告の精緻な調査と GIS が持つ特徴を組み合わせることによって，いずれは小児，あるいは老人を対象とした special population における体内薬物溶出挙動の予測を行えるようになればと考えている。

5 非同等性リスクの評価

GIS をはじめ各種溶出試験で何らかの製剤間差が認められた場合，それがどの程度 non-BE リスクとなるかの判断は非常に難しい。そこで弊社では，“overdiscriminate” にも “underestimate” にもならないような客観的な指標として，原薬と製剤特性に基づく decision tree に従った製剤評価と，モデリング & シミュレーションによる感度分析の実施を心がけている。以下にそれぞれの要点を記した。

(1) Decision tree に則った製剤評価

製剤開発における BE 試験リスク評価の decision tree とは，原薬あるいは製剤特性から血中濃度に大きく影響を及ぼしうる因子を推定し，その因子に着目した製剤評価系で製剤比較を実施する一連のスキームを示した樹形図のことである。この decision tree によって，不必要な製剤評価を省略できるという利点はもちろん，decision tree に従った製剤評価で何らかの挙動差が認められた場合にはそれが non-BE リスクとなる可能性が高いということを意味する。したがって，原薬や製剤が抱える問題点の抽出がタイムリーに実施できるというメリットが生まれ，製剤処方変更へのフィードバックも速やかに行えるようになった。

弊社で活用する decision tree は BCS サブクラス分類をベースとした原薬特性に応じた分類と，標準製剤に含有される添加剤を元にした分類を組み合わせ，さらに薬物動態学的特性を加味したもので，製剤ごとに適切なリスク評価方法を提示する，といった内容になっている。例えば BCS クラス IIb に分類され，かつ標準製剤の添加剤に界面活性剤が含まれている場合，胃内で速やかに溶解したあと小腸部位における過飽和・析出挙動と，界面活性剤添加に伴う溶解度の向上と濡れ性の改善性度合いが non-BE リスクになると考えられる。そのため，製剤評価方法としては人工小腸模倣液中での溶出試験と GIS 溶出試験の実施が選択される。さらに界面活性剤の種類および量を標準製剤から変更する場合には，その変更が吸収性に影響を及ぼすか *in vitro* 膜透過性試験で評価する。このように，decision tree に基づき必要かつ十分な製剤評価を実施することで，最短で BE 製剤にたどりつくことが期待される。

(2) モデリング & シミュレーションによる感度分析

次に，生物学的同等性という観点でモデリング & シミュレーションを考えてみたい。一般的に高膜透過性である BCS クラス I 化合物よりも低膜透過性である BCS クラス III 化合物のほうが開発難易度は低い。一見奇妙に聞こえるかもしれないが，クラス III 化合物は経口吸収速度の律速段階が溶解度，溶出速度ではなく吸収速度にあるため，溶出速度が異なる製剤であったとしてもそれが血中濃度に与える影響は軽微になるからである（吸収速度を変動させうる添加剤には別途注意が必要である）。また，吸収速度が比較的速く，かつ半減期が短い化合物も開発難易度が高いが，これは Tmax が早くなることにより Cmax が製剤間の溶出速度の差を鋭敏に反映する傾向にあるからである（個体内変動が大きくなるという要因もある）[7]。このように開発品目ごとに薬物動態学的特性，生物薬剤学的特性を踏まえて包括的に non-BE リスクを判断していくが，他部門の研究者と議論する場合にはなかなか伝わらないことも多い。こういった時に有用となるのがモデリング & シミュレーションによるデータの提示である。消化管内における崩壊，溶出，析出，膜透過，消化管内移動などを加味した経口吸収モデルに全身循環を反映したコンパートメントモデルを組み合わせることにより，簡易的に血中濃度推移をシミュレートすることができる。われわれが構築した経口吸収予測モデルは，ヒト消化管膜透過定数の値が報告されている複数の医薬品の血中濃度推移を良好にとらえており，式構築に用いた各種パラメーターや数式がある程度妥当であることを確認している。また BCS クラス IIb に分類され，消化管内で過飽和，析出を示す医薬品ジピリダモールの血中濃度推移についても，GIS 試験結果を組み込むことで良好に予測できた[8]。また，口腔内崩壊錠の水なし服用時の経口吸収速度についてもおおむね実測値に近い予測ができている。このようにモデルを少しずつ検証しながら，妥当性が担保された範囲内においてモデリング＆シミュレーションを適用し，その用途を徐々に拡大させつつある。いくつかの開発品目では，*in vitro* 溶出試験などで認められた製剤間の挙動差異が血中濃度推移にどの程度のインパクトを持つかを関連部署に示し，現行処方での開発継続や処方変更の必要性を提言するなど，納得性の高い議論ができている。

(3) モデリング＆シミュレーションの課題

後発医薬品開発においてモデリング＆シミュレーションの適用範囲を今後さらに広げるためには，経口吸収性に影響を与えうる生理学的因子の個体内変動を加味した予測が必要である。生物学的同等性試験は基本的にはクロスオーバーデザインでの実施となる。そのため，例えば伝播性の胃腸収縮運動（Migrating motor complex，MMC）の静止期（フェーズ1）と活動期（フェーズ3）に医薬品を投与した場合では同一被験者でも血中薬物推移が大きく異なることが知られている[9)]。MMCを考慮した経口吸収モデルの構築に取り組んでいる研究グループもあるが，実際に医薬品を投与した被験者のMMCがどのフェーズにあるのかは把握できておらず，またMMC以外の要因による血中濃度のバラつきも否定できないことから，予測推移と実測データを照らし合わせた解釈が困難なのが現状である。MMCに加え，消化管液量，胆汁酸濃度，緩衝液濃度，消化管通過時間などさまざまな生理学的因子も血中濃度の変動要因であるため，これらの個体内変動，個体間変動の程度が明らかになれば，生物学的同等性予測におけるモデリング＆シミュレーションの活用頻度が増し，いずれはバーチャルでのBE試験の実施も不可能ではないと考える。ここ数年欧州においてOrBiToが盛んに実施している「ヒト消化管液採取」による消化管内薬物溶出挙動の実測データはこういった個体内・個体間変動要因の解析に際して非常に良いリファレンスとなると考えられるため，今後もさらなるデータ取得と開示が期待される。これらの知見とともに，モデリング＆シミュレーションが医薬品申請におけるリスク管理の1つとして受け入れられていくと，さらに効率化された医薬品開発が日本で進んでいくことが期待される。

一方，経口吸収予測モデル自体についても一層の発展が不可欠と考えている。将来的にはすべての *in vitro* 評価系の結果を1つの経口吸収モデルに組み込み，あらゆる医薬品，製剤の評価に耐えうる予測モデルの構築が望ましい。しかし，経口吸収予測モデルはあくまで数式に基づいた物質収支の組み合わせであるため，「数式で表せない未知の現象」についてはモデルに組み込むことが現状困難である。このような未解明な現象の1つに過飽和溶液の相分離状態があげられる。後述する通り，相分離状態にある薬物が経口吸収性に及ぼす影響についてはいまだ不明な点が多く，今後の研究の進捗が待たれる領域である。また，消化管内の薬物移動についても現状は市販のシミュレーションソフトなどを含めて消化管上部から下部への薬物移動は一次速度で記述されることがほとんどだが，実際の消化管では下部から上部への逆流が生じることも知られており，こういった複雑な消化管内の移行過程についても経口吸収予測モデルに組み込む必要があるかもしれない。その他にも消化管膜透過速度の部位差や，消化管内の水分ポケットの分布，消化管内腔液の緩衝能など，いまだ解明されていない点が数多くある。したがって，現状の経口吸収予測モデルで得た予測結果と実測値に乖離があったとしてもそれを“悪”とはせず，むしろ生物薬剤学・薬物動態学が未踏の知見に繋がるものだとして喜ばしくとらえるべき，と一介の研究者として考えている。真の“生理学的経口吸収モデル”の構築に向けては引き続きさまざまな情報の集積が待たれる。

6 難溶解性薬物の溶解性改善および過飽和溶液の形成

近年の医薬品開発過程において，R&Dパイプラインの60～70%がBCSクラスIIに該当すると言われている[10)]。これら化合物は高い膜透過性を示す一方，溶解度が低いため消化管内部，特に主な吸収部位となる小腸においていかに必要な薬物濃度に到達させるかが重要となる。溶解性改善のための製剤設計方法は種々報告されており，代表的な方法としては，①結晶多形制御，②塩化合物の形成，③コクリスタルの形成，④シクロデキストリンによる包接化，⑤界面活性剤や水溶性高分子の添加，⑥原薬粒子径の制御(マイクロ粉砕，ナノ粉砕)，⑦非晶質化(コアモルファス化含む)など多数の手法が各製薬会社を中心に精力的に実施されている。このうち，①～④に関しては主に薬物の固有溶解度自体の改善効果が期待される。一方，⑤および⑥に関しては主に薬物の濡れ性改善に伴う溶解速度の改善効果が期待される。⑦は熱力学的に不安定である非晶質の形成となるものの溶液中において薬物の固有溶解度を超えた過飽和濃度を形成することが知られている。このような高い過飽和濃度を，小腸を中心としたヒト消化管内部でも達成できれば，特にCmaxおよびAUCの改善効果が期待できると考える。しかしながら薬物単独から形成される非晶質状態は，熱力学的に高エネルギー状態にあり不安定であるため，経時的に安定型である結晶へと転移し，溶解度が低下する現象が起こりうる。これにより目的とする薬物濃度がヒト消化管内で達成できず，十分な治療効果が得られないリスクもある。このような問題を解決するため，一般的には水溶性高分子を併用した固体分散体を形成し，種々の保管条件下においても非晶質状態を保持するための製剤設計手法が選択される。実生産製造レベルでは大量生産，ラボスケールからのスケールアップ性を考慮して，主にスプレードライ法，凍結乾燥法，ホットメルトエクストリュージョン法(HME法)が採用されることが多い。このような固体分散体製剤は，分子レベルにおいて主に水素結合を介した薬物-高分子間相互作用を保持し，溶媒中に溶解後，速やかに固有溶解度を超えた過飽和濃度形成する。また，溶液中においても一部の分子間相互作用は保持または再形成されると考えられるため，熱力学的に不安定な過飽和溶液であってもその高い濃度はいわゆるパラシュート効果として一定時間保持されることも知られている。このように，溶解性改善の手法として薬物の固有溶解度自体を改善する場合と過飽和濃度を形成する場合，薬物のヒト体内への吸収量の増加という観点からは非常に大きなメリットがあると考える。

一方，ヒトの消化管内部において過飽和濃度を形成する可能性があるのは，固体分散体のような製剤を選択した場合だけとは限らない。BCSクラスIIbに該当するような塩基性化合物，特にpK_aを4～6付近にもつ薬物は，ヒト体内に投与された後，胃内部において主にイオン型として速やかに溶解するが，十二指腸さらに小腸へと移行する過程で消化管内pHが上昇し，最終的にpH6～8程度となるため，経時的に薬物溶解度が低下する。その溶解度が前後する過程で瞬間的または一時的な過飽和状態が形成され，薬物溶解度の低下とともに薬物自体の析出が起こり，最終的には薬物の固有溶解度まで低下する。このような一連の過程においても界面活性剤あるいは水溶性高分子の添加により，過飽和状態を延長できることが種々報告されている[11)]。このように製剤設計の過程において薬物自体の物理化学的性質および溶解度の変化を考慮した上で，配合する添加剤を注意深く選択すべきと考える。また，ヒト体内に投与された後，消化管内部における pH の変動，水分量あるいは体内成分による影響を受ける場合も多く，過飽和濃度の達成およびその後の薬物の析出過程を考慮した評価も別途必要になると考える。

7 過飽和溶液中における相分離現象

これまで過飽和溶液はあくまで薬物の固有溶解度を超えた濃度溶液そのものとして認識されてきたが，その詳細については十分な知見がなかった。近年，Taylor らの研究グループを中心に過飽和溶液のリアルタイムな物性の変化をとらえる試みが行われている。この検討の一環で，過飽和状態に達した溶液において，ある一定濃度(アモルファス溶解度，Amorphous Solubility と呼ばれる)を超えた場合，平衡状態にある溶液相から一部が溶液状態として液液相分離する現象が報告された[12)]。この現象は Liquid-Liquid Phase Separation(LLPS)と言われており，液液相分離した相は濃縮された薬物の Droplet であり一般的にはナノオーダーサイズ(場合によってはサブミクロンまたはマイクロオーダーサイズ)を保持することが知られている。下記に LLPS の概念図を示す(図3)。

この相分離された Droplet が瞬間的な LLPS(液液相分離)を経た後，薬物の種類によっては速やかに熱力学的により安定なガラス状態へと移行する，Glass-Liquid Phase Separation(GLPS)も現象として知られている。このような現象は実験条件の温度および薬物自体のガラス転移点(Tg, Glass Transition Temperature)が関与していると考えられるが，このような議論は一般的には固体状態においてされるものであり，溶液状態で考える場合，外部環境の水分量，液組成，粘度，液の流動性など種々の要因を考慮する必要があり，非常に複雑である。一方，このような相分離現象は過飽和溶液を形成する可能性のある状態ではどこでも起こりうるものであり，Amorphous Solubility に到達できるかがカギとなってくる。上述した固体分散体の溶解時あるいは塩基性化合物の溶液 pH の変化時にも実際に起こることが *in vitro* レベルで報告されている。このような過飽和溶液中における相分離現象が近年注目されてきた背景として，相分離された Droplet が高い過飽和濃度だけでなくその過飽和維持時間の延長にも寄与

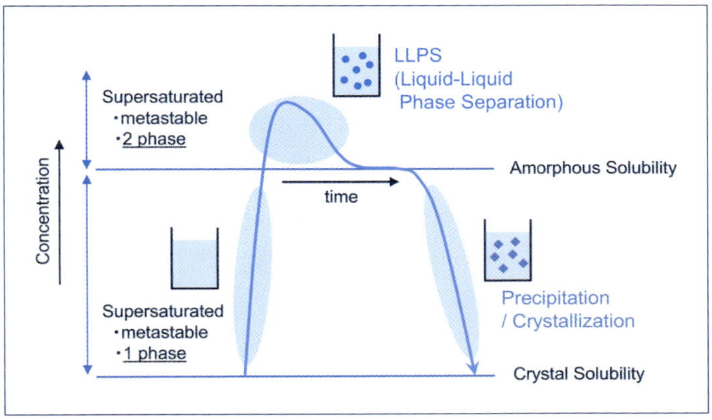

図3　LLPS の概念図

する可能性があることが示されたからである[13]。つまり，過飽和状態を維持するためのリザーバー効果として関与している可能性が考えられている。このような現象がヒト体内でも生じた場合，溶液の過飽和状態が一定時間維持されるため薬物の吸収量が大きく改善される可能性があるが，相分離現象と薬物の体内吸収性改善との相関はいまだ報告されておらず未知数である。今後，相分離現象が詳細に解明され，動物またはヒトレベルにおける影響も評価されることを期待する。

8 製剤開発過程における相分離現象のインパクト

過飽和溶液中における相分離現象は熱力学的に不安定な領域で起こるものであり，薬物自体の物性および別途添加する添加剤の影響に起因し，経時的に状況が変化する。薬物自体の溶液中の安定性が影響し，相分離状態が瞬時に終了し固有溶解度まで速やかに析出を生じる場合あるいは相分離状態が一定時間維持される場合が想定されるが，リアルタイムに評価する必要があり評価方法の選定が難しい。弊社を含め，これまでの多くの製剤開発過程において溶液中の過飽和現象は多数認められている。しかしながら，固有溶解度以上の濃度状態にあるというだけで，Amorphous Solubility の存在およびその濃度以上に達した際に生じる相分離現象についてこれまで考慮されることはほとんどなかったであろう。これまでは十分な知見がなかったが，仮にこのような過飽和溶液中での相分離現象が標準製剤で生じる場合，BE の担保の観点から，後発医薬品メーカーとしては同様な過飽和形成機構を達成し，相分離現象の発生およびそれに起因する過飽和濃度，過飽和維持能を同等とする必要があるかもしれない。一方，相分離現象自体は薬物の吸収機構に大きく影響するものではないと考えるが，持続的な過飽和状態に起因する Cmax および AUC の改善効果は期待できると考える。したがって，新薬メーカーの製剤開発においては，薬物吸収量の改善（主に AUC の改善）という観点から，相分離現象を利用した製剤設計も可能となると考えられる。立場は異なるが，後発医薬品メーカーおよび新薬メーカーそれぞれが相分離現象を認識し，各々の開発戦略に則って，製剤開発過程に組み込むことを期待する。

下記に実際に弊社で BE 製剤を開発した化合物 X の製剤設計過程において認められた事例を示した。化合物 X は BCS クラス IIb に該当する塩基性化合物であり，pK_a を5付近に持つため，ヒトに投与後，消化管内における pH の増加とともに経時的に溶解度が低下する。したがって，瞬間的または一時的な過飽和状態の形成およびその後の析出リスクが考えられた。実際に酸性条件下から中性条件下へと pH シフト（pH 1.2→6.5）した時の溶出性のパターンを下記に示した（図4）。比較サンプルとしては原薬単独および水溶性高分子 HPMC をさらに添加したものである。

pH 1.2付近においては，薬物の溶解度自体が高いため，過飽和濃度ではなくあくまで結晶溶解度としてイオン型で溶解していると考えられる。その状態から pH を6.5に変化させた場合，興味深いことに，ある一定濃度域で一定時間保持された後，最終的に固有溶解度に達するような曲線を描いた。過飽和維持時間は水溶性高分子の添加により延長されたが，20～35分付近における濃度自体の増減には影響しなかった。この一定濃度域は過飽和状態である。かつ，この濃度が Amorphous

Solubilityに相当するのではないかと考え，別途，UV extinction法によりリアルタイムにAmorphous Solubilityを評価した。この方法は既定のpHの緩衝液に濃縮された薬物のストック溶液を一定速度で注入し，その際の薬物吸収が認められない波長(一般的には400～500nm付近)におけるUV extinction(濁度とも考えられる)をリアルタイムで評価するものであり，上述のTaylorらのグループが開発した手法である。pH6.5におけるその結果の一例を下記に示した(図5)。

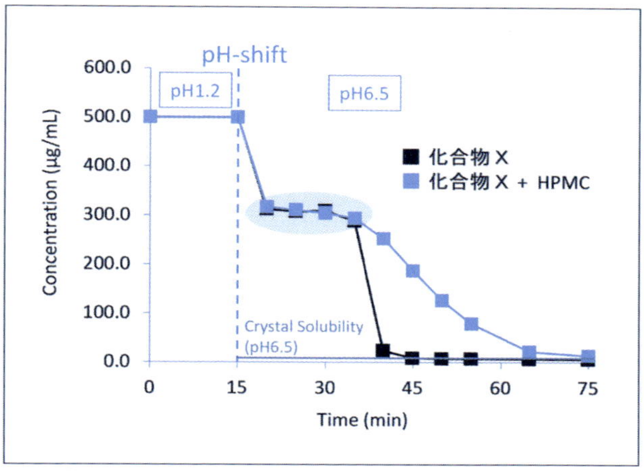

図4 化合物XのpHシフト溶出試験における溶出推移

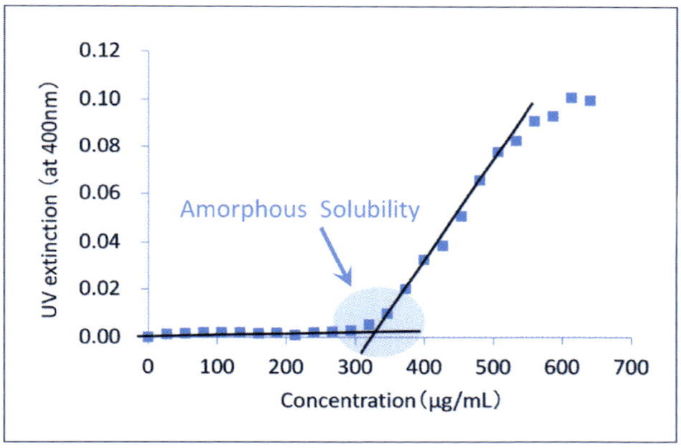

図5 化合物XのUV extinction変化

薬物濃度を経時的に増加させることによりある時点で固有溶解度を超え，過飽和状態へと移行した。その際，濃度320μg/mL付近より，500nmにおけるUV extinctionが増加することが認められ，このことは溶液中の環境が一相の平衡状態から別の環境に変化したことを示唆するものであり，この変曲点がAmorphous Solubilityに相当すると考えた。本手法により求めたAmorphous Solubilityは，上述のpHシフト溶出試験を実施した際の過飽和領域において保持された濃度に類似するものであった。つまり，塩基性化合物の種類によってはpHの変化時に過飽和状態となり，かつその薬物濃度によってはAmorphous Solubilityに達し，相分離現象を引き起こしている可能性がある。化合物XのBE製剤開発においては，実際に製剤化した際の過飽和領域における保持濃度(Amorphous Solubilityと考える)とその維持時間を標準製剤と類似させるべく製剤設計を行った。そして実際のヒト臨床試験においても生物学的同等性が担保されていることが確認された。

今後，新規医薬品の開発候補としてBCSクラスIIを中心とする難溶解性薬物がますます増加することが想定される。その溶解性改善の手法として固体分散体など溶解時に過飽和状態が生じるものや塩基性化合物などpH上昇時に過飽和状態が達成されるものについては，その到達濃度とAmorphous Solubilityとの関係を比較し，相分離現象まで踏み込んで考察することにより，過飽和濃度の達成・維持という観点から薬物吸収性の改善へのアプローチも可能になると考える。

9 今後の展望

本稿では後発医薬品製剤開発における弊社のさまざまなアプローチを紹介した。すべてではないが多くの開発品目に対して，これら種々の製剤特性評価を実施しているため，一品目の開発に割くリソースは他社の後発医薬品メーカーと比較すると多いかもしれない。しかしその背景には，規格溶出試験では検出できない製剤間差を克服した製剤こそが，多様な疾病状態や服用方法が想定される実際の患者さんにおいても標準製剤と類似する吸収性を担保できるとの考えがわれわれの根幹にある。Non-BE リスクの回避はもちろんのこと，医薬品の品質担保という観点からも GIS をはじめとする製剤および原薬評価手法は非常に有用であると考えている。まだまだ道半ばではあるが，真の生物学的同等製剤を市場に提供することがわれわれ後発医薬品メーカーで働く研究者の使命であると考え，これからも多面的な製剤評価を実施していくつもりである。

［松井一樹，及川倫徳，竹内　達］

■引用文献

1) Amidon GL, Lennernäs H, Shah VP, Crison JR. A theoretical basis for a biopharmaceutic drug classification: the correlation of in vitro drug product dissolution and in vivo bioavailability. Pharm Res 1995;12(3):413-20.
2) Tsume Y, Mudie DM, Langguth P, Amidon GE, Amidon GL. The Biopharmaceutics Classification System: subclasses for in vivo predictive dissolution(IPD)methodology and IVIVC. Eur J Pharm Sci 2014;57:152-63.
3) Sarnes A, Kovalainen M, Häkkinen MR, Laaksonen T, Laru J, Kiesvaara J, et al. Nanocrystal-based per-oral itraconazole delivery: superior in vitro dissolution enhancement versus Sporanox® is not realized in in vivo drug absorption. J Control Release 2014;180:109-16.
4) Takeuchi S, Tsume Y, Amidon GE, Amidon GL. Evaluation of a three compartment in vitro gastrointestinal simulator dissolution apparatus to predict in vivo dissolution. J Pharm Sci 2014;103(11):3416-22.
5) Yamashita S, Kataoka M, Higashino H, Sakuma S, Sakamoto T, Uchimaru H, et al. Measurement of drug concentration in the stomach after intragastric administration of drug solution to healthy volunteers: analysis of intragastric fluid dynamics and drug absorption. Pharm Res 2013;30(4):951-8.
6) Psachoulias D, Vertzoni M, Goumas K, Kalioras V, Beato S, Butler J, et al. Precipitation in and supersaturation of contents of the upper small intestine after administration of two weak bases to fasted adults. Pharm Res 2011;28(12):3145-58.
7) Sugano K. Theoretical Investigation of Dissolution Test Criteria for Waiver of Clinical Bioequivalence Study. J Pharm Sci 2016;105(6):1947-51.
8) Matsui K, Tsume Y, Takeuchi S, Searls A, Amidon GL. Utilization of Gastrointestinal Simulator, an in Vivo Predictive Dissolution Methodology, Coupled with Computational Approach To Forecast Oral Absorption of Dipyridamole. Mol Pharm 2017;14(4):1181-9.
9) Higaki K, Choe SY, Löbenberg R, Welage LS, Amidon GL. Mechanistic understanding of time-dependent oral absorption based on gastric motor activity in humans. Eur J Pharm Biopharm 2008;70(1):313-25.
10) Babu NJ, Nangia A. Solubility Advantage of Amorphous Drugs and Pharmaceutical Cocrystals. Crystal Growth&Design 2011;11:2662-79.
11) He Y, Ho C. Amorphous Solid Dispersions: Utilization and Challenges in Drug Discovery and Development. J Pharm Sci 2015;104(10):3237-58.
12) Ilevbare GA, Taylor LS. Liquid–Liquid Phase Separation in Highly Supersaturated Aqueous Solutions of Poorly Water-Soluble Drugs: Implications for Solubility Enhancing Formulations. Crystal Growth&Desigin 2013;13(4):1497-509.
13) Indulkar AS, Gao Y, Raina SA, Zhang GG, Taylor LS. Exploiting the Phenomenon of Liquid-Liquid Phase Separation for Enhanced and Sustained Membrane Transport of a Poorly Water-Soluble Drug. Mol Pharm 2016;13(6):2059-69.

第3章 4

前臨床開発における D/P システムの活用と最適化

はじめに

経口製剤として化合物を効率的に開発するためには，原薬形態を開発早期に決定することは重要である(海外では原薬形態をフリー体から塩への変更などは制度上比較的容易である)。開発化合物が水に対する溶解性が低いものの，生体膜透過性が高い性質(Biopharmaceutics classification system[1])で class Ⅱに分類)を示す場合，開発早期より最終製剤をイメージした製剤開発戦略が必要となる。また，毒性試験などの非臨床試験において，血中曝露量を担保するための簡易製剤も必要となる。したがって，経口剤開発のステージに応じて原薬あるいは種々の製剤からのヒト経口吸収性を正確に評価・予測することは重要である。非臨床試験では，化合物の体内動態やヒト経口吸収性(製剤化効果も含む)を予測するために，マウスやラットなどの小動物や，イヌやサルなどの大動物が利用されている。しかしながら薬物代謝酵素の発現量などの生理学的・形態学的な種差によってヒトと動物との体内動態には大きな解離が認められている[2])。また，製剤化による経口吸収改善効果を評価するためには，高いスループット性も要求される。著者らの研究グループは長年にわたり，ヒト経口吸収性を簡便に評価するための *in vitro* システムの構築を行っている。本稿では，本システムの概要から前臨床開発への活用と最適化に関するこれまでの知見を紹介したい。

1 難溶性薬物の経口吸収率の決定要因

経口的に投与された製剤は，消化管内で崩壊した後，化合物や薬物が溶出・溶解し，主に小腸上皮細胞を透過し，門脈に移行する。その後，肝臓を経て全身循環血中に至る。一般に，この一連の過程を吸収と呼んでいる。経口投与後の生物学的利用率(BA)として評価する場合には，全身循環血中に移行した化合物量の投与量に対する割合を血漿中濃度推移(別途，静脈内投与試験が必要)から算出する。このときの BA は，消化管から門脈血中への薬物の移行(F_a)とともに小腸($E_g = 1 - F_g$)や肝臓($E_h = 1 - F_h$)における初回通過代謝を含んでいる。しかしながら，前述したように実験動物では個々のパラメータに大きな種差が認められることが多いため，実験動物で得られた BA を用いてヒト経口吸収性を予測することは困難である。製剤化の効果に関しては，F_g や F_h に線形性があると仮定すれば BA は F_a の変化のみに依存するので実験動物を用いた評価が可能であると考えられるものの，生理学的・機能形態学的な種差により製剤の *in vivo* でのパフォーマンスにも影響を及ぼすものと考えられるため，ヒト経口吸収性に及ぼす影響を定量的に評価することは困難である。そこで，より精度の高い経口吸収性評価を行うためには F_a の予測に特化することが望ましい。経口投与された難溶性薬物の消化管からの F_a の速度論的な考えを図1に示した。この過程において化合物の吸収速度は消化管内溶液中に溶解している濃度（$C_{intestine}$）と化合物の消化管上皮粘膜に対する膜透過クリアランス（CL_{perm}）との積で表すことができる。また，全体の吸収量（F_a・D）は $C_{intestine}$ の時間推移を表す曲線の消化管内滞留時間（*t*）までの曲線下面積（$AUC_{0\rightarrow t}$）と CL_{perm} との積として算出することができる。このモデルは膜透過クリアランスが消化管各部位で同じと過程した極めてシンプルなモデルであり，より精密な予測を行うためには消化管各部位での溶解濃度や膜透過性の違いなどの要因を考慮する必要があるが，基本的に F_a は化合物の溶解性と膜透過性に関するパラメータから評価可能である。

2 Dissolution/permeation system（D/P システム）

著者らのグループは，図1で示したモデルに基づいて経口投与された化合物の吸収率評価を行うための *in vitro* システム（dissolution/permeation system：D/P システム）を構築している[3]。D/P システムは図2に示すように管腔側と血管側の2相からなる side-by-side 型の chamber であり，管腔側と血管側の間には消化管上皮細胞のモデルとして Caco-2単層膜や MDCKII 細胞[4]などの培養細胞あるいは人工膜を装着することが可能である。本システムの管腔側に化合物を添加した後，一定時間後に血管側に透過した化合物の透過量は図1で示した吸収量（F_a・D）に対応するパラメータであり，透過量に対する添加量の割合は F_a に対応するものと考えられる。難溶性薬物の F_a は投与量の増減に大きく影響されることから，本システム管腔側溶液量と化合物の添加量のバランスは極めて重要となる。したがって本システムへの化合物の添加量は，製剤と同時に服用する水分量（250mL）と対応させることが望ましいと考えられる。しかしながら，本システムでの膜透過の有効表面積は1.77cm²に設定しており，実際のヒト小腸の有効表面積と比較すると著しく小さい（膜透過クリアランスが小さい）。そこで，*in vivo* と *in vitro*

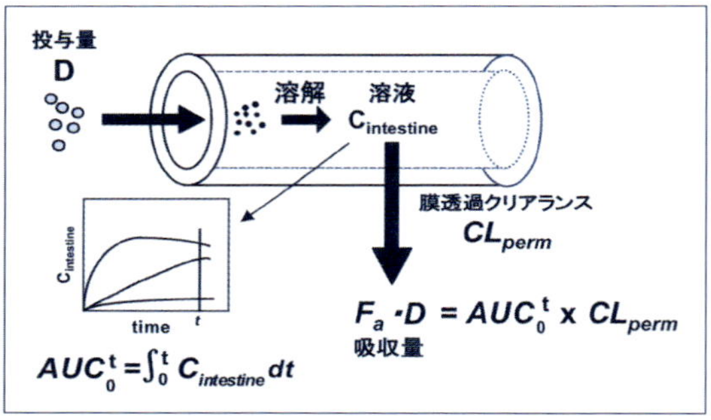

図1　薬物の消化管吸収過程の速度論的な考え方

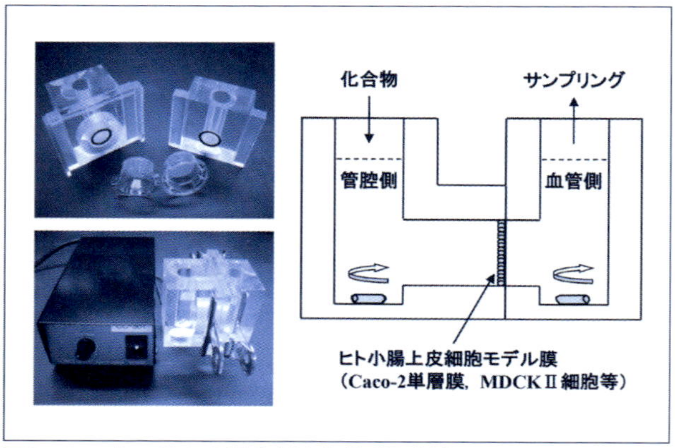

図2　D/P システムの写真（左）と模式図（右）

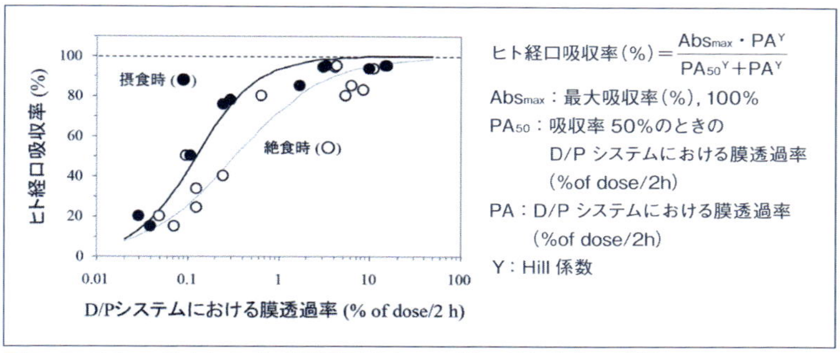

図3　D/P システムにおける膜透過率とヒト経口吸収率との関係

の差を考慮するために，管腔側溶液量に対する添加量の比を *in vivo* のそれより低く設定することで，膜透過クリアランスの差を補正している。基本的な実験条件は，管腔側溶液量：8mL，血管側溶液量：5.5mL，化合物の添加量は臨床投与量あるいは臨床想定投与量の1/100量としている。また，難溶性薬物の膜透過速度には，D/P システムにおける膜の両側での撹拌速度と血管側溶液に対する溶解度が重要であることから，血管側溶液としてウシ血清アルブミン(4.5w/v%)を添加した pH 7.4の生理的緩衝液を用い，小型のマグネティックスターラーシステムを用いて撹拌(200rpm)することで膜透過過程を sink 条件に近づけている。さらに管腔側での化合物の溶解過程には，管腔側溶液組成が大きな影響を与えるとともに，その組成により見かけの膜透過性も大きく変化する。そこでヒト消化管内における薬物の溶解と膜透過を *in vitro* で再現するために，絶食時および摂食時の消化管内モデル液(fasted state simulated intestinal fluid：FaSSIF，fed state simulated intestinal fluid：FeSSIF)の主成分であるタウロコール酸ナトリウムとレシチンの濃度を反映させた pH 6.5の生理的緩衝液を D/P システムの管腔側溶液としている。さまざまな薬物(BCS class Ⅰ～Ⅲ)をモデルとして，D/P システムを用いた評価を行い得られた2時間後の膜透過率(% of dose/2h)とヒト経口吸収率(F_a%)との間には絶食条件および摂食条件下ともに良好な相関関係が認められている(図3)[5]。また，本システムでは膜透過量(率)だけでなく溶解過程も同時に評価可能であるため，見かけの膜透過性の算出や，製剤の溶出プロファイル等の評価も可能である。

3 難溶性薬物の経口吸収性評価① —食事の影響—

難溶性薬物の経口吸収性には，食事の影響が観察されることがある。Albendazole(投与量：400mg)の経口吸収性は，摂食条件下では絶食条件下と比較して AUC ベースで約4倍に上昇する(食事による正の影響)と報告されている。そこで本システムを用いた albendazole の経口吸収に及ぼす食事の影響を評価した。得られた2時間後の膜透過率から絶食時と摂食時の経口吸収率を予測した結果，それぞれ14% と49% となり，albendazole は摂食時投与により絶食時と比較して3.5倍の吸収率が上昇すると予測され，臨床で報告されている増加率と同程度で

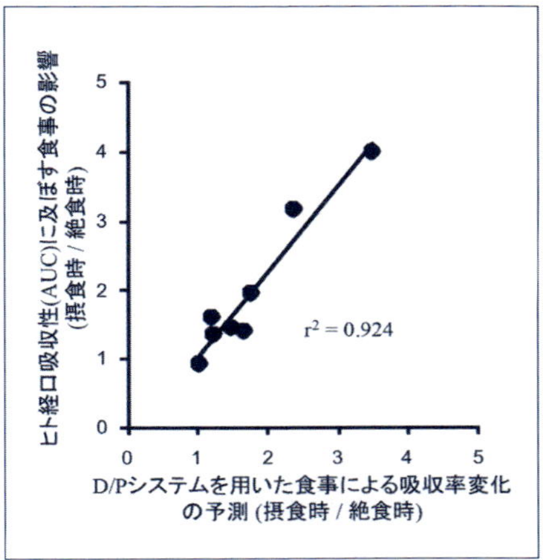

図4　難溶性化合物の経口吸収性に及ぼす食事の影響

臨床データと D/P システムを用いた予測との関係

あった。さらに多くの薬物を用いて食事の影響を予測した結果，図4に示すように臨床で報告されている変化率（AUC比）とD/Pシステムから予測された吸収率の変化率との間には良好な関係が認められている[6]。食事の影響には正の影響の他に負の影響も報告されており，今後は負の影響を評価可能なシステム構築も必要である。

4 難溶性薬物の経口吸収性評価②—吸収の律速過程の評価—

先にも少し触れたが，難溶性薬物のF_aを決定する要因の1つに投与量があり，投与量と吸収性（AUC）の間には負の非線形が認められることがある。*In vivo* 経口投与試験（臨床試験含む）では化合物の経口吸収性に対する線形性に関する情報が得られるが，化合物の有効性の観点から事前に線形性の予測は必要である。この非線形性が生じる要因として，経口吸収過程における律速段階に依存すると考えられる。BCS class Ⅱに分類されるような難溶性・高膜透過性化合物の経口吸収の律速段階として，溶解速度と溶解度の2つの過程がある。この律速段階は化合物の溶解度や製剤からの溶出速度および吸収速度により決定され，投与量にも大きく依存する。図5には投与量と吸収量との関係（A）および吸収率との関係（B）を模式的に示した。経口投与後の化合物の最大吸収量（Maximum absorbable dose：MAD）は，下式に示すように，消化管内で常に飽和溶解度（C_S）の溶解性を示すと仮定し，飽和溶解度と化合物の膜透過性（P_{eff}），消化管内の有効表面積（Surface area：SA）と消化管内滞留時間（Small intestinal transit time：SITT）との積で表される[7,8]。

$$MAD = C_S \times P_{eff} \times SA \times SITT$$

ただし実際の吸収では，これら個々のパラメータは消化管内条件などに応じて変動することとなる。製剤からの溶出速度が吸収速度よりも極めて速い場合，消化管内溶液中で溶解している化合物濃度は常に飽和溶解度付近を維持することとなる。このような製剤からのBCS class Ⅱ化合物の吸収は，MADまではほぼ完全に吸収されるものの，MAD以上の投与量ではMAD以上の吸収量を示さないと推察される（図5（A）の破線）。この場合，MAD以上の投与量において，このような化合物の吸収の律速段階は溶解度となる。一方，吸収速度より溶解速度が遅い場合，吸収速度が溶解速度に強く依存するため，吸収量と投与量の関係は，MADを超えても線形性を示す（溶解速度律速）。実際の吸収量がMADに到達した投与量（見かけのMAD）以降において，吸収の律速段階は溶解度と

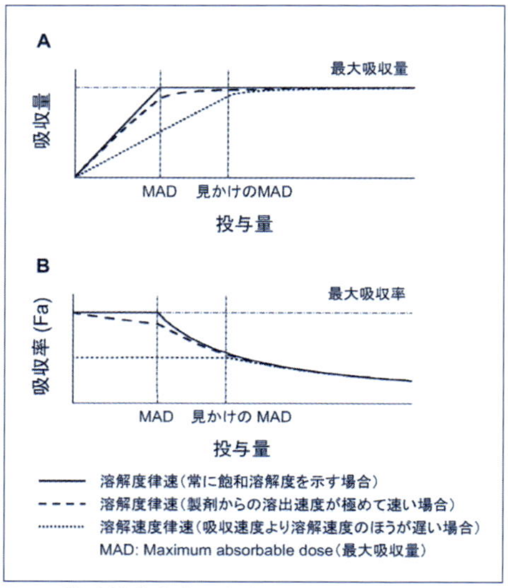

図5　難溶性化合物の投与量と吸収量（A）あるいは吸収率（B）との関係

なる。このように吸収の律速段階は，化合物の物性だけでなく製剤からの溶出速度と投与量にも依存しており，吸収の律速段階を早期に予測することは，前臨床や臨床試験での体内動態を考える上で極めて重要である。

そこでさまざまな難溶性薬物をモデルとして，臨床投与量での吸収の律速段階を予測するために，種々の臨床投与量とそのときにおける経口吸収性(AUC)との関係性に関してD/Pシステムを用いて評価を試みた。図6および7には典型的な例としてcelecoxibおよびzafirlukastのD/Pシステムにおける溶解と膜透過過程をそれぞれ示した。Celecoxibの管腔側での溶解濃度は添加量に関わらずほぼ一定であったのに対し，zafirlukastでは添加量依存的に溶解濃度の上昇が認められた。一方，添加量に対する割合(溶解率)で示した場合，celecoxibでは添加量の増大に伴って著しく溶解率が低下したが，zafirlukastでは添加量に関わらずほぼ一定の値を示した。このことからD/Pシステムの管腔側においてcelecoxibでは溶解度がzafirlukastでは溶解速度が薬物溶解の律速過程となっていることが示された。また，このときの膜透過率は両薬物ともに管腔側での溶解率を反映しており，celecoxibでは添加量の増大に伴って膜透過率が著しく低下したものの，zafirlukastでは一定となった。さらに膜透過率から先に示した相関関係を用いた種々の臨床投与量における各薬物の経口吸収率を算出したところ，celecoxibでは，55%(臨床投与量：100mg)，32%(臨床投与量：400mg)，22%(臨床投与量：800mg)と投与量の増大に伴う吸収率の低下が予測された(非線形性)。一方，zafirlukastでは臨床投与量が10～80mgの範囲において33～36%

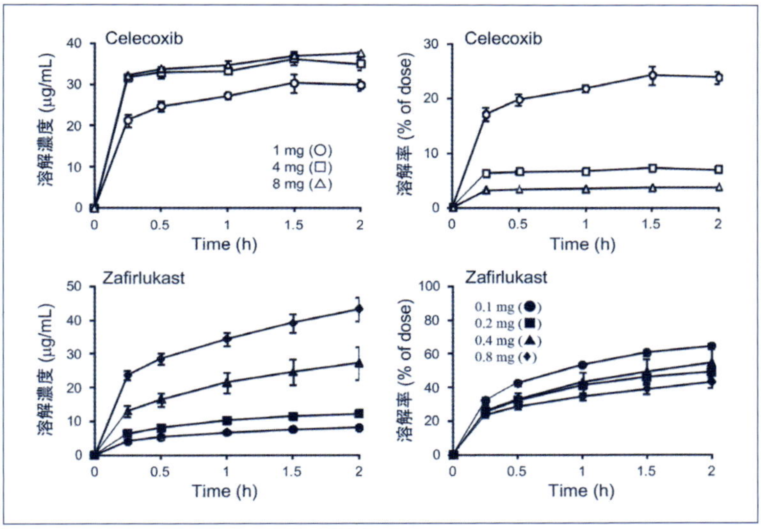

図6　D/Pシステムにおける難溶性薬物の溶解に及ぼす添加量の影響

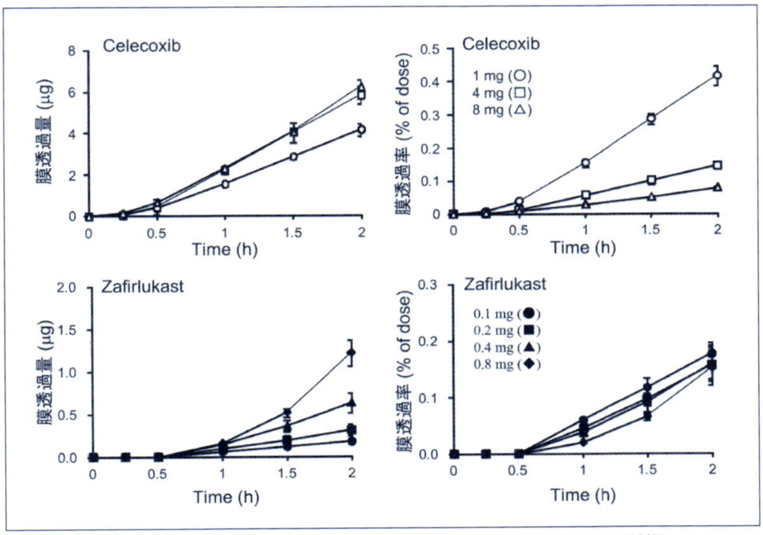

図7　D/Pシステムにおける難溶性薬物の膜透過に及ぼす添加量の影響

となり，吸収率に投与量依存性は予測されなかった（線形性）。さらに他の薬物（Montelukast sodium と cilostazole）を用いて同様の検討を行ったところ，montelukast sodium では線形性（臨床投与量：2〜50mg）を示すと評価されたが cilostazole（臨床投与量：50〜200mg）では非線形性を示すと評価された。さらにこれらの予測の妥当性を検証するために，臨床データとの整合性を確認した。その結果，図8に示すように，すべての薬物において最低投与量時の AUC ／投与量に対する各投与量時の AUC ／投与量の比と D/P システムから得られた吸収率の比との関係は良好であったことから，各臨床投与量の範囲において，吸収の律速過程は celecoxib と cilostazole では溶解度，zafirlukast と montelukast sodium では溶解速度であると考えられた[9)]。

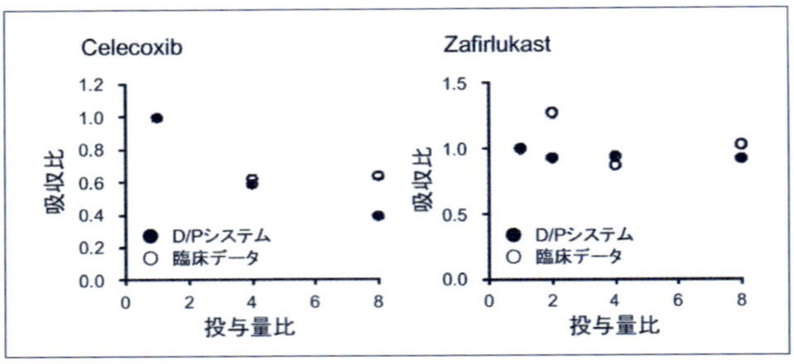

図8　難水溶性薬物の経口吸収性に及ぼす投与量の影響
（臨床データと D/P システムを用いた予測との対応）

5 難溶性薬物の経口吸収性評価③ ―製剤化による吸収改善効果―

難溶性薬物の経口吸収改善を目的としてさまざまな製剤化技術が用いられているが，前項で示したように消化管吸収の律速過程として溶解度律速と溶解速度律速の2つのケースに適した製剤化技術に分けられる。一般的に，経口吸収が溶解速度律速の薬物の場合には，微粉化，ナノ化などの手法が，溶解度律速の薬物については，可溶化製剤（自己乳化型製剤含む）化などの手法が有効と考えられている。通常，製剤処方の最適化のためには，*in vitro* 溶出試験を用いた評価や実験動物を用いた *in vivo* 経口投与試験が必要である。しかしながら動物試験において難溶性薬物の経口吸収における律速過程は，用いる動物の生理学的な条件など種々な要因によって変化することが考えられるため，実験動物での製剤化効果と臨床での効果との対応が異なることが考えられる。そこで，ヒトの消化管からの吸収における溶解と膜透過の関係を反映させた条件下で評価を行うことで，最適な製剤を正確に，かつ迅速に選択することが可能と考えられる。したがって，D/P システムは経口吸収率評価だけでなく，製剤化による吸収改善効果の評価に有用であると思われる。以降では，実際に D/P システムを用いて製剤化による吸収改善効果を評価し *in vivo* で認められた効果との対応について紹介したい。

(1) 自己乳化製剤を用いた経口吸収改善

Danazol のヒト経口吸収性は，絶食時と比較して食後投与時に約3倍に上昇することが知られている。また，脂質製剤（エマルション製剤）とすることによって，絶食時において顕著な吸収率の上昇が認められ，食事による吸収挙動の変化を抑えることが報告されている（表1）[10)]。そこで D/P システムに danazol を粉末，あるいは自己乳化型製剤の基剤である Gelucire® 44/14に懸濁（20mg/mL）

表1　Danazol のヒト経口吸収性に及ぼす食事と脂質製剤の影響

製剤 & 摂食状態	ヒト経口吸収性		*In vitro* 評価（D/P system）		
	AUC （ng・hr/mL）	吸収率 （%）	溶解率 （% of dose/2h）	膜透過率 （% of dose/2h）	吸収率 （%）
固形製剤					
絶食時	204 ± 125	24	3.698 ± 0.138	0.125 ± 0.003	30
摂食時	639 ± 259	76	14.288 ± 0.903	0.250 ± 0.018	71
脂質製剤					
絶食時	779 ± 189	92	52.335 ± 4.476	1.101 ± 0.089	74
摂食時	844 ± 194	100	109.262 ± 3.262	1.787 ± 0.076	97

ヒト臨床データ（AUC）は引用文献10より

させたものを50μL 添加（danazol として1mg）し，溶解と膜透過過程を絶食および摂食条件下で評価した。その結果，自己乳化型製剤とすることで絶食および摂食条件下ともに溶解率は著しく上昇し，それに伴って膜透過率も上昇した。得られた2時間後の膜透過率から絶食時と摂食時の吸収率を算出した結果，粉末として添加した場合の吸収率は，絶食時で30%，摂食時で71% と食事による吸収率変化が認められたものの，自己乳化型製剤として添加した場合では，絶食時で74%，摂食時で97% となった。本予測は，自己乳化型製剤は danazol の顕著な吸収改善および食事による吸収挙動の変化を抑制できることを示しており，さらにこの予測は，前述したヒト臨床試験の結果と良好な対応を示した（表1）[5]。

(2) 微粒子製剤を用いた経口吸収改善

Fenofibrate は，製剤化技術の発達により臨床投与量が削減されている極めて珍しい薬物である。近年まで本邦では fenofibrate は微粉化製剤として臨床に用いられており，微粉化することによって投与量を従来の300mg から200mg に減量しても従来と同等な血中濃度推移（摂食時）が得られている[11]。これは微粉化製剤からの吸収率が未微粉化製剤からの吸収率よりも1.5倍上昇していることを意味している。摂食条件下で D/P システムに fenofibrate を3mg（未微粉化）および2mg（微粉化）を添加し，経口吸収率評価を行った。その結果，摂食時に未微粉化の fenofibrate を300mg 投与した場合，吸収率は20%，微粉化したものを200mg 投与した場合には30% と予想され，これはヒトで認められている微粉化による吸収改善効果と一致する結果であった。また fenofibrate は欧米諸国においてナノ粒子化製剤が臨床応用されており，より高い吸収性が報告されている。そこで，さまざまな溶出挙動を示す fenofibrate 製剤を調製し，ナノ粒子化製剤や微粉化製剤を含めた6種の fenofibrate 製剤からの吸収率を D/P システムを用いて予測した。また *in vivo* との対応を求めるためにラットを用いた経口投与試験を行った。ラットにはヒトと異なり胆のうが存在しないことなどから小腸内溶液での胆汁酸濃度が高いことが知られている[12]ため，ラット経口投与試験は絶食条件下で遂行したが，摂食条件下での吸収率予測値との対応も求めた（図9）。その結果，絶食および摂食条件下でのヒト経口吸収率予測値とラット経口投与後の吸収性（活性代謝物の AUC）との間には良好な相関関係が認められた[13]。

(3) 過飽和製剤を用いた経口吸収改善

近年，難溶性薬物の経口吸収改善を目的として，過飽和の利用が数多く報告されている。過飽和とは，溶質の飽和溶解度以上で溶質が溶媒に対して溶解している状態のことで，この状態は熱力学的に不安定であるため，時間経過とともに析出物の飽和溶解度にまで低下する。しかしながら，この状態を経口投与後に消化管内で作り出すことによって難水溶性薬物の経口吸収改善が可能である。Gao らは難水溶解性薬物である paclitaxel をモデル薬物として，その自己乳化型製剤(self-emulsifying drug delivery system，SEDDS)に水溶性高分子である hydroxypropylmethylcellulose(HPMC)を添加することによって，過飽和製剤(Supersaturable-SEDDS，S-SEDDS)を調製し，SEDDS と S-SEDDS 製剤からの paclitaxel の経口吸収性をラットで検討した結果，S-SEDDS とすることで SEDDS 製剤よりも顕著に吸収性が改善されることを報告している[14]。そこで著者らは，danazol をモデル薬物として，SEDDS 製剤および polyethylene glycol 400(PEG400)を用いた可溶化製剤(co-solvent)を調製し，さらに各製剤に HPMC を添加した製剤(S-SEDDS, S-co-solvent)を調製した。その結果，SEDDS 製剤とした場合，D/P システムの管腔側での2時間後の溶解率では HPMC 添加による顕著な過飽和は確認されなかったものの，膜透過率の増加傾向が認められた(図10)。一方，可溶化製剤とした場合，HPMC を添加することによって，2時間後の溶解率・膜透過率ともに顕著に上昇しており，これの結果は，可溶化製剤添加後の danazol の析出が抑制され，HPMC によって過飽和状態がより長く持続されたものと推察された。しかしながら，2時間後の溶解率では，可溶化製剤よりも SEDDS 製剤のほうが高く維持されていたものの，膜透過率では，可溶化製剤のほうが高くなる傾向が示された(図10)。この理由として，SEDDS 製剤の粒子内に danazol が取り込まれることにより見かけ上溶解率が上昇しており，膜透過に関与する薬物量が低下したためと推察された。また，D/P システムで認められた過飽和製剤による経口吸収改善効果の

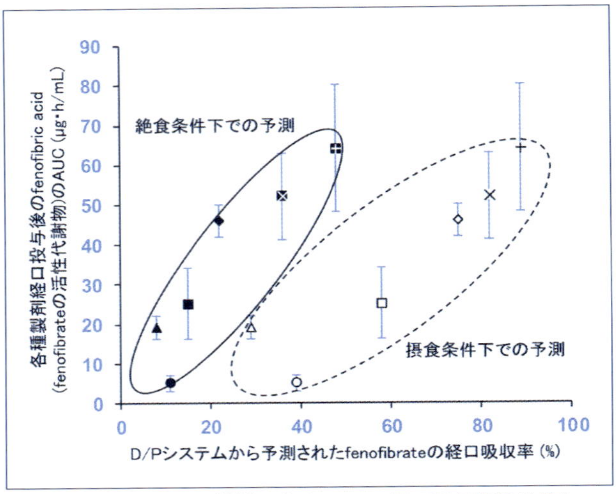

図9　各種 fenofibrate 製剤による *in vivo* 経口吸収改善効果と D/P システムを用いた予測との関係

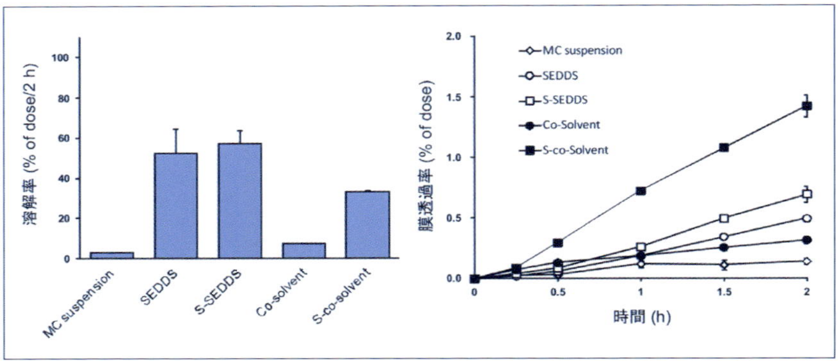

図10　各種過飽和製剤からの danazol の溶解率と膜透過過程

予測性を検証するために，原末(メチルセルロース懸濁液，MC suspension)を加えラットを用いた各製剤からのdanazolの経口吸収性について検討したところ，吸収率の指標である経口投与後のAUCは，D/Pシステムで認められた吸収率と良好な相関性を示した(図11)[15]。

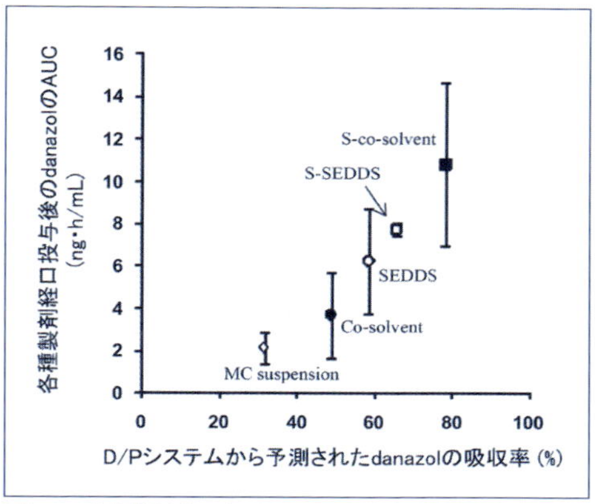

図11　各種製剤による danazol の *in vivo* 経口吸収改善効果と D/P システムを用いた予測との関係

(4) 製剤添加物(可溶化剤)による経口吸収改善

難溶性薬物の多くは，CYPなどの代謝酵素やP-gpなどの輸送担体，あるいはその両タンパクに認識されることが多い。また，製剤添加物によりP-gpが阻害され，基質薬物の膜透過性が上昇し，吸収率が上昇することも報告されている。D/Pシステムに適用しているCaco-2細胞にはP-gpが一定レベルで発現しているがCYP3Aなどの発現レベルは極めて低い。Caco-2単層膜におけるP-gp基質薬物の膜透過性は，P-gp発現レベルと薬物濃度に強く依存することから，D/Pシステムを用いた難溶性でP-gpの基質となる薬物のF_aを評価する場合，膜透過性に直接的な影響を与えるP-gp発現レベルは重要である[16]。そこで，RNAi技術やP-gp誘導剤を用いてP-gp発現レベルを調整した3種のCaco-2単層膜をD/Pシステムに適用し，吸収率予測に及ぼすP-gp発現レベルの影響を精査した。代表的なP-gp基質薬物であるfexofenadineをモデルとして膜透過率を測定したところ，P-gpの発現レベルに応じて膜透過率が顕著に変化したものの，経口投与後のBAが良好なquinidineを用いて同様な検討を行った結果，P-gp発現レベルに関わらず高い膜透過率が観察された(図12)[17]。また，臨床で報告されているfexofenadineおよびtalinololの吸収性に及ぼすerythromycin併用の影響を評価した結果，実験に用いた3種のCaco-2単層膜のうち，P-gp発現レベルが中程度の単層膜より得られた評価が最も臨床データと対応することが示されたことから，本単層膜を用いることでP-gp基質薬物の吸収率評価が遂行できることが示された。

医薬品添加物であるCremophor ELは，その高い可溶化能から難溶性薬物の経口吸収改善製剤への適用が有用であると考えられる一方で，P-gpによる基質薬物の輸送に対する阻害効果を有している。そのため，Cremophor ELによる吸収改善効果には，可溶化による溶解性改善とP-gp阻害による膜透過性変化が関与することが考えられる。消化管内において溶解性改善

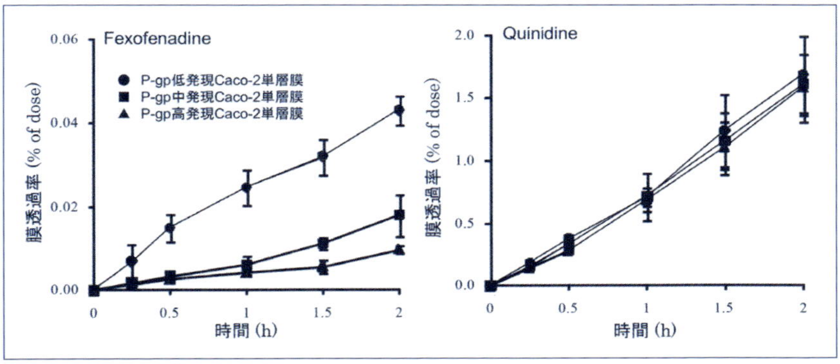

図12　P-gp 基質薬物の膜透過に及ぼす P-gp 発現レベルの影響

と膜透過変化は同時に起こるため，*in vivo* 試験や *in vitro* 溶解性・膜透過性試験からそれぞれに対しての定量的な評価は困難である。そこで中程度の発現レベルのCaco-2単層膜を適用したD/Pシステムを用いて，Cremophor ELによる吸収改善効果の要因解析を行った。その結果，Cremophor EL添加量依存的な溶解率の増加が確認されるとともに，溶解率の増加率以上の膜透過率の上昇が認められたことから，Cremophor ELによる可溶化とP-gp阻害の両効果が確認された(図13)。また，同条件にてP-gp発現レベルが極めて低いCaco-2単層膜をD/Pシステムに適用した場合と比較することで，Cremophor ELによる可溶化とP-gp阻害効果を分離することが可能であった。さらに図3の相関関係から予測されたCremophor EL併用によるsaquinavirの吸収性変動は臨床での報告と対応していた[17)]。

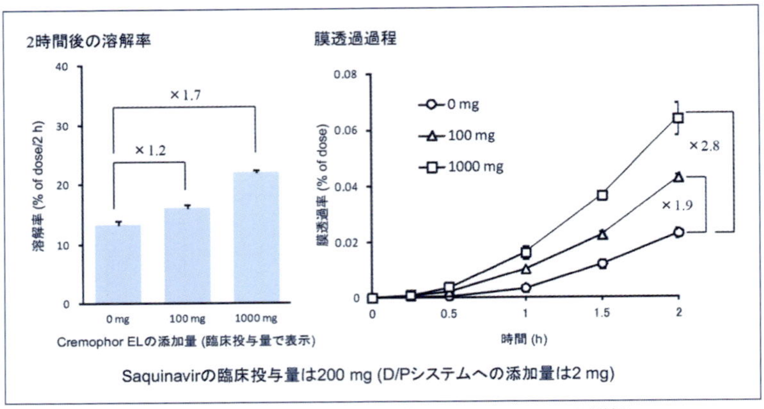

図13　Saqunavirの溶解率と膜透過に及ぼすCremophor ELの影響

6 胃内薬物溶解過程を反映したD/Pシステム

素錠などの即放性製剤からの薬物の経口吸収を考える場合，胃内での薬物溶解が小腸内での薬物溶解に影響を及ぼすことが考えられる。特に塩基性の難溶性薬物の場合，胃内での低いpHにより速やかな溶解が起こるものの，小腸内に移行することにより，そのpH変化から小腸内にて過飽和溶解(自己過飽和現象)を示す事例が多数報告されている。この小腸内における過飽和溶解によって吸収性は上昇するが，低胃酸症患者やPPI服用時など胃内pHの変動により大きな個体内・個体間変動が生じることも報告されている。図2に示したD/Pシステムは管腔側および血管側から構成されており，主として小腸内での薬物溶解と膜透過を同時に評価する *in vitro* システムであるため，経口吸収性に胃内溶解過程が大きく影響されるような薬物や製剤の場合，精度の高い予測は困難であると考えられる。そこで，D/Pシステムに胃内での薬物溶解過程を新たに反映させることによって，小腸内での自己過飽和が生じたときの吸収性と胃内pH変化による吸収性変動の評価を試みた。胃内

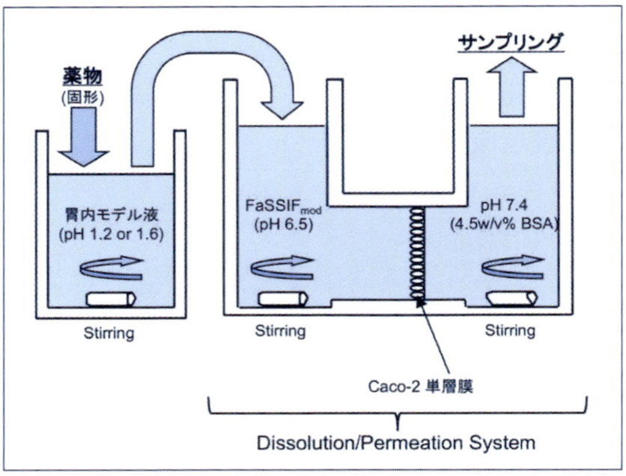

図14　胃内薬物溶解過程を組み込んだD/Pシステム

薬物溶解過程を別途 vessel にて再現した後，D/P システムに薬物を添加するシステムを構築した（図14）[18]。6mL の胃内モデル液（pH 1.2～1.6）をいれた vessel に薬物量として臨床投与量の1/25量を添加し，10分間溶出させた溶液1.5mL を D/P システムの管腔側に添加する。このとき D/P システムの管腔側溶液として，胃内モデル液（1.5mL）を混合すると pH 6.5の絶食時の消化管内モデル液となるように調製した溶液（6.5mL）を適用している。これにより胃内から小腸への溶液移動に伴った pH 変化が再現できると考えられる。

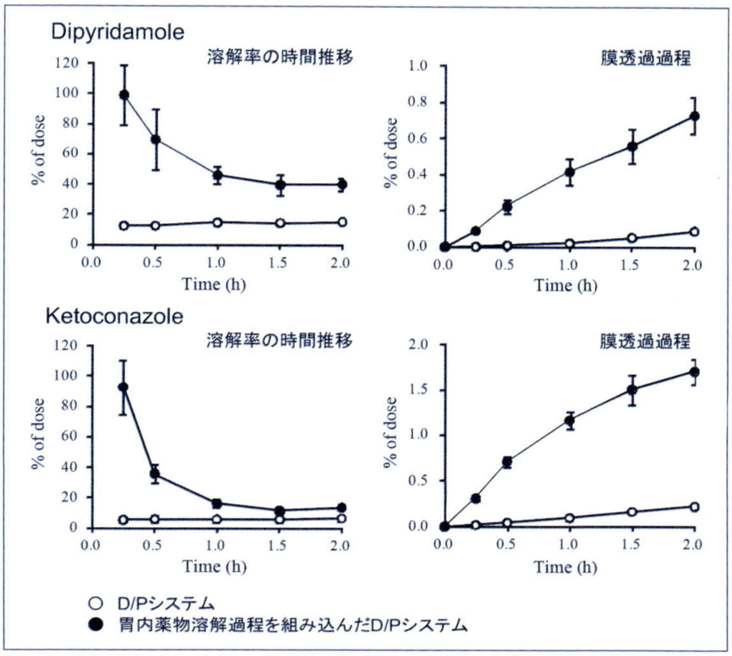

図15　塩基性難水溶性薬物の溶解と膜透過に及ぼす胃内薬物溶解の影響

(1) 胃内 pH 変化に起因する吸収性変動の評価

Dipyridamole と ketoconazole を難溶性塩基性薬物のモデルとして，胃内溶解過程を組み込んだ D/P システムと通常の D/P システムを用いた評価を行った。その結果，胃内溶解過程を組み込むことによって，管腔側溶液中で過飽和溶解が認められ，膜透過率も通常の D/P システムと比較して著しく上昇した（図15）。また経口吸収率を算出した結果，臨床で報告されている両薬物の胃内 pH の影響を反映した結果が得られた（表2）。さらに，臨床で胃内 pH の影響を受けないと報告

表2　薬物の溶解と膜透過および吸収性予測に及ぼす胃内溶解過程の影響

薬物	極性	臨床投与量 (mg)	添加量 (mg)	胃内溶解過程	溶解率 (% of dose/2h)	膜透過率 (% of dose/2h)	吸収率 (%)
Dipyridamole	Base	100	1	－	15.2 ± 0.4	0.0879 ± 0.0116	24
				＋	40.3 ± 4.1	0.730 ± 0.101	67
Fluconazole	Base	200	2	－	77.4 ± 2.2	4.52 ± 0.39	91
				＋	80.5 ± 1.5	5.55 ± 0.86	92
Ketoconazole	Base	200	2	－	6.59 ± 1.83	0.220 ± 0.025	41
				＋	13.7 ± 1.01	1.71 ± 0.14	81
Diclofenac Na	Acid (salt)	25	0.25	－	95.0 ± 14.3	22.8 ± 2.7	98
				＋	46.1 ± 4.7	12.9 ± 1.2	96

されている fluconazole（塩基性）と diclofenac sodium（酸性）を用いて同様の評価を行ったところ，fluconazole では溶解率・膜透過率ともに顕著な差は認められなかったのに対し，diclofenac では胃内溶解過程を組み込むことで溶解率・膜透過率ともに半分程度にまで低下した。しかしながらこのときの diclofenac の膜透過率は極めて高く，経口吸収率は胃内溶解過程の有無に関わらずほぼ100% と算出された[18]。以上の結果は，胃内薬物溶解過程を D/P システムに反映させた評価を新たに加えることによって，より精度の高い経口吸収評価システムとなるものと考えられた。

(2) 固体分散体製剤および自己乳化型製剤による吸収改善効果の評価

現在，fenofibrate は本国において固体分散体製剤が使用されている。難溶解性の fenofibrate を固体分散体とすることで溶解性を改善し，投与量が微粉化製剤よりもさらに低減されている。一般に固体分散体からの放出によって薬物は溶液中で過飽和状態を示すと考えられ，本製剤も同様の現象が生じるものと推察される。しかしながら胃内で放出された場合，fenofibrate は中性薬物であるため胃内 pH に関わらず過飽和状態からの析出する可能性が考えられる。一方，可溶化製剤（自己乳化製剤を含む）とした場合，胃内での溶解から小腸に移行した後も高い溶解度を示すものと考えられるため，fenofibrate のような薬物において，可溶化製剤は有効な製剤化技術であると考えられる。そこで，先に示した胃内溶解過程を反映させた D/P システムを用いて，fenofibrate の微粉化製剤，固体分散体製剤および自己乳化型製剤を用いて経口吸収性評価を行った。その結果，通常の D/P システムでの膜透過率は，固体分散体製剤≧自己乳化型製剤＞微粉化製剤となり，固体分散体と自己乳化型製剤の効果が確認された。このとき，固体分散体および自己乳化型製剤ともに溶解過程に過飽和溶解からの析出過程が認められた。一方，胃内溶解過程を反映させた場合では，自己乳化型製剤＞固体分散体製剤＞微粉化製剤となり，固体分散体の効果が低減する結果となった。このときの自己乳化型製剤からの溶解過程は，通常の D/P システムとほぼ同様であったが，固体分散体製剤からの溶解過程には過飽和溶解は認められず，これは胃内溶解過程において過飽和溶解が消失したものと考えられた。したがって，fenofibrate を自己乳化型製剤とすることによってより高い吸収改善効果が期待できるものと推察された。

おわりに

本稿では，D/P システムの成り立ちからその有用性および胃内溶解過程を反映させたシステムとその有用性等に関してこれまでの知見を基に紹介した。前臨床開発において，特に製剤からの吸収性評価が重要である。本稿で紹介した *in vitro* システムは前臨床開発だけでなくさまざまな経口製剤開発ステージで有用であると考えられる。現在，さらなる有用性を付与するために，錠剤やカプセル剤等の実際の臨床製剤が評価可能なシステムの構築を目指している。

［片岡　誠］

■引用文献

1) GL. Amidon et al., Pharm. Res., 12, 413(1995).
2) KW. Ward and BR. Smith. Drug. Metab. Dispos., 32, 603(2004).
3) M. Kataoka et al., Pharm. Res., 20, 1674(2003).
4) Y. Miyaji et al., Mol. Pharm., 13, 1564(2016).
5) M. Kataoka et al., J. Pharm. Sci., 95, 2051(2006).
6) M. Kataoka et al., Biol. Pharm. Bull., 34, 401(2011).
7) KC. Johnson and AC. Swindell, Pharm. Res., 13, 1795(1996).
8) Curatolo W. PSTT., 1, 387(1998).
9) M. Kataoka et al., Eur. J. Pharm. Biopharm., 85, 1317(2013).
10) WN. Charman et al., J. Clin. Pharmacol., 33, 381(1993)
11) 医薬品インタビューフォーム，リピディルカプセル67, 100(科研製薬株式会社)
http://www.kaken.co.jp/medical/if/lipidil_200710if.pdf
12) Y Tanaka et al., J. Pharm. Pharm. Sci., 15, 510(2012).
13) P. Buch et al., J. Pharm. Sci., 98, 2001(2009)
14) P. Gao et al., J. Pharm. Sci., 92, 2386(2003)
15) M. Kataoka et al., Pharm. Res., 29, 1485(2012).
16) Y. Shirasaka et al., Drug Metab. Dispos., 36, 946(2008).
17) M. Kataoka et al., Eur. J. Pharm. Sci., 44, 544(2011).
18) M. Kataoka et al., Eur. J. Pharm. Bipharm., 101, 103(2016).

第3章 5

過飽和型経口製剤の開発

はじめに

90年代より候補化合物の難水溶性化が一気に進み，その状況は大きく改善されることなく今に至っている。難水溶性化の理由として，合成技術の進歩による分子構造の複雑化・高分子量化と，創薬戦略の変化が指摘されている[1)]。それ以前の創薬研究(Phenotypic approach)においては，初期段階から直接生体や細胞などで薬効を評価していたため，その過程で自ずとタンパク結合や代謝なども含めた総合評価となっていた。したがって物性に難のある化合物は自然に淘汰されてきたと考えられるが，近年のTarget-based approachに基づく創薬においては，物性に難があっても開発候補として生き残る。難水溶性化合物は，不溶性凝集体がレセプターと相互作用してFalse Positiveを示すなどの例も多いため[2)]，結局のところ創薬戦略の変化は生産性向上には結びつかなかった。近年はかつての「総合評価」への回帰傾向もあり，例えばゼブラフィッシュ[3)]やショウジョウバエ[4)]を利用した薬効・毒性評価などが広がりを見せている。1999年から2008年までの間にFDAに承認された259の新薬について行った解析によると，Best-in-class化合物の創出にはTarget-based approachが有効であるが，First-in-class化合物の発見にはPhenotypic approachが優位との結論に至っている[5)]。つまりTarget-based approachはすでにヒトでの効果がわかっている化合物の構造改変には有用であるが，まったく新規の医薬品を創成するのには向かないという結論になる。

経口製剤における溶解問題は，従来マイクロオーダーへの微細化やシクロデキストリン等の添加，さらには原薬の塩化等によって克服されてきた[6)]。近年は共結晶も，原薬物性改善の一手段として広く認識されている。これらの技術で問題が解決されない場合に用いられる，少し特殊性の高い製剤技術としては，可溶化溶液製剤(自己乳化型製剤を含む)，非晶質固体分散体，ナノ結晶製剤などが代表的である[6, 7)]。これらを総称する適切な日本語は見当たらないが，英語ではEnabling formulationと呼ばれる[8)]。可溶化溶液製剤は溶液状態にあるため安定性に問題を抱えることが多く，また油性媒体への溶解度が十分でなければ製剤体積が大きくなる欠点がある。またソフトカプセルで製剤化することが多いが，剤皮と薬物もしくは基剤との相互作用も注意が必要となる。一方で製剤設計やプロセス設計は比較的単純であり，通常製剤よりも開発しやすい側面もある。これに界面活性剤を加えた自己乳化型製剤も特徴は似ているが，吸収促進効果は単純な溶液より優れることも多い一方で，さらに製剤体積は大きくなる。固体分散体やナノ結晶製剤は，製造に特殊技術が必要となることに加え，物理的安定性に関する理解が十分とは言えず，溶液製剤より開発に時間がかかる。しかしこれらの製剤は通常製剤と同様のカプセル化，錠剤化が可能であるため，患者にとっての利便性の点では，製剤体積が大きくなりがちな溶液製剤より優れる。またいくつかのEnabling formulationに共通の課題として，*in vitro* 試験からの経口吸収予測の難しさがある。加えて，候補化合物の物性から，自ずと選択肢が限定されることもある。医薬品開発においては，以上のようなさまざまな要素を同時に検討したうえで，戦略的に製剤設計を行わなければならない。

1 過飽和溶解に関する最近の理解

難水溶性化合物の経口吸収性を改善する技術の多くは，過飽和状態を形成する点で共通する。熱力学的に定義される過飽和状態は結晶溶解度以上の濃度で溶質が溶解した状態であるが，非晶質固体分散体などが形成する過飽和状態は非常に複雑であることが近年活発に議論されている。図1に，非シンク条件における過飽和型製剤の溶解過程の模式図を示す[9]。溶解初期においては真の過飽和溶解，すなわち分子溶解の状態が得られるが，これが相分離濃度以上の場合には速やかに相分離が進行する。過飽和度が十分に高い場合には経路(a)をたどり直接結晶化が進行するが，この現象は古くから把握されている。しかしながら過飽和度があまり高くない場合は，スピノーダル分解の原理によって濃縮相と希薄相への分離が進行する(経路(b))。この分散相の大きさは一般にマイクロオーダーであるが，固体分散体には高分子化合物が含有されているため，その界面安定化効果によって分散相の大きさが小さくなる。特にオイドラギット類やヒドロキシプロピルメチルセルロースアセテートサクシネート(HPMC-AS)のような荷電高分子は，静電反発によって分散状態を安定化できるため，より高い微細化効果を示す。濃縮相からは固体微粒子が形成されるが，これは非晶質微粒子(経路(c))にも結晶微粒子(経路(d))にもなり得る。これらの粒子径は相分離時の濃縮相の大きさに依存し，場合によっては100nm以下となり目視では認識できない。例えばリトナビルの溶融押出物が溶解過程で40nmのナノ粒子を形成する例や[10]，メソポーラスシリカを利用したイトラコナゾール固体分散体の溶解過程で，12nmの径を有するナノファイバーが形成される例[11]などが報告されている。

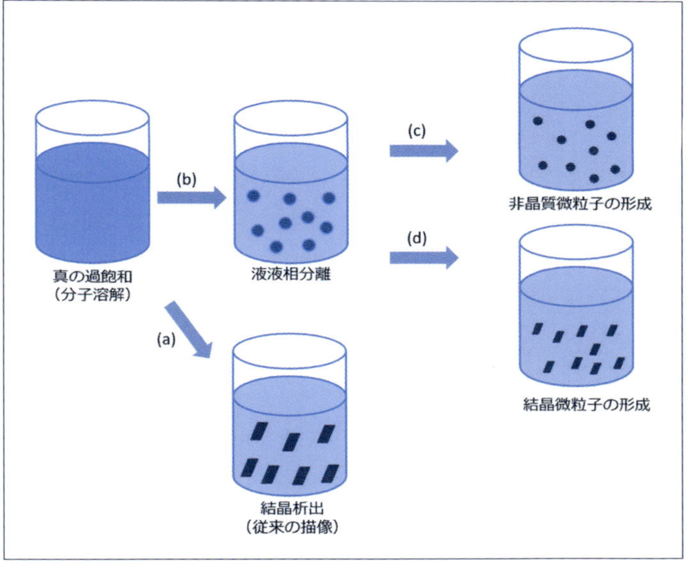

図1 非晶質固体分散体が形成する過飽和溶液の相分離過程。詳細は本文参照。

過飽和状態を形成する製剤の，非シンク条件における溶出パターンを図2に示す。油性基剤に溶

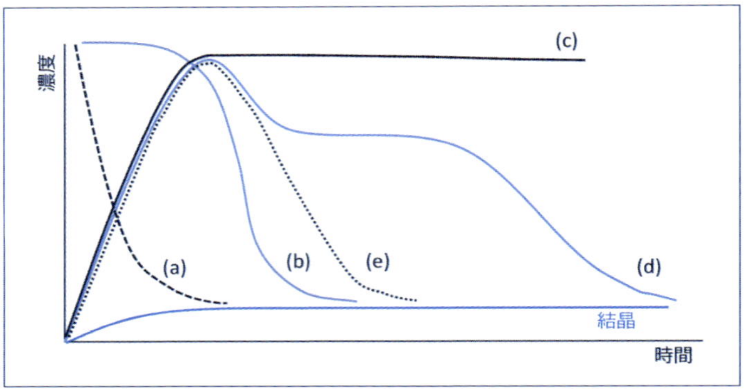

図2　過飽和型製剤の溶出プロファイル。詳細は本文参照。

解されたタイプの製剤の場合，試験開始直後の溶出率は100％であり，析出によって濃度低下が進行する。単純な液体充填カプセルの場合は(a)のように速やかに濃度が低下するが，自己乳化型製剤であれば界面活性剤による安定化効果で過飽和状態が延長される(図中(b))。固体分散体やナノ結晶製剤のような固形製剤の場合には，溶解後に過飽和による高濃度の達成とその維持を期待することになるが(図中(c))，目安として結晶溶解度の5倍濃度を2時間維持できれば経口吸収改善が期待できるとされる[12]。しかしながら図2に示した通り，分子溶解による過飽和状態は長く続かず，徐々に濃度低下が起こる。過飽和度が十分に大きい場合には図1(a)のように直接結晶化が進行するが，過飽和度が結晶化挙動の支配因子となるため，高い過飽和度を達成すれば結晶化による濃度低下も早くなるというトレードオフが生じる。適切な製剤設計によって直接の結晶化(図1の経路(a))を避けた場合には，図中(d)に示す通り，濃度低下の過程において準安定状態が観察される。これは図1で示した液液相分離状態の希薄相(連続相)濃度に相当する。この相分離濃度は一般的に溶解度の5倍以上であるため，相分離状態を2時間維持できる製剤であれば，吸収改善が期待できることになる。分散濃縮相の界面安定化が不十分な場合には，この準安定状態も速やかに崩壊する(図2(e))。なお製剤溶出性評価にあたっては，通常シリンジフィルタによる固液分離を行ったのちに定量を行うが，シリンジフィルタの選択が結果に重大な影響を及ぼすことがある。一般的にシリンジフィルタの孔径は450nmか220nm(200nm)であるが，分散相の大きさもこれに近いことが多い。シリンジフィルタの孔径が分散相よりも大きい場合，分散相も定量結果に含まれる。分散相の大きさがこれらの間であれば，フィルタの選択によって結果に大きな差が生じる。リトナビルやイトラコナゾールの例を紹介した通り分散相の大きさが220nmを下回ることもあり，この場合は一般的なシリンジフィルタで分散相を除去することは困難である。また，以上の溶出プロファイルは界面活性成分の存在で大きく影響を受けるが，経口吸収性予測のためにどのような溶出媒体選択が適切かはいまだ解決されておらず，さらに生体内で同様の相分離が起こっているかどうかも未知である。

2　過飽和を形成する固形製剤の経口吸収

非晶質固体分散体は，高い平衡溶解度を有する非晶質固体を利用することによって，（結晶溶解度に対する）過飽和状態を形成する。ナノ結晶を利用した製剤は，①表面積の増加，②粒子径低下（表面曲率上昇）に伴う平衡溶解度の上昇，さらにトップダウンで調製するナノ結晶の場合は，③高エネルギー面の露出，の3つのメカニズムによって溶解促進が達成され，同じく過飽和状態が得られる。

表1　過飽和型経口製剤の経口吸収予測のための溶出試験における留意点

1. 非シンク条件の適用
2. 消化管内の pH 変化（pH シフトの適用）
3. 吸収相の影響
4. 界面活性成分の影響
5. 液液相分離の影響（相分離濃度の把握）

以下，これらをまとめて議論する。

過飽和溶解状態からの析出過程は前項で紹介した通り複雑であるため，*in vitro* 試験から吸収性を予測するためには，過飽和過程に影響を与える生体因子を考慮すること，および相分離挙動を定量的に把握することが必要となる。経口吸収性を予測することを目的として溶出試験を行う場合に考慮すべきことを表1に示す。まず，経口吸収促進は過飽和効果によって達成されるため，溶出試験においても製剤の過飽和能を観察しなければばならない。そのためには，試験は非シンク条件で行うことが必須となる。実際シンク条件を用いて溶出速度に注目する溶出試験は，過飽和型製剤の経口吸収予測には無力であることが，頻繁に報告されている[13, 14]。これは，製剤の溶解速度と過飽和能には一切関連がないことから容易に理解できる。

さらに生体内で形成されるであろう過飽和状態を，*in vitro* 試験で適切に再現することが求められる。そのためには消化管移動の過程で生じる pH 変化を考慮しなければならない。これは特に，薬物もしくは添加剤の溶解性が pH 依存性を持つ場合に重要となる。溶出試験中に pH を変えることは強アルカリを添加することで容易に達成できるが[15]，本書でも紹介している Gastrointestinal Simulator[16]はさらに消化管内における pH 変化を生体に近い条件で再現することができる。また消化管内においては溶解と吸収が同時に進行しており，それも過飽和挙動に影響を与える。バッチ条件の過飽和溶液と，それに半透膜を介した吸収相を接触させた系において濃度低下を観察したところ，吸収相が存在するほうが高濃度状態を維持できる事例が報告されている[17]。これは吸収相の存在によって過飽和度が低下し，析出速度が遅くなったためと解釈することができる。吸収相を組み込んだ評価手法の開発も進んでおり，溶解過程と膜透過を同時に観察する D/P システム[18]や，パドル法とフロースルセル法を組み合わせ，さらにパドルベッセル内にオクタノール相を組み入れた Biphasic system[19]などが代表例である。また胆汁酸に代表される界面活性成分は，溶解度と過飽和能を上昇させる一方で，析出を促進する効果もあるため，その影響も経口吸収予測において無視できない。

そして過飽和状態からの液液相分離および微粒子形成は，経口吸収に大きな影響を及ぼすと考えられる。微粒子が吸収に寄与しないと仮定し，経口吸収が溶解度律速になっているとすると，相分離時の連続相濃度が支配因子となっても不思議ではない。表2に，アセトンに溶解したフェノ

表2　フェノフィブラート過飽和溶液および固体分散体の相分離濃度（30分後，37℃）

	No polymer	PVP VA	Eudragit L100-55	HPMC-AS (HG)
過飽和溶液	0.9	1.6	1.6	1.4
w/ Tween	25	35	40	60
固体分散体	–	1.0	0.8	1.1
w/ Tween	–	30	35	40

（μg/ml）

フィブラートをリン酸緩衝液およびその0.5%ポリマー溶液に添加することによって作成した過飽和溶液と，固体分散体をリン酸緩衝液に添加して形成させた過飽和溶液の相分離濃度を示す。界面活性成分(Tween 80)が存在しない場合，相分離濃度はいずれの場合も1 μg/ml程度で一定であり，これはフェノフィブラートの平衡溶解度の10倍程度である。Tweenが加わることによって，相分離濃度は大きく上昇し，この場合は共存する高分子種に影響を受ける。有機溶媒を添加した場合と，固体分散体を溶解させた場合で少し値に差はあるものの，高分子種の効果の順列は同じであり，HPMC-AS，オイドラギットL100-55，ポリビニルピロリドン／ビニルアセテートコポリマー(PVPVA)の順に効果が高い。図3に，フェノフィブラートを各高分子添加剤で固体分散体化し，ラットに経口投与したときの，フェノフィブリン酸(主代謝物)の血漿中濃度推移を示す。HPMC-ASを除くと，相分離濃度と経口吸収性の順列が一致していることがわかる。HPMC-ASは溶解速度が非常に遅いことが溶出試験からわかっており，本製剤の経口吸収性は溶解速度律速になったものと思われる。つまり経口吸収が溶解度律速になっている限りは，相分離濃度を経口吸収性の指標にできる可能性がある。

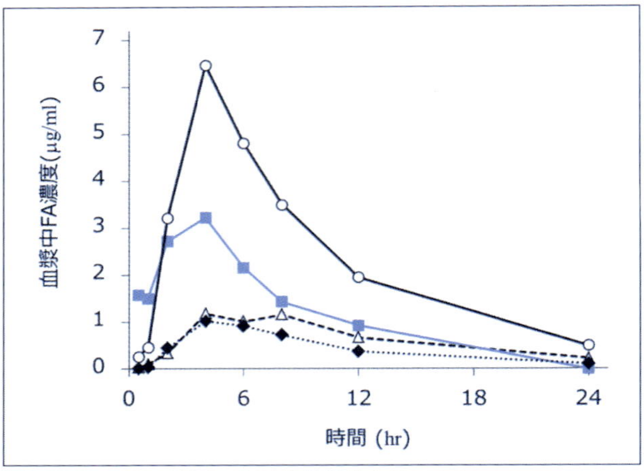

図3 フェノフィブラート固体分散体をラットに経口投与(7.5mg/kg)したときの血漿中フェノフィブリン酸(FA，主代謝物)濃度推移。
○：オイドラギットL100-55製剤，■：PVPVA製剤，◆：HPMC-AS製剤，△：マンニトールとの物理混合物

3 界面活性成分を利用した可溶化製剤の経口吸収

吸収が溶解度律速となる化合物については，消化管内における溶解濃度を上昇させることができれば化合物の吸収性も向上するように一見期待されるが，消化管粘膜から吸収されるためには薬物がフリーの状態で(つまり担体等と結合していない状態で)存在しなければならない。すなわち，消化管内の溶解量と吸収量には相関がみられず，「どの

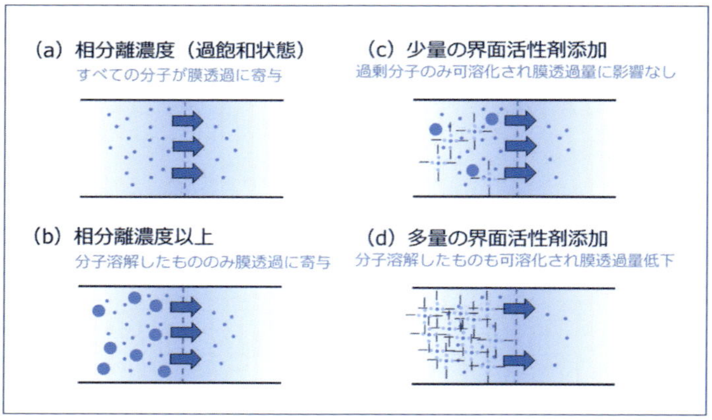

図4 過飽和溶液の分子状態と膜透過性の関係

ように溶解しているか」が重要である。フェノフィブラートのナノ製剤についてヒトにおける消化管内溶解量と吸収量を比較した結果，溶解量は食事によって上昇するのに対し吸収量は食事によって低下する現象が報告されており，これは食事成分による可溶化が吸収を阻害したものと説明されている[20]。図4に，過飽和状態から形成されるナノ粒子と，界面活性剤による可溶化が膜透過に与える影響を示す。図4(a)は相分離濃度の場合の模式図であるが，溶質濃度が相分離濃度を下回る状態においては，それが平衡溶解度以上の過飽和であっても原則として分子溶解しているものと考えられるため，すべての分子が膜透過に寄与する。相分離濃度を超えると微粒子が形成される(図4(b))。この再溶解が十分に遅いと仮定すると，微粒子は膜透過には寄与しないため，膜透過量は図4(a)の場合と同じである。これに少量の界面活性剤を添加した場合(図4(c))，過剰な溶質，つまり微粒子化する溶質のみがミセルに可溶化される。この場合，フリー薬物濃度は変わらないため，膜透過量も不変である。しかし界面活性剤量が十分に多くなると(図4(d))，フリーの溶質もミセルに可溶化される。膜透過に寄与する溶質量が減少するため，膜透過量は低下する。微粒子の大きさが十分に小さい場合，それらも定量時には溶解した薬物と見なされるため，図中(b)～(d)において薬物濃度は一定である。しかしながら膜透過量は，(d)のみ少ない。一方，(a)と(d)を比較すると，薬物濃度は(d)のほうが高いが，膜透過量は(a)のほうが多い。一般に，自己乳化型製剤よりも固体分散体のほうが，経口吸収改善の成功確率が高い要因のひとつは，ここにある。すなわち固体分散体はフリーの薬物濃度を上昇させるためそれが膜透過量の上昇に反映されやすいが，自己乳化型製剤などは担体から薬物が放出される必要があるために，その速度によっては吸収量は向上しないばかりか，低下する恐れさえある。図4で示したような，過飽和分散液の膜透過量変化に対するナノ粒子化と界面活性剤の効果は，felodipine を用いた実験系でも鮮明に示されている[21]。

界面活性剤による可溶化効果を最大限に発揮した製剤は自己乳化型製剤であるが，図2で示した通り自己乳化型製剤は最初から溶解状態にあるため，その溶出試験を通常製剤と同様に解釈することはできない。さらには，マイクロエマルション滴に可溶化されたままの状態では吸収は期待できないが，定量はそれも含めて行わざるを得ない。自己乳化型製剤の吸収予測を溶出試験から行う場合には，マイクロエマルション滴からの放出過程が律速とならないことが前提となる。

溶出試験液に担体を分解する酵素を入れ，薬物の析出への影響を観察する Lipid digestion model を用いると，溶出濃度と経口吸収性の順列が予測できることがある。例えばさまざまな自己乳化型 Danazol 製剤の溶出性と経口吸収性の関係を調べたところ，製剤によっては担体の分解によって薬物が析出し，溶出試験中に濃度が低下したが，溶出率の順列は経口吸収性のそれと一致することがわかった[22]。マイクロエマルション滴の酵素への耐性を決定する要因のひとつとして「ステルス性」があり，密なポリエチレングリコール鎖を滴表面に形成することによって分解されにくい製剤のほうが，吸収性が良好という結果が示されている[23]。その一方で，過剰に安定化されたマイクロエマルション滴は薬物を放出せず，経口吸収性が低くなるという推測もある[24]。これらを併せて考えると，担体はある程度消化されながらも，薬物が析出せずに過飽和状態を維持できる製剤が，吸収改善において優れるとまとめることができる。

4 非晶質固体分散体の物理安定性

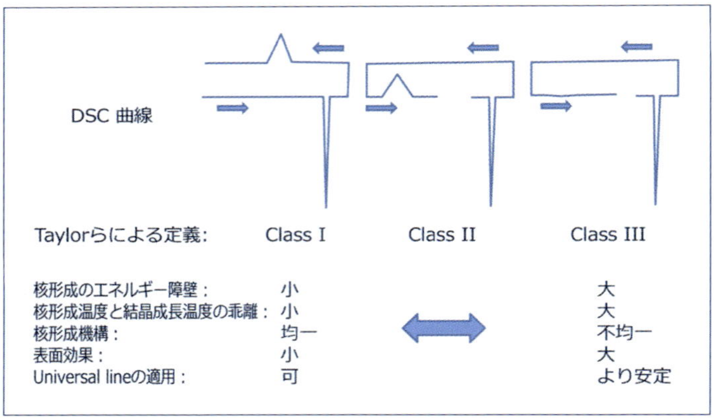

図5　薬物の結晶化傾向のクラス分け

固体分散体とは不活性の基剤に薬物を分散させた製剤であり，定義の上では薬物は結晶でも非晶質でもよい[6)]。ただし近年の製剤研究で固体分散体と言えば，通常は薬物が非晶質状態にある製剤を指す。難水溶性薬物のための各種製剤技術の中でも特に広範囲な物性の薬物に適用可能であるが，製造に特殊な技術が必要となることや，物理的・化学的安定性に対する懸念により，莫大な研究量の割には実用化は限定的である。以下，その中でも特に評価が難しい物理安定性について解説する。

任意薬物について固体分散体を設計するためには，まず薬物自身の結晶化傾向を把握しなければならない。その第一歩として，示差走査熱量測定(DSC)による結晶化挙動の観察が有用である。Taylor らは，薬物単独でまず融点以上まで加温したのち，急冷(20℃/min 程度)中に結晶化が観察される化合物をクラス I，急冷中には結晶化しないが，その後再昇温すると結晶化する化合物をクラス II，この急冷，再昇温プロセスで結晶化しない化合物をクラス III と分類した(図5)[25)]。表3には，各クラスに属する代表的な薬物を示す。保存中に結晶化するかどうかはガラス転移温度(T_g)に大きく依存するため，ここでクラスが若いほうが必ずしも不安定とは言えないが，この試験によって結晶化メカニズムについておおよその見当がつく[9)]。まず，クラス I，II 化合物は DSC 降昇温の時間スケールで核形成と結晶化が進行する化合物であるため，核形成へのエネルギー障壁が比較的小さいと推測される。クラス III 化合物はこの障壁が大きいため，後述の通りその制御によってさらなる安定化も可能である。またクラス I 化合物は，核形成と結晶成長に至適な温度が比較的近いと解釈できるのに対し，クラス II 化合物は核形成温度が結晶成長温度から大きく離れている(低い)ために，一度低温までの冷却が必要になるものと解釈できる。結晶化機構も，クラス I 化合物は均一核形成に基づいて進行するのに対し，クラスが大きくなるにつれ確率論的に発生する核に依存するようになり，不均一核形成となる。結晶化が表面から進行する例が多く指摘されているが，これは不均一核形成に基づく化合物に対してより顕著であり，実際そのような挙動が報告されているのは，インドメタシン[28, 29)]やリトナビル[30)]のようなクラス III 化合物である。

次に，結晶化制御に際して必ず把握しておかなければいけないのが T_g である。化合物の結晶化速度はその種類に大きく依存すると思われており，ケースバイケースで議論されるのが常であるが，厳密に制御された環境下においては結晶化開始温度は T_g のみで説明できる。図6は，各化合物が結晶化度10% に到達する時間(t_{10}(min))をさまざまな温度条件で観察し，T_g と保存温度 T の比の

表3　結晶化機構のクラス分け[25〜27)]

クラス	化合物	分子量	融点（℃）	ガラス転移温度（℃）
I	Atenolol	266.3	153	22
	Benzamide	121.1	127	−10
	Caffeine	194.2	237	72
	Carbamazepine	236.3	192	61
	Chlorpropamide	276.7	124	16
	Griseofulvin	352.8	218	89
	Haloperidol	375.9	150	33
	Tolbutamide	270.3	128	4
II	Acetaminophen	151.2	170	24
	Celecoxib	381.4	163	58
	Dibucaine	343.5	65	−35
	Flurbiprofen	244.3	115	−6
	Nifedipine	346.3	173	45
	D-salicin	286.3	201	58
III	Curcumin	368.4	183	62
	Fenofibrate	360.8	81	−20
	Ibuprofen	206.3	77	−45
	Indomethacin	357.8	161	45
	Itraconazole	705.6	168	58
	Ketoconazole	531.4	150	45
	Loratadine	382.9	136	37
	Probucol	516.8	127	27
	Procaine	236.3	62	−39
	Ribavirin	244.2	168	56
	Ritonavir	720.9	126	49

関数として整理したものであるが，クラスI，IIの化合物群の結晶化開始時間はすべてuniversal lineで説明できることがわかった[31)]。クラスIII化合物はこれらよりも結晶化が遅いものの，worst caseがuniversal lineになると考えられる。急冷法で調製し，表面積を最小化した非晶質リトナビル（図中Rq）はuniversal lineと比べて結晶化が遅いが，凍結乾燥で調製した広い表面積を持つ非晶質リトナビル（図中Rf）は結晶化が促進されており，universal lineで説明できることがわかった[30)]。この結論は原薬の観察で得られたものであるが文献上の製剤の安定性[32)]も説明することができ，計算上は25℃で3年間の安定性を担保するには T_g が48℃，冷蔵保存であれば26℃以上あればよい[31)]。もっともこれには，薬物と添加剤が分子レベルで混合しておりそれが経時的に変化しないこと，水分吸着の影響を受けないことなどが前提となる。

クラスIII化合物は，近接分子との相互作用が結晶化挙動に大きく影響する。それならば，この相互作用を強化すれば安定化が可能との発想に至る。われわれは非晶質リトナビルを T_g 直下でアニーリングすることによって，結晶化を遅延させられることを見出した[33)]。図7は，60℃6日間のリトナビル等温結晶化実験に対する，40℃のプレアニーリングの影響である。アニーリングを行わない場合，60℃6日間で非晶質リトナビルは約58% 結晶化するが，その前に40℃アニーリングの工程を挟むことによって結晶化が遅延し，48時間のプレアニーリングを行うとわずか8% しか結晶化しないことがわかった。40℃アニーリング中の構造変化を動径分布関数およびFT-IRで解析した結果，水素結合の再配置と充填体積の減少が認められ，これが結晶化抑制に大きく関与しているものと推測された。

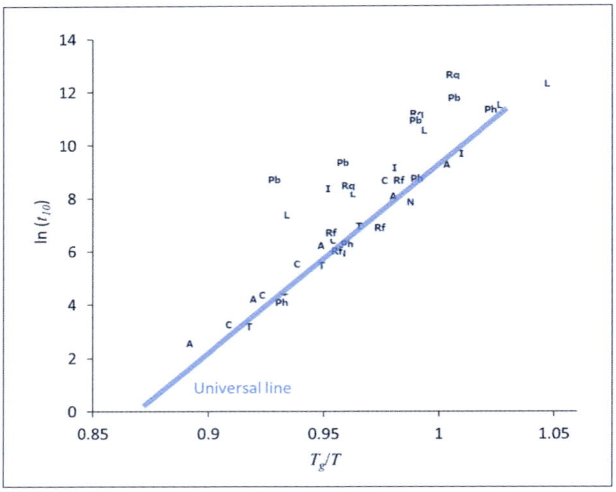

図6　非晶質原薬の結晶化開始時間
（t_{10}，結晶化度が10% に到達する時間，min）と T_g/T の関係。
A：アセトアミノフェン，C：クロルプロパミド，T：トルブタミド，Ph：フェノバルビタール，N：ニフェジピン，Rf：凍結乾燥によって非晶化したリトナビル，Rq：溶融・急冷によって非晶化したリトナビル，I：インドメタシン，Pb：プロブコール，L：ロラタジン。Universal line は A，C，T，Ph，N に対する Best fit。

固体分散体の製剤設計にあたっては，さらに高分子添加剤を加えて安定性を向上させることになる。薬物と添加剤の混合自由エネルギーΔG_{mix}は，混合によるエントロピー変化と異分子接触によるエンタルピー変化の和より計算することができる。

$$\frac{\Delta G_{mix}}{kT} = \phi_d \ln \phi_d + \frac{\phi_p}{N} \ln \phi_p + \chi \phi_d \phi_p \qquad (1)$$

本式はFlory-Huggins 式と呼ばれ，ϕ_d，ϕ_p はそれぞれ薬物分率，添加剤分率であり，k およびN は，ボルツマン定数，高分子添加剤のセグメント数，χ は各成分間の相互作用パラメータである。もっともこの式によって説明できるのはあくまでも平衡状態であり，製造法や履歴等に影響を受ける実際の混合状態は異なる可能性が高い。固体分散体を工業的に製造する手法としては溶融押出法と噴霧乾燥法が代表的であるが，基本的に前者は T_g が低くて熱安定性に優れる化合物，後者は T_g が高く溶媒への溶解度が高い化合物に適性を持つ。密度や表面積など，固体分散体の物性は調製法に大きく依存するため，評価においては実際に製造に用いられる手法で調製された製剤を用いるのが望ましいが，いずれも多量の原薬を必要とすることから開発初期の利用は難しい。極めて少量で固体分散体が調製できる手法として，キャストフィルム（CF）法，溶融法，沈殿法等があるが，CF法は溶液状態からゆっくりと溶媒を留去するため，熱力学に即した混合状態が実現される反面，溶媒も含めた3成分系の相溶性が反映される。これは沈

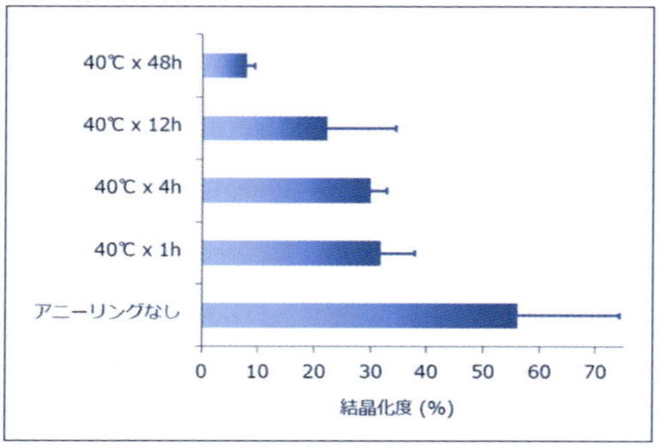

図7　非晶質リトナビルの等温結晶化に対する40℃プレアニーリングの影響。
等温結晶化は60℃，6日間にわたって行った。

殿法も同様である。溶融法や溶融押出法は高温で処理をするため相溶状態が得やすいが，その状態は室温付近では維持できないかもしれない。また噴霧乾燥法は瞬時に溶媒を乾燥させて粒子を作成するため，非平衡構造が凍結される可能性が高い。また液滴が乾燥される過程において，蒸発による気液界面の後退より拡散速度が遅い成分は界面に集積し，結果として粒子表面に偏析する可能性がある[34]。各手法の特徴を把握できていなければ，開発が進んで調製法を変更したときに，思わぬトラブルに遭遇するかもしれない。

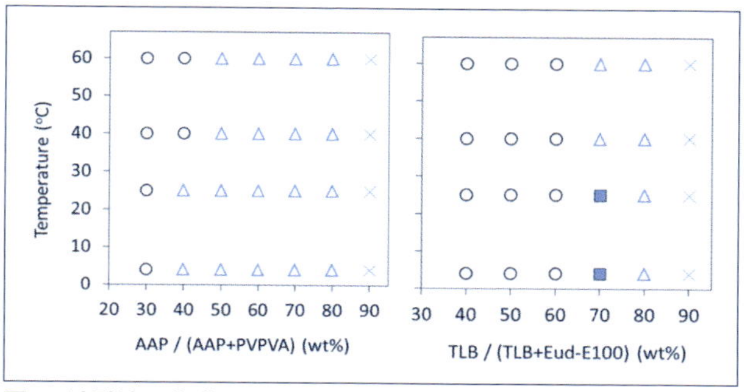

図8　溶融法で作成したアセトアミノフェン（AAP）／PVPVA固体分散体，およびトルブタミド（TLB）／オイドラギットE100固体分散体の物理安定性（相分離）評価[35]。

4℃，25℃，40℃，60℃で保管したのち，相分離をDSCで評価した。○：1カ月相溶状態維持，■：1週間相溶状態維持，1カ月後相分離，△：調製直後は相溶，1週間後相分離，×：調製直後に相分離。

製造直後の固体分散体が非平衡状態にある場合，その状態は経時的に変化する可能性がある。例えば溶融押出法では100℃以上の温度で混練が行われることも珍しくないが，その場合は混練温度における相溶性が反映された混合物となるが，それは室温における安定な混合状態とは大きく異なるかもしれない。この場合，各混合状態の差の自由エネルギーを推進力として，相分離が進行する可能性がある。図8は，アセトアミノフェン（AAP）とPVPVA，およびトルブタミド（TLB）とオイドラギットE100の物理混合物をそれぞれ薬物の融点以上で加温して非晶質固体分散体化したのち，さまざまな温度で保管して経時的な相分離挙動を観察した結果である[35]。AAPの系においては，調製直後は薬物濃度80%まで相溶しているが，1週間で速やかに相分離が進み，40℃以上では薬物量50%以上，室温以下では薬物量40%以上で相分離が認められた。つまり高温条件のほうが，相溶性が高い。これはAAPとPVPVAの混合が吸熱反応と考えればもっともな結果であるが，開発研究における加速試験が成り立たないことを意味する。すなわち，このような固体分散体を40℃や60℃といった加速，過酷条件に保存したとしても，相溶性の観点からは安定化していることになる。一方で，TLBとオイドラギットの系では高温条件で相分離が速く，1カ月後にはいずれの温度においても薬物量70%以上で相分離が認められた。この系は薬物，添加剤ともにT_gが低く，混合相のそれは室温付近である。つまり，最終的な相溶性は4～60℃の間で一定であるが，40℃と60℃はガラス転移以上であり，分子運動性が高いために早く相分離が進行したと考えられる。相分離自体が固体分散体のパフォーマンスにどの程度影響が出るかは解明されていないが，相分離して薬物濃縮相が形成されると結晶化が進行しやすくなるという懸念がある。その適切な見極めを行うためには，加速試験の解釈に注意が必要となる。

おわりに

近年の創薬戦略においては，特殊な製剤技術に頼る必要のない化合物設計を基本戦略としているにもかかわらず，多くの難水溶性薬物が候補化合物として生き残る状況は変わらない。一方で難水溶性薬物に対する製剤化技術は確実に進歩を続けており，一昔前と比較すると製剤関連部署の備えはできているように思われる。Enabling formulation の経口吸収性や安定性の解釈に対する理解がさらに進めば，これらはいずれ通常製剤と同様の感覚で採用できるようになると期待され，ひいては医薬品開発の成功確率の上昇にも繋がると思われる。

［川上亘作］

■参考文献

1）D. Brown. Drug Discovery Today 12, 1007-1012(2007).
2）S.L. McGovern, E. Caselli, N. Grigorieff, B. K. Shoichet. J. Med. Chem. 45, 1712-1722(2002).
3）L. I. Zon, R. T. Peterson. Nature Rev. Drug Discovery 4, 35-44(2005).
4）U. B. Pandey, C. D. Nichols. Pharmacol. Rev. 63, 411-436(2011).
5）D. C. Swinney, J. Anthony. Nature Rev. Drug Discovery 10, 507-519(2011).
6）K. Kawakami, Adv. Drug Delivery Rev., 64 480-495(2012).
7）K. Kawakami, Ther. Deliv., 6, 339-352(2015).
8）S. T. Buckley, K. J. Frank, G. Fricker, and M. Brandl. Eur. J. Pharm. Sci. 50, 8-16(2013).
9）K. Kawakami. Exp. Opin. Drug Delivery, 14, 735-743(2017).
10）I. Tho, B. Liepold, J. Rosenberg, et al. Eur J Pharm Sci. 40, 25–32(2010).
11）R. Mellaerts, A. Aerts, T. P. Caremans, et al. Mol Pharmaceutics 7, 905–913(2010).
12）M. Brewster, 私信.
13）G. Verreck, R. Vandecruys, V. De Conde, et al. J Pharm Sci 93, 1217-1228(2004)
14）J. Bevernage, J. Brouwers, M. E. Brewster, P. Augustijns. Int J Pharm 453, 25-35(2013)
15）S. Sakuma, S. Matsumoto, N. Ishizuka, et al. J Pharm Sci 104, 2977-2985(2015).
16）S. Takeuchi, Y. Tsume, G. E. Amidon, G. L. Amidon. J Pharm Sci 103, 3416-3422(2014).
17）J. Bevernage, J. Brouwers, P. Annaert, P. Augustijns P. Eur J Pharm Biopharm 82, 424-428(2012).
18）M. Kataoka, Y. Masaoka, Y. Yamazaki, et al. Pharm Res 20, 1674-1680(2003).
19）Y. Shi, P. Gao, Y. Gong, H. Ping. Mol Pharmaceutics 7, 1458-1465(2010).
20）B. Hens, J. Brouwers, M. Corsetti, P. Augustijns P. Eur J Pharm Biopharm 77, 40-47(2015).
21）S. A. Raina et al., Pharm. Res. 32, 3350-3364(2015).
22）C. Porter et al., Adv. Drug Delivery Rev., 60, 673(2008).
23）O. M. Feeney, H. D. Williams, C. W. Pouton, C. J. H. Porter, J. Control. Release 192, 219-227(2014).
24）K. Kawakami et al., J. Control. Release, 81, 75-82(2002).
25）J. A. Baird, van Eerdenbrugh, L. S. Taylor. J. Pharm. Sci. 99, 3787-3806(2010).
26）K. Kawakami, T. Usui, M. Hattori, J. Pharm. Sci. 101, 3239-3248(2012).
27）K. Kawakami, J. Phys. Chem. B 115, 11375-11381(2011).
28）T. Wu, L. Yu L. Pharm. Res. 23, 2350-2355(2006).
29）T. Wu et al. Langmuir 23, 5148-5153(2007).
30）K. Kawakami. J. Pharm. Sci. 104, 276-279(2015).
31）K. Kawakami et al., Mol. Pharmaceutics, 11, 1835-1843(2014).
32）S. Greco, J. R. Authelin, C. Leveder, A. Segalini. Mol Pharmaceutics 29, 2792-2805(2012).
33）S. Tominaka, K. Kawakami, M. Fukushima, A. Miyazaki, Mol. Pharmaceutics 14, 264-273(2017).
34）K. Kawakami et al. J. Pharm. Sci. 102, 518-529(2013).
35）K. Kawakami et al. J. Drug Delivery Sci. Technol., in press.(doi.org/10.1016/j.jddst.2018.05.016)

第3章 6 過飽和型経口製剤の溶解分子状態評価

はじめに

現在，新薬候補化合物の多くは難水溶性を示し，経口投与製剤としての開発には薬物の溶解性改善が必要不可欠となっている。また，60〜70％の候補化合物がBiopharmaceutics Classification System（BCS）においてclass IIに分類されることが報告されている[1)]。BCS class IIに分類される薬物は水への溶解性が低い一方，膜透過性が高いため，消化管溶液中における溶解性の改善により顕著な消化管吸収改善が期待できる。難水溶性薬物の溶解性を改善する試みとして，薬物の結晶多形の選択や薬物塩の調製，薬物のナノ結晶化や非晶質化などの製剤技術が研究されている。このような薬物の物理化学的性質を改変する検討に加えて，シクロデキストリンなどの包接化合物や界面活性剤，ポリマーなどの添加，またオイルや脂質を用いたエマルション製剤の利用などによる溶解性改善技術も広く研究されている。

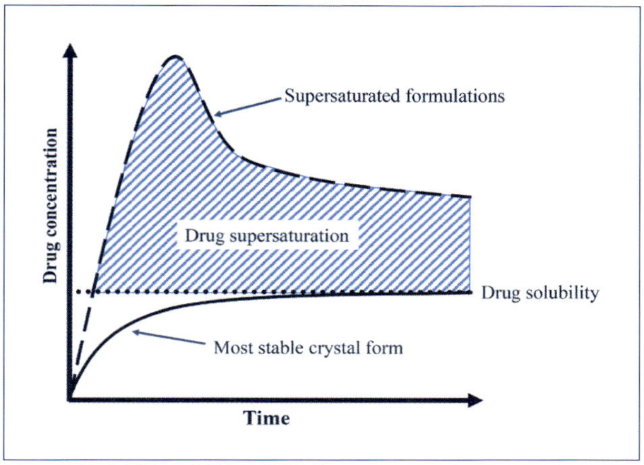

図1　過飽和型経口製剤の溶出プロファイルの例

各種溶解性改善技術を利用した経口製剤による溶解性改善能を評価する簡便な方法として溶出試験などの製剤試験が用いられており，薬物の溶出速度の向上や薬物溶解濃度の改善が試みられている。過飽和型経口製剤は溶出時に結晶の溶解度以上に高い薬物濃度を達成することにより，水溶液中において薬物過飽和状態を形成する（図1）。薬物の過飽和形成により，経口投与時の消化管吸収改善が期待される。しかし，溶出試験により認められた溶出改善が必ずしも経口吸収改善に結びつかないケースもあるため[2)]，過飽和型経口製剤の経口吸収性予測についてはいまだ課題が残されている。また，薬物の過飽和溶解状態については報告によって定義が曖昧である。溶出試験のみの現象論的な評価では薬物の過飽和溶解を一義的に定義できず，薬物の過飽和溶解によって期待される薬物経口吸収性改善能を明らかとすることは困難である。そのため，薬物の経口吸収性改善を目的とした過飽和型製剤の検討には，薬物の溶解状態を分子レベルで評価することが重要となる。本稿では，バルクの水中に単独で溶解した薬物量が薬物の結晶溶解度を超えた状態を薬物過飽和溶解状態と定義し，薬物の過飽和溶解状態についてNMRにより評価した結果について紹介する。

1 薬物の過飽和溶解

最安定結晶形と比較して，より溶解性の高い結晶多形や薬物塩，co-crystal，薬物非晶質などを水に分散することにより一時的に薬物の結晶溶解度以上にバルクの水中に薬物が溶解した過飽和溶液が形成される[3)]。図2には一例として難水溶性薬物のGlibenclamide（GLB）の結晶および非晶質を緩衝液に分散した際の溶出プロファイルを示す[4)]。GLBの試験溶液中の溶解度はおよそ5μg/mLであり，結晶のGLBを水に分散した際には，緩やかにGLB溶解度まで濃度が上昇する。一方，GLB非晶質を緩衝液中に分散すると，一時的に結晶溶解度以上にGLBが溶解する。GLB非晶質は結晶と比較してエネルギー状態が高いため，結晶のGLBと比較して溶解度が高く，水分散時にGLB過飽和状態を形成する。しかし，過飽和溶解状態は不安定であり，時間経過に伴いGLBの結晶化が起こり，結晶溶解度までGLB濃度が低下する。薬物の塩やco-crystalなどを水に分散した際に形成される過飽和状態も，溶液中において最安定形の結晶が析出することにより，時間経過に伴い解消される。より高い薬物の過飽和溶解濃度を達成するには過飽和溶液からの薬物の結晶化を抑制することが必要である。これまでにもさまざまなポリマーが薬物の結晶化を抑制することが示されており，Polyvinylpyrrolidone（PVP）やMethacrylic acid copolymer（Eudragit），Hypromellose（HPMC），Hypromellose acetate succinate（HPMC-AS）などのポリマーが強い薬物結晶化抑制作用を有することが知られている。図2に示すように，結晶化抑制作用を有するHPMC-ASを溶解させた水溶液中にGLB非晶質を分散することにより，GLBの結晶化が抑制され，GLB溶解量が継続的に増加していく。12時間後のGLB濃度は結晶溶解度の30倍以上の濃度まで上昇する。このように結晶と比較して溶解度の高い非晶質や結晶化抑制剤を組み合わせることにより，薬物溶解量を劇的に改善することができる。特に，薬物を非晶質状態で結晶化抑制作用を示すポリマー中に分散した固体分散体は薬物の溶解性を顕著に改善し，高い薬物過飽和状態を形成可能な製剤として広く研究されている。固体分散体に用いられる結晶化抑制剤の開発により，現在では，高い薬物過飽和溶解状態を長時間維持することも可能となっている。

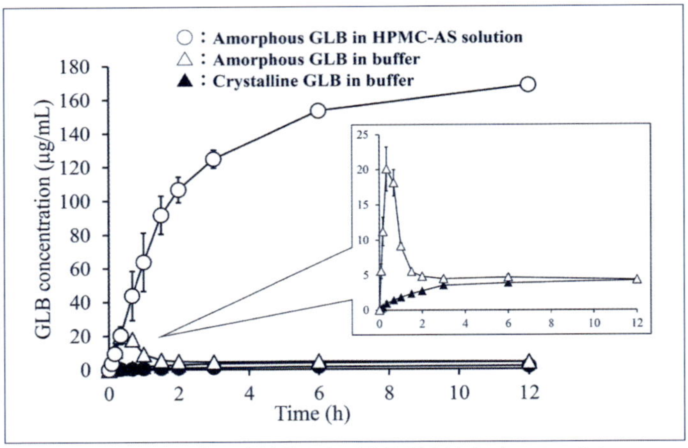

図2　Glibenclamide（GLB）結晶および非晶質の溶出プロファイル

2 過飽和溶解薬物の分子状態評価

薬物の水溶液中での過飽和形成は，溶出試験等の現象論的な評価は多数行われているものの，過飽和溶解薬物の分子状態についてはいまだ不明瞭な点が多い。図3には難水溶性薬物であるChlorthalidone(CLT)の過飽和溶解状態を結晶化抑制剤であるHPMC-AS溶液中で調製し，溶液NMR測定を行った結果を示す[4)]。本測定ではCLTの添加濃度を250μg/mLから3000μg/mLまで変化させ，溶液NMRスペクトルを取得している。本試験溶液中でCLTの結晶溶解度は約300μg/mLであり，CLT濃度1000，2000，および3000μg/mLの溶液中ではCLTは過飽和溶解状態にある。CLT過飽和溶液のCLTピークの面積値からCLT濃度を算出した結果，すべての溶液においてCLT仕込み濃度に相当するCLTピークが認められている。溶液中のHPMC-ASによりCLTの結晶化は長時間抑制されており，CLT濃度低下はNMRの測定中に認められていない。溶液NMRで仕込み濃度と同等のCLTピークが観測されている結果から，過飽和溶解したCLTは溶解度以下の濃度で溶解しているCLTと同様に高い運動性を維持し，バルクの水中に溶解していることが示唆される。一方，CLT濃度依存的にCLTピークのケミカルシフト値が変化しており，水溶液中に溶解したCLTの分子環境がCLT濃度上昇に伴い変化していることが示される。過去の報告において，溶媒中における溶質のケミカルシフト値が溶質の濃度依存的に変化することが認められており，溶質分子の濃度依存的な会合体形成が原因であると報告されている[5)]。CLT濃度依存的に水溶液中のCLT分子が会合体を形成しており，CLTの会合数の増加に伴いCLTの分子環境が変化しCLTピークが高磁場側にシフトしたと推察される。しかし，CLT過飽和溶液においてCLT分子は会合体を形成しながらも，溶液NMRで観測できるほど高い運動性を維持して溶解している。また，CLT過飽和溶液からのCLTの膜透過性を評価した結果，結晶溶解度以下で溶解しているCLT分子と同様の膜透過性を有していることが明らかとなっている。これらの結果から，薬物過飽和溶解状態において薬物分子は，結晶溶解度以下で溶解している薬物分子と同様に高い運動性を維持したまま，バルクの水中に溶解していることが示される。薬物過飽和溶解に伴う薬物の分子状態変化は比較的小さく，薬物過飽和形成による薬物の溶解量上昇に比例して薬物の経口吸収性が改善することが期待される。

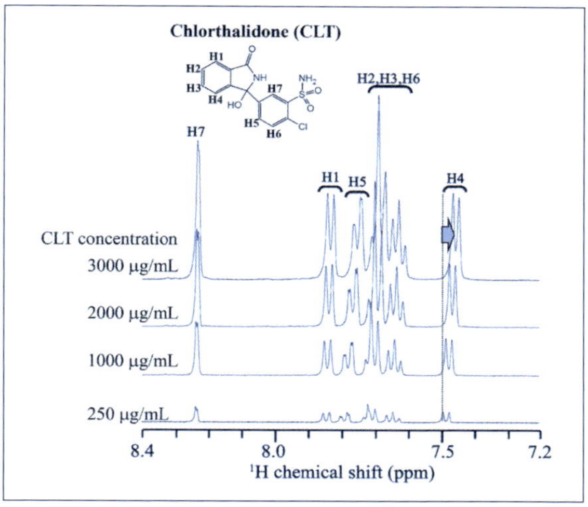

図3 Chlorthalidone(CLT)過飽和溶液の^{1}H NMRスペクトル（矢印はCLT濃度依存的なCLTピークのケミカルシフト値の変化の一例）

3 過飽和溶解の限界

前述したように，有効な薬物結晶化抑制剤を水溶液中に溶解させておくことにより，過飽和溶液からの薬物結晶化を一定時間抑制することができ，結晶の溶解度の数十倍の濃度で薬物を過飽和溶解させることが可能である。また，薬物が過飽和溶解している溶液に関しても溶液の外観は澄明であり，薬物は分子状態でバルクの水中に溶解している。しかし，仮に過飽和溶液からの薬物結晶化を完全に抑制した場合にも，バルクの水中に過飽和溶解可能な薬物濃度には熱力学的に限界が存在することが知られている。そのため，強い薬物結晶化抑制剤を用いたとしても，バルクの水中に溶解した薬物を無限に増加させることはできない。薬物過飽和溶液中の薬物溶解濃度を上昇させていくと，ある一定濃度以上において溶液が濁り始めることが報告されている[6)]。薬物は過飽和状態にあるため，薬物の結晶化によって水溶液が懸濁することがあるが，薬物の結晶化が十分に抑制されている水溶液中では，薬物結晶の析出以外の原因で薬物過飽和溶液の濁度の上昇が認められる。

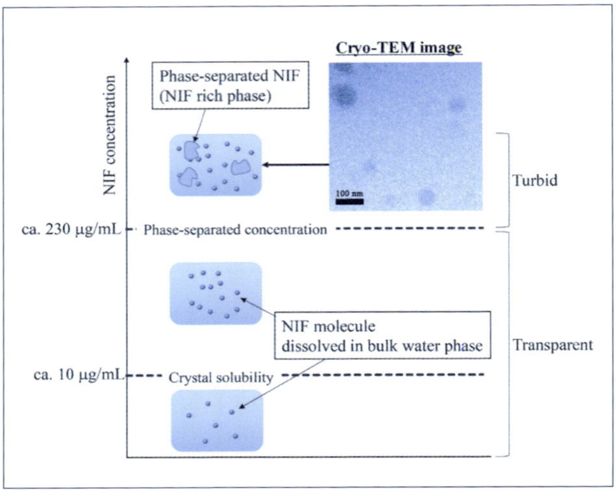

図4　Nifedipine（NIF）過飽和溶液の溶解分子状態の模式図

薬物過飽和溶解状態の変化の一例として，難水溶性薬物であるNifedipine（NIF）を，HPMC-AS溶液に各種濃度で添加した際の溶液の外観の変化について紹介する[7)]。NIFの本試験溶液中での結晶溶解度はおよそ10μg/mLであり，この濃度まではNIFは単独でバルクの水中に溶解している（図4）。NIF仕込み濃度がNIF結晶溶解度以上の溶液においても，HPMC-ASの結晶化抑制作用により，NIFは結晶化することなく一定時間過飽和状態を維持する。また，NIF過飽和溶液の外観は澄明であり，結晶の溶解度以下で薬物が溶解した溶液と比較して濁度の変化は認められない。しかし，NIF仕込み濃度が230μg/mLを超えるとNIF過飽和溶液が濁り始め，その後は仕込み濃度の増加に伴い濁度が上昇していく。NIF仕込み濃度230μg/mL以上の溶液について極低温透過型電子顕微鏡（Cryo-transmission electron microscopy；cryo-TEM）により評価すると，数十nmのナノサイズの粒子が観測される（図4）。観測される粒子は液滴状の外観を示し，結晶性も認められない。このナノサイズの液滴は溶液中に過剰に溶解したNIFが相分離を起こしたものである。過飽和溶解した薬物は一定の過飽和溶解濃度を超えるとバルクの水中に均一に溶解することができなくなり，一部の薬物が相分離を起こす。この相分離濃度は薬物によって異なり，薬物の結晶溶解度の数倍から数100倍程度まで変化する。相分離を起こした薬物相はバルクの水中に溶解した薬物と比較して膜透過性が低く，薬物の相分離濃度以上で薬物を溶解しても，薬物の膜透過量が仕込み濃度に依存して改善しないことも報告されている[8)]。そのため，過飽和型経口製剤からの薬物の吸収性を予測するには，薬物の相分離も加味した上での薬物溶解量の予測が重要となる。

相分離を起こした薬物相は薬物の種類や溶液中に存在する添加剤によってもその大きさや物性が異なる。図4で示したNIFの相分離の場合，相分離した液滴の大きさが100nm以下であるため，通常のメンブレンフィルター（0.2μm～0.8μm）によるろ過や遠心分離では，バルクの水中に溶解したNIFと完全に分離されない。その結果，バルクの水中に溶解したNIF量と相分離を起こした液滴中に存在するNIF量を区別して正確に評価できないケースがある。一例として，NIF仕込み濃度400μg/mLでNIF過飽和溶液を調製し，ろ過および遠心処理後のNIF濃度を定量した結果を図5に示す。0.45μmのメンブレンフィルターろ過後のNIF濃度は約400μg/mLを示し，仕込みのNIF濃度と同等の値を示す。NIF仕込み濃度400μg/mLのNIF過飽和溶液中ではNIFが相分離を起こしており，バルクの水中に溶解しているNIF量はNIF仕込み濃度と比較して低い。NIF仕込み濃度400μg/mLのNIF過飽和溶液中では，すべてのNIFが0.45μmのフィルター径よりも小さい状態で水溶液中に分散しているため，フィルターろ過後のNIF濃度がNIF仕込み濃度と同等の値を示す。一方，15,000×gで遠心分離後の上清中のNIF濃度は約340μg/mLとなり，仕込みのNIF濃度と比較して，小さい値となる。さらに，150,000×gで超遠心分離後の上清中のNIF濃度は約240μg/mLとなり，NIFの水溶液中での相分離が観察され始める濃度とほぼ同様の濃度を示す。すなわち，150,000×gで超遠心分離を行うことにより，相分離を起こしたNIF液滴の大部分がバルクの水中に溶解したNIFと分離できたことが示唆される。ここで示されたように，液相で相分離を起こした薬物液滴はそのサイズによってはバルクの水中に溶解した薬物との区別が難しく，通常の溶出試験で用いられる薬物濃度の定量方法ではバルクの水中に過飽和溶解した薬物濃度を誤認しうることが示唆される。相分離も含めた薬物の溶解分子状態を直接評価することが過飽和型経口製剤の水分散時の薬物の過飽和形成挙動を理解するうえで重要となってくる。

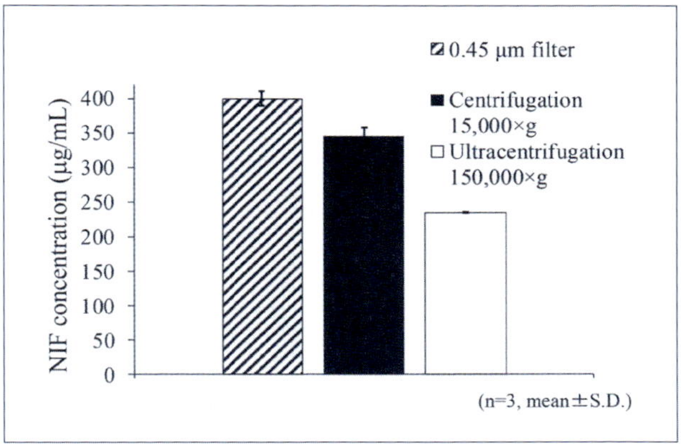

図5　Nifedipine（NIF）過飽和溶液（NIF 仕込み濃度：400μg/mL）をろ過および遠心処理した後の NIF 濃度

NIFの相分離が認められた溶液中についてより詳細な分子状態評価を目的として溶液NMR測定を行った結果を図6に示す。本検討ではNIF濃度を変化させた際のNIF過飽和溶液の溶液NMRスペクトルを比較している。NIFの結晶溶解度は約10μg/mLであり，すべての溶液においてNIFは過飽和状態を形成している。溶液中には結晶化抑制剤であるHPMCが溶解しており，NMR測定時にNIFの結晶化は認められていない。NIF仕込み濃度50～200μg/mLの溶液においては，溶液NMRによって認められるNIFピークから算出されるNIF濃度が仕込み濃度と同等の値を示し，大部分のNIFが溶液NMRで検出される。NIF過飽和溶液においてもNIFは高い運動性を維持してバルクの水中に溶解していることが示される。一方，NIF仕込み濃度300μg/mLの試料では，溶液NMRで検出されたNIF濃度が220μg/mLとなり，仕込みNIF濃度と比較して低い値となる。NIF 濃度300μg/mL の溶液では一部の NIF が相分離を起こし，水溶液中においてナノサイズの液滴を形成することが認められている。相分離を起こした NIF 液滴中では NIF の分子運動性がバルクの水中に溶解した NIF と比較して強く抑制されている。その結果，相分離を起こした NIF が溶液 NMR により検出されなかったと推察される。すなわち，溶液 NMR ではバルクの水中に溶解した NIF のみが検出されたことが示唆される。溶液 NMR による評価を行うことで，薬物の相分離が生じた溶液中でバルクの水中に溶解した薬物濃度を直接評価することが可能である。また，NIF 仕込み濃度400μg/mL の溶液中において溶液 NMR で検出された NIF 濃度は約225μg/mL であり，NIF 仕込み濃度300μg/mL の溶液とほぼ同等の値を示す。これらの結果から，NIF 仕込み濃度に関係なく，バルクの水中に溶解できる NIF 濃度の限界量はおよそ220μg/mL であることが示される。薬物の仕込み濃度を変化させて溶液 NMR 測定を行うことにより，バルクの水中に溶解可能な最大薬物濃度を評価することが可能である。前述したように，過飽和型経口製剤を水溶液に分散した際の薬物濃度をフィルターろ過や通常の遠心分離により評価した場合，薬物の溶解状態を誤認することがある。溶液 NMR 等の分光学的手法を用いることにより，溶解分子状態を加味した過飽和溶解量の定量が可能であり，過飽和型経口製剤からの薬物吸収性のより正確な予測に寄与することが期待される。また，薬物仕込み濃度を変化させ薬物過飽和溶液を調製し溶液 NMR スペクトルを取得することにより，薬物の最大過飽和溶解量を決定でき，過飽和型経口製剤設計による薬物吸収量改善の限界を見極める重要な指針を得ることができる。

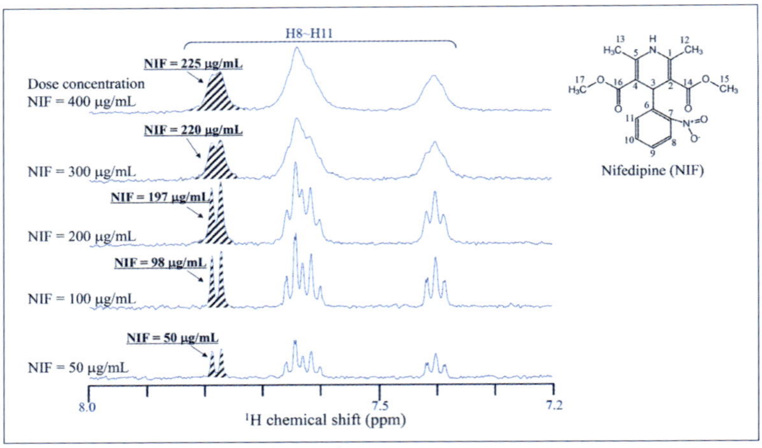

図6　Nifedipine（NIF）過飽和溶液の^{1}H NMR スペクトル
（NIF ピークの面積値から算出される NIF 濃度を矢印で示す。）

4 過飽和溶解および可溶化溶解の区別

固体分散体などの過飽和製剤に加えて薬物の溶解性改善手法として広く薬物の可溶化技術が研究されている。界面活性剤やポリマー，シクロデキストリンなどの包接化合物，脂質等の添加剤が薬物の可溶化を目的として用いられている。可溶化された薬物は熱力学的に安定に溶解状態を維持することができ，バルクの水中と平衡状態にある。可溶化作用をもつ添加剤が溶解した溶液中に薬物結晶を分散すると可溶化剤の構造中に薬物が取り込まれることにより，見かけ上薬物の溶解度が上昇するが，バルクの水中に単独で溶解した薬物濃度は結晶の薬物溶解度以下に保たれている。その

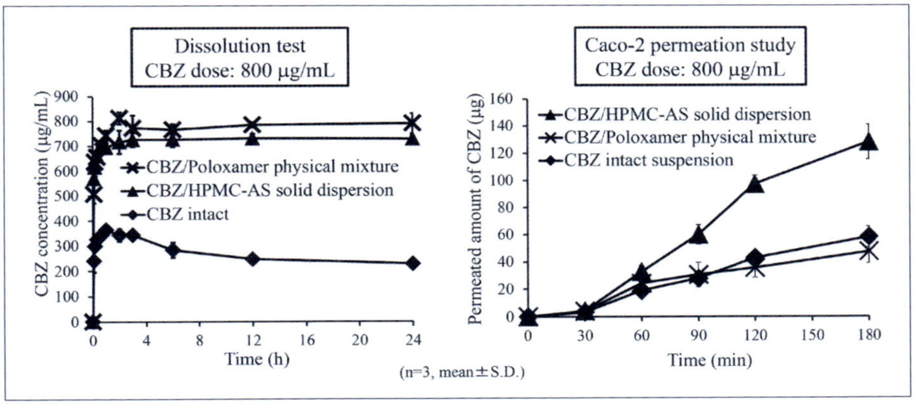

図7　Carbamazepine（CBZ）の溶出プロファイル（左図）および
Caco-2単層膜透過プロファイル（右図）

ため，バルクの水中では薬物は過飽和溶解状態になく，薬物結晶化も起こらない。しかし，結晶と比較して溶解度が高い非晶質薬物や薬物塩などを，可溶化剤が入った溶液中に分散すると，薬物の可溶化と同時に，バルクの水中においても薬物が過飽和状態を形成しうる。可溶化された薬物と過飽和状態にある薬物は熱力学的な挙動も膜透過性も異なる一方，両者を溶液の外観や溶出試験等の試験法により明確に区別することは難しい。

図7には薬物の可溶化作用を示すPoloxamerと難水溶性薬物Carbamazepine（CBZ）結晶との物理的混合物の溶出プロファイルを示す。比較として，結晶化抑制剤であるHPMC-ASとCBZの固体分散体からのCBZの溶出試験の結果も示す[9]。両試料共にCBZ単独結晶と比較してCBZ溶出性が顕著に改善することが認められている。一方，CBZ/Poloxamer物理的混合物の試料溶液からのCBZ膜透過性をCaco-2単層膜を用いて評価した結果，CBZ膜透過量がCBZ単独結晶と比較して改善しないことが示されている（図7）。Poloxamerは水溶液中において疎水部を内側に親水部を水溶液側に向けた状態でミセルを形成することが知られている。Poloxamerが形成するミセルはバルクの水中に単独で溶解したCBZとは異なり，Caco-2単層膜の透過性が低く，Poloxamerが形成したミセル中に溶解したCBZの膜透過性も低くなる。その結果，溶出試験において見かけ上CBZの溶解性が改善した溶液中においても，CBZの膜透過性が改善しない。一方，CBZ/HPMC-AS固体分散体の試料溶液からのCBZ膜透過性はCBZ単独結晶と比較して増加する。また，CBZの膜透過改善量は溶出試験で認められるCBZ溶解改善量に比例しており，HPMC-ASとの固体分散体を分散した水溶液中ではバルクの水中に単独で溶解したCBZ量が増加していることが示唆される。これらの結果から示されるように，可溶化剤が形成するミセル等の構造体中に取り込まれた薬物はバルクの水中に単独で溶解している薬物とは膜透過性が異なる。薬物の吸収性を正確に予測し，吸収量改善に有効な経口製剤を開発するには薬物の過飽和溶解と可溶化溶解を明確に区別することが重要である。しかし，可溶化された薬物は水溶液中に分子状態で溶解しており，フィルターや遠心分離ではバルクの水中に溶解した薬物と区別されない。

Poloxamer溶液およびHPMC-AS溶液中のCBZの分子状態を溶液NMRにより評価した結果を図8に示す（CBZ仕込み濃度：200μg/mL）。Poloxamer溶液およびHPMC-AS溶液共に，NMRス

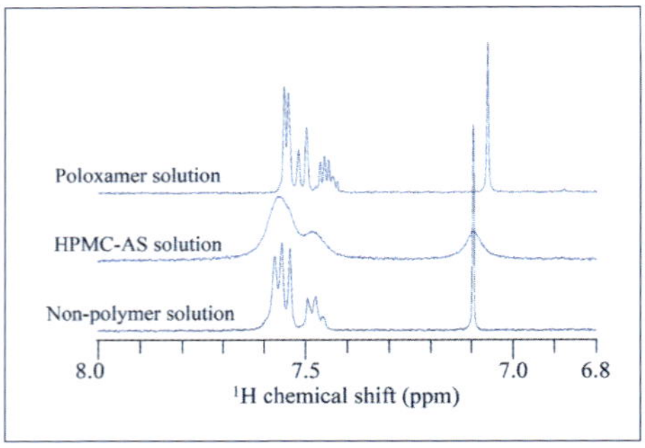

図8　Carbamazepine（CBZ）の芳香環^{1}H の NMR スペクトル

ペクトル上で認められたCBZピークの面積値から算出されるCBZ濃度は仕込みのCBZ濃度と同じ値を示す。両ポリマー溶液中においてCBZが分子状態で溶解していることが示唆される。一方，ポリマーが溶解していない溶液中と比較してPoloxamer溶液中ではCBZの芳香環の^{1}Hピークが高磁場側へシフトする。この結果から，Poloxamer溶液中ではCBZがバルクの水中と異なる環境下に存在していることが示唆される。前述したように，Poloxamer溶液中では一部のCBZがPoloxamerが形成するミセル中へ可溶化されている。バルクの水中に溶解したCBZとPoloxamerが形成するミセル中に可溶化されたCBZは平衡状態にあり，この平衡の交換速度はNMRのタイムスケールよりも速い。交換速度がNMRのタイムスケールよりも速い場合，溶液NMR上で認められるCBZピークは平均化され，単独のピークとして観測される。観測される薬物のNMRピークのケミカルシフト値は，可溶化された薬物の割合や可溶化剤が形成する構造体中の薬物の電子環境に依存して変化する。バルクの水中と比較して疎水性の高いミセル内部にCBZが封入された結果，可溶化されたCBZ周辺の電子環境が変化し，NMRにより観測されるCBZピークが高磁場側にシフトする。透析膜を用いた評価により，Poloxamer溶液中でバルクの水中に溶解したCBZ量は仕込みCBZ量のおよそ3分の1の量であることが示されている。すなわち，Poloxamerの共存によりCBZの溶解量は約3倍改善が認められるが(図7)，バルクの水中に溶解したCBZ濃度はCBZの結晶溶解度とほぼ同等の濃度である。Poloxamer溶液中においてCBZはバルクの水中では過飽和溶解状態でなく，Poloxamerの可溶化作用により見かけ上CBZ濃度が改善している。一方，HPMC-AS溶液中ではCBZピークのケミカルシフトは単独溶液と比較してほとんど変化しておらず，Poloxamerとは異なり，CBZが単独で溶液中に溶解していることが示されている。Poloxamerによる溶解性改善とは異なりHPMC-AS溶液中におけるCBZ溶解量改善はバルクの水中に溶解したCBZ量の向上を意味する。その結果，CBZ/HPMC-AS固体分散体試料溶液中では，CBZのCaco-2膜透過量がCBZ濃度改善量に比例して向上する(図7)。薬物の可溶化割合等の定量的評価には，拡散係数測定などを利用したより詳細な測定が必要となるが，溶液NMRで観測される薬物ピークの変化の有無により，薬物の可溶化の有無を判断することができる。

固体分散体に用いられるポリマーの中には結晶化抑制作用および可溶化作用両方を示すポリマーがある。図9にHPMC，EudragitおよびPVPを溶解させた溶液中におけるPhenytoin(PHT)の過飽和濃度維持作用を評価した結果を示す。ポリマーを溶解していない溶液中と比較して，これら3種のポリマー溶液中ではPHTの結晶化が強く抑制されており，PHT過飽和状態が長時間維持される。また，PHT濃度推移のプロファイルはHPMC，EudragitおよびPVP溶液において類似しており，本試験条件においてこれら3種のポリマーが同等の結晶化抑制作用を持つことが示唆される。各種ポリマー溶液中におけるPHT分子状態を溶液NMRにより評価した結果を図10に示す。HPMC溶液中ではPHTの^{1}Hピークのケミカルシフトはポリマーが溶解していない溶液中と同じ値を示す。HPMCの有無にかかわらずPHTの溶解分子環境はほとんど変化しないことが示唆される。一方，Eudragitおよび PVP 溶液中では PHT の[1]H ピークが低磁場側にシフトし，PHTの溶解分子環境がEudragitおよびPVPの共存により変化していることが認められる。Eudragitおよび PVP 溶液中において，一部のPHTがポリマーが形成する構造体中に取り込まれ，PHTの溶解分子環境が変化したことが示唆される。PHT仕込み濃度150μg/mLのPHT過飽和溶液からのPHT膜透過性をCaco-2単層膜を用いて評価した結果を図11に示す。すべてのポリマー溶液中においてポリマーの入っていない溶液と比較して，PHTの膜透過性改善が認められる。PHT仕込み濃度150μg/mLの条件下において，ポリマーが溶解していない溶液ではPHTが即座に結晶化を起こし，PHT溶解度(約35μg/mL)付近までPHT濃度が低下する。一方，各ポリマー溶液中ではPHTの結晶化が有効に抑制されるため(図9)，膜透過試験中はPHT仕込み濃度(150μg/mL)付近の濃度を維持する。ポリマーの共存によりPHT過飽和状態が維持された結果，PHT膜透過量が向上する。また，HPMC溶液ではPHT溶解改善量に比例してPHTの膜透過量が改善する。溶液NMRの測定結果から(図10)，PHTの溶解分子環境はHPMCの共存により変化しないことが示されている。HPMCによりPHTの結晶化が抑制されているPHT過飽和溶液においても，大部分のPHT分子がバルクの水中に単独で溶解しており，溶解改善量に比例してPHT膜透過量が改善する。一方，EudragitやPVP溶液中ではPHT膜透過改善量がHPMC溶液と比較して低下する。Eudragit および PVP 溶液中ではNMR測定で示されたように(図10)，PHTの溶解分子環境が変化しており，一部のPHT分子が各ポリマーの構造体中に取り込まれている。ポリマー等の分子量の大きい添加剤の構造体中に取り込まれたPHT分子は単独でバルクの水中に溶解したPHT分子と比較して膜透過性が低いため，Eudragit および PVP 溶液中ではPHTの溶解改善量から予

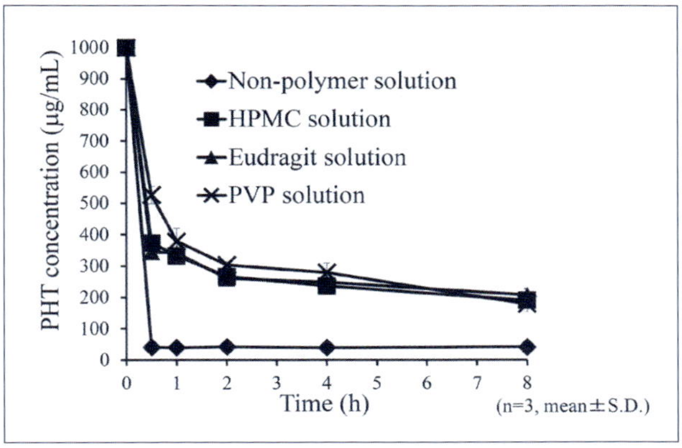

図9　Phenytoin (PHT) 過飽和溶液の濃度推移プロファイル
(PHT仕込み濃度：1000μg/mL)

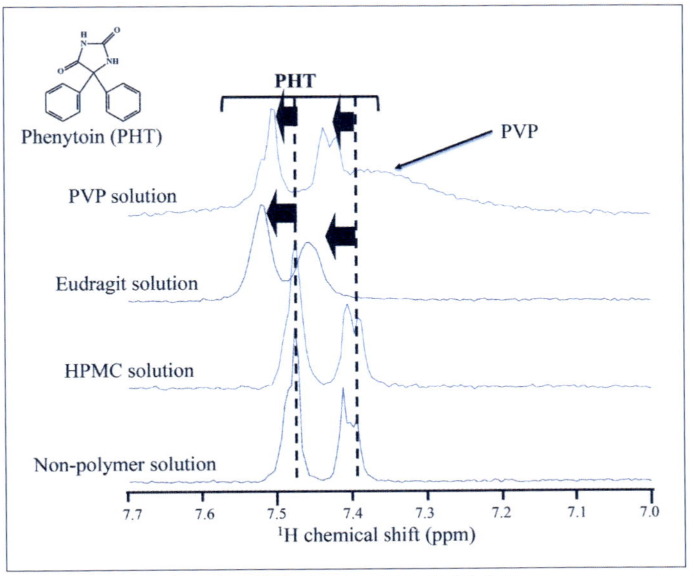

図10　Phenytoin (PHT) の芳香環[1]H の NMR スペクトル

想される膜透過量よりも実際のPHT膜透過量が少なくなる。このように，結晶化抑制作用を示すポリマーについても薬物の可溶化作用を持つことがあり，見かけの過飽和溶解量と比較して，バルクの水中に単独で溶解している薬物の過飽和溶解量が低くなる場合がある。過飽和溶解した薬物について溶液NMRを用いた分子状態評価を行うことで，製剤添加剤による薬物可溶化の共存の可能性を簡便に調べることができる。

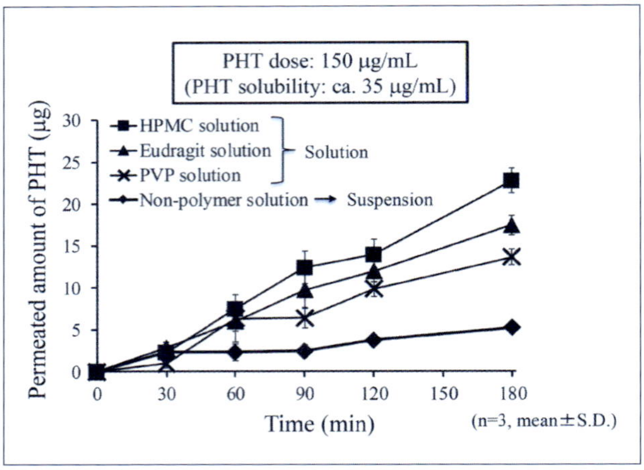

図11　Phenytoin（PHT）のCaco-2単層膜透過プロファイル

可溶化作用を示さないHPMC-ASなどの結晶化抑制剤を利用した過飽和型経口製剤についても，実際の消化管では消化管溶液成分による可溶化について考慮する必要がある。消化管では胆汁酸や脂質が形成するミセルが存在しており，消化管において過飽和溶解した薬物は一部胆汁酸および脂質が形成するミセルに取り込まれる。図12には胆汁酸や脂質を含まない緩衝液と，摂食時の消化管溶液を模したFed State Simulated Intestinal Fluid（FeSSIF）中におけるDexamethasone（DEX）の溶液NMRスペクトルを示す[10]。緩衝液中のDEX溶解度は約110μg/mLであり，DEX仕込み濃度400μg/mLの溶液中ではDEXは過飽和状態で溶解している。各溶液には結晶化抑制剤であるHPMC-ASを溶解させており，DEXの結晶化が過飽和状態においても有効に抑制されている。DEX仕込み濃度に依存して溶液NMRで認められるDEXピークの面積値も増加しており，本試験条件ではすべてのDEXが溶解状態で存在している。胆汁酸および脂質を含まない緩衝液中ではDEX仕込み濃度（100μg/mLおよび400μg/mL）に依存したDEXピークのケミカルシフト値の変化は認められず，過飽和形成に伴うDEXの溶解分子環境の変化は少ないことが示される。一方，DEXピークは胆汁酸および脂質を含まない緩衝液中と比較してFeSSIF中において高磁場側へシフトしており，一部のDEXが胆汁酸および脂質が形成するミセル中に可溶化されていることが示されている。さらに興味深いことに，胆汁酸および脂質の共存によるDEXピークのケミカルシフト値の変化はDEX仕込み濃度（100μg/mLおよび400μg/mL）に関

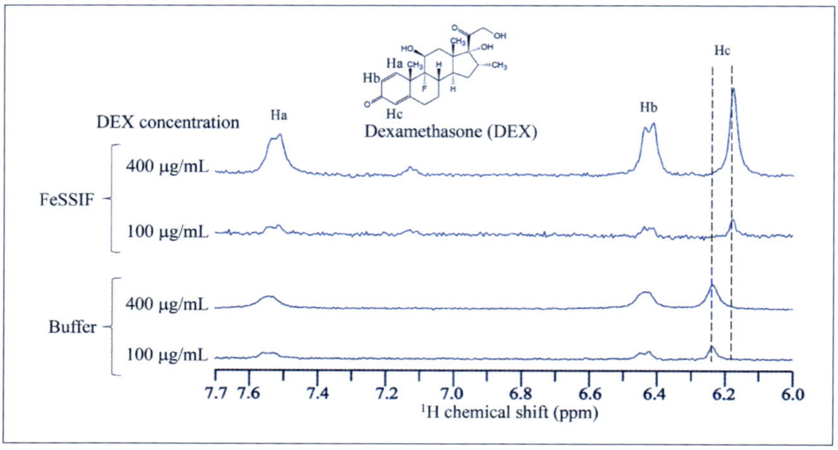

図12　Dexamethasone（DEX）の^{1}H NMRスペクトル

わらず，同様の挙動を示す。すなわち，バルクの水中および胆汁酸および脂質により形成されるミセル中へのDEXの分配は，DEXの過飽和形成に関わらず一定であることが示唆される。DEX過飽和溶液からのDEX膜透過性をCaco-2単層膜を用いて評価した結果を図13に示す。DEX仕込み濃度100μg/mLおよび400μg/mLの両仕込み濃度においてDEX膜透過量は胆汁酸および脂質を含まない緩衝液と比較してFeSSIF溶液中で低い値となる。胆汁酸および脂質で形成されたミセル中に一部のDEXが可溶化され，DEXの膜透過量が減少する。また，胆汁酸および脂質が形成するミセルの共存によるDEX膜透過量の減少率はDEX仕込み濃度に依存せず一定であることが認められる。バルクの水中に溶解するDEX量が増加するのに伴い，ミセル中へ可溶化されるDEX量も増加し，薬物過飽和形成時においてもこの分配は変化しない。消化管溶液中の胆汁酸や脂質の可溶化作用による薬物の膜透過性への影響は過飽和型経口製剤に関しても，非過飽和形成型の製剤と同様に認められる。過飽和型経口製剤が経口投与された際に形成される過飽和溶解量は胆汁酸や脂質の存在により低下することがあり，消化管溶液成分が薬物の過飽和溶解状態に与える影響についても考慮することが重要である。

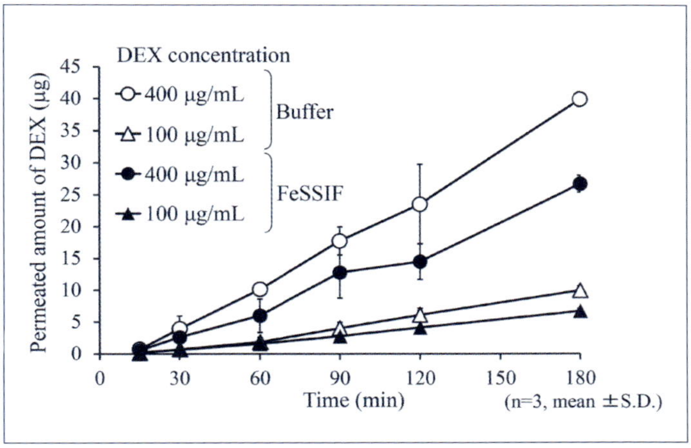

図13　Dexamethasone（DEX）のCaco-2単層膜透過プロファイル

最後に

難水溶性薬物の経口吸収性を改善するうえで，過飽和型経口製剤は有効な手法である。一方，過飽和型経口製剤を用いた薬物吸収性改善検討はいまだトライ＆エラーの状況である。本稿でも紹介したように薬物の過飽和溶解状態は，添加剤や消化管中の構成成分によって多様に変化するため，薬物の過飽和溶解を評価するには溶出試験等の既存の評価方法だけでは不十分である。近年，急速な分析技術の向上により，薬物や添加剤の溶解分子状態を詳細に短時間に評価することが可能となっており，過飽和型経口製剤の溶出挙動を分子レベルでリアルタイムかつ非破壊的に評価できる。このような分子状態評価に基づく過飽和型経口製剤の溶出性評価は，薬物の経口吸収性予測においても必要不可欠な情報となる。難水溶性薬物の経口投与製剤開発における過飽和製剤の可能性をより短期間かつ正確に予測するためにもNMRを含めた分光学的手法による溶解分子状態の詳細な解析手法の発展が望まれる。

［植田圭祐，東顕二郎，森部久仁一］

■参考文献

1) Fong, S. Y. K.; Ibisogly, A.; Bauer-Brandl, A. Solubility enhancement of BCS Class II drug by solid phospholipid dispersions: Spray drying versus freeze-drying. Int. J. Pharm. 2015, 496(2), 382-391.
2) Miller, J. M.; Beig, A.; Carr, R. A.; Spence, J. K.; Dahan, A. A win-win solution in oral delivery of lipophilic drugs: supersaturation via amorphous solid dispersions increases apparent solubility without sacrifice of intestinal membrane permeability. Mol. Pharm. 2012, 9(7), 2009-2016.
3) Almeida e Sousa, L.; Reutzel-Edens, S. M.; Stephenson, G. A.; Taylor, L. S. Supersaturation potential of salt, co-crystal, and amorphous forms of a model weak base. Cryst. Growth Des. 2016, 16(2), 737-748.
4) Ueda, K.; Higashi, K.; Yamamoto, K.; Moribe, K. Equilibrium state at supersaturated drug concentration achieved by hydroxypropyl methylcellulose acetate succinate: Molecular characterization using ^{1}H NMR technique. Mol. Pharm. 2015, 12(4), 1096-1104.
5) Ding, X.; Stringfellow, T. C.; Robinson, J. R. Self-association of cromolyn sodium in aqueous solution characterized by nuclear magnetic resonance spectroscopy. J. Pharm. Sci. 2004, 93(5), 1351-1358.
6) Ilevbare, G. A.; Taylor, L. S. Liquid–liquid phase separation in highly supersaturated aqueous solutions of poorly water-soluble drugs: Implications for solubility enhancing formulations. Cryst. Growth Des. 2013, 13(4), 1497-1509.
7) Ueda, K.; Higashi, K.; Moribe, K. Direct NMR monitoring of phase separation behavior of highly supersaturated nifedipine solution stabilized with hypromellose derivatives. Mol. Pharm. 2017.
8) Raina, S. A.; Zhang, G. G. Z.; Alonzo, D. E.; Wu, J.; Zhu, D.; Catron, N. D.; Gao, Y.; Taylor, L. S. Enhancements and limits in drug membrane transport using supersaturated solutions of poorly water soluble drugs. J. Pharm. Sci. 2014, 103(9), 2736-2748.
9) Ueda, K.; Higashi, K.; Limwikrant, W.; Sekine, S.; Horie, T.; Yamamoto, K.; Moribe, K. Mechanistic differences in permeation behavior of supersaturated and solubilized solutions of carbamazepine revealed by nuclear magnetic resonance measurements. Mol. Pharm. 2012, 9(11), 3023-3033.
10) Ueda, K.; Higashi, K.; Kataoka, M.; Yamashita, S.; Yamamoto, K.; Moribe, K. Inhibition mechanism of hydroxypropyl methylcellulose acetate succinate on drug crystallization in gastrointestinal fluid and drug permeability from a supersaturated solution. Eur. J. Pharm. Sci. 2014, 62, 293-300.

第3章
7
共結晶の過飽和維持技術

はじめに

第2章の4でも述べられた通り，共結晶は原薬の溶解性改善手法の1つとして注目されている[1~3]。しかし，共結晶の溶解度がそのフリー体や水和物に対して高すぎると，溶出時にdiffusion layerにおいて即座にフリー体や水和物の結晶に転移し，図1Bのように結果として溶出性（溶解性）を改善できないことがある[4,5]。

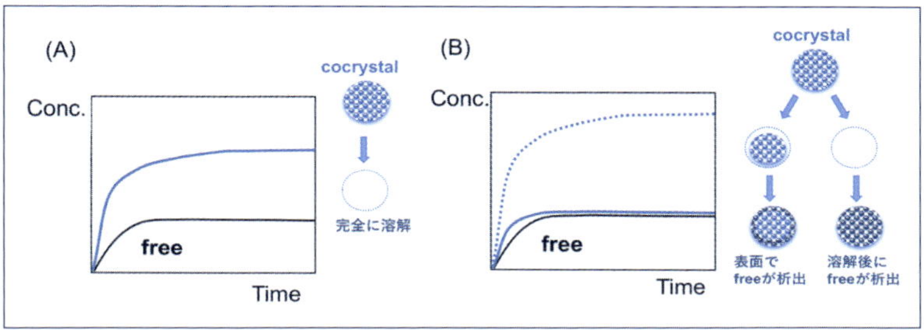

図1　共結晶によって溶解性が改善される場合（A）と溶解性が改善されない場合（B）

共結晶の溶解度は，一般に溶解度積と化学量論比で規定される[6]。3種類の異なる溶解度積をもつ共結晶の溶解度，化合物濃度，およびcoformer濃度の関係を図2に示した。溶解性向上を目的とした共結晶開発では，フリー体の核化濃度を超えない程度の溶解度を示す共結晶（図2の共結晶2）を見出すか，もしくは，過度に溶解度が高くなりすぎた共結晶（図2の共結晶3）に対し，フリー体が析出しないように何らかの対応を施すか，の2つの場合が考えられる。

本稿では，後者の「過度に溶解性が高くなりすぎた共結晶に対し，析出しないように何らかの対応を施す」場合における過飽和維持技術にフォーカスし，①結晶化阻害高分子[7]，②common coformer effect[8]，③hydrotropic solubilization[9]の3つのアプローチについて，カルバマゼピンの2種類の共結晶での事例を紹介する。カルバマゼピン－ニコチンアミド共結晶（CBZ-NCT）とカルバマゼピン－グルタル酸共結晶（CBZ-GLA）はいずれも，カルバマゼピン二水和物（CBZ dihydrate）よりも非常に溶解度が高く，水中で速やかにCBZ dihydrateとして析出することが知られている[6]（表1）。

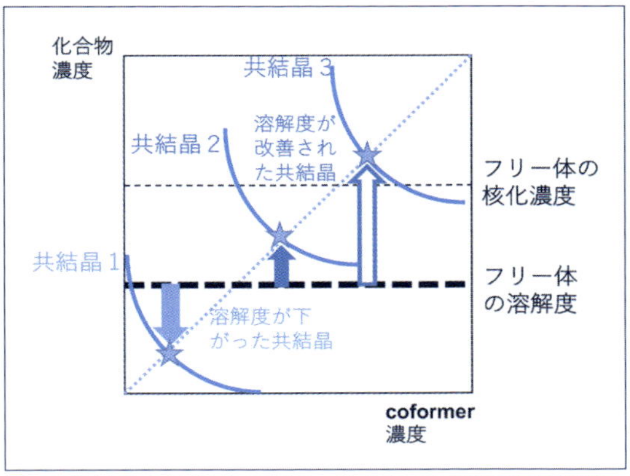

図2　共結晶の溶解度とフリー体結晶の溶解度との関係

表1　カルバマゼピンの各種結晶とその溶解度[6]

名前	カルバマゼピン二水和物	カルバマゼピン－ニコチンアミド共結晶	カルバマゼピン－グルタル酸共結晶
略語	CBZ dihydrate	CBZ-NCT	CBZ-GLA
構造	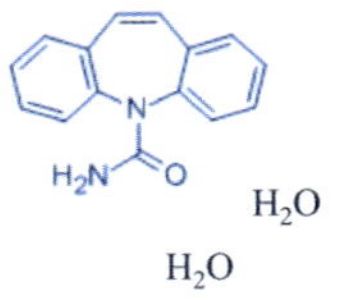	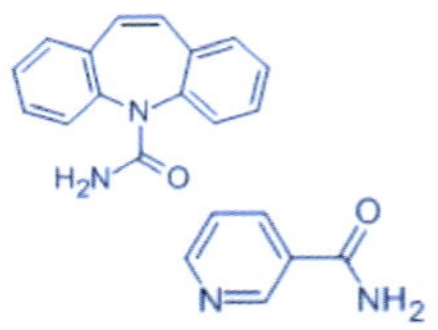	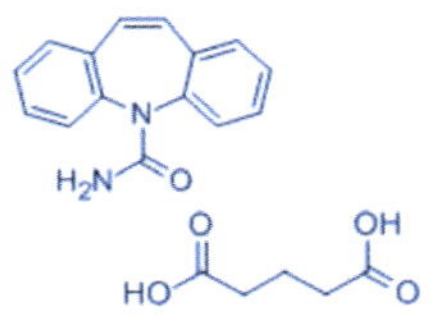
溶解度（mg/mL）	0.1	16.3	12.6

これらの共結晶からCBZ dihydrateへの結晶転移抑制効果，ひいては溶出性の改善については，Intrinsic Dissolution Rate（IDR）を使って評価を実施した。IDRを評価する回転ディスク法では，薬物結晶のみで平盤のペレットに成型して，dieについたまま溶出液中に浸して一定速度で回転させることによって，一定の面積からの薬物の溶出を紫外吸収などでモニターする[10, 11]（図3）。

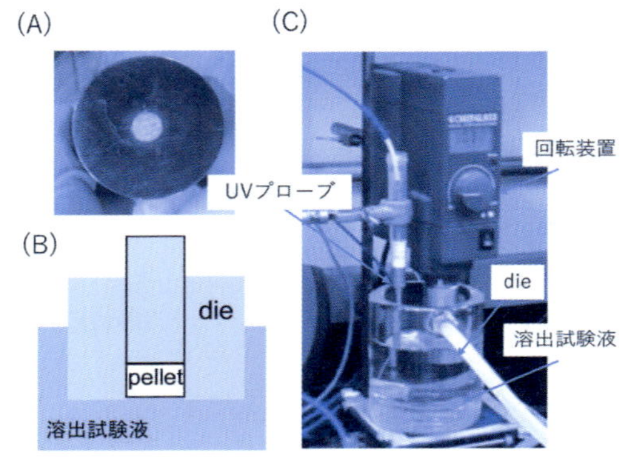

図3　Intrinsic Dissolution Rate（IDR）の測定，
（A）dieとペレットの写真，
（B）dieの断面図イメージ，（C）測定時の全体像

Nernst-Brunner diffusion layer modelにおいては，溶出速度は以下の式で表される[12]。

$$J = \frac{DA}{h}(Cs - C) \qquad \text{式1}$$

J：溶出速度，A：表面積，Cs：飽和溶解度，C：バルクの濃度，
D：拡散係数，h：diffusion layerの幅

初期においては，$Cs >> C$より，

$$J = \frac{DA}{h}Cs \qquad \text{式2}$$

同一の測定条件（撹拌速度，温度，および溶出液）においては，A，Dおよびhが一定であるため，溶出速度Jは，ペレット表面の固相の飽和溶解度Csに正比例する。そのため，IDRで溶解度の変化をモニターすることで，ペレット表面の固相状態の変化を経時的に評価することが可能である。

1 結晶化阻害高分子による過飽和維持

難溶性結晶の析出（再結晶化）を抑制する一般的な手法としては，結晶化阻害高分子や類縁化合物の利用が報告されている[13, 14]。Hydroxypropyl methylcellulose acetate succinate（HPMCAS）は，多くの薬物で結晶化阻害作用があることが知られている[15]。このHPMCASとCBZ共結晶を3：1，1：1，あるいは，1：3（w/w）で物理的に混合してペレットを調製し，37℃のリン酸緩衝液（pH 6.8）中でIDRを測定した。CBZ-NCTでは，いずれの比率においても，HPMCASを混合しない場合よりも高い溶出プロファイルを示した（図4A）。

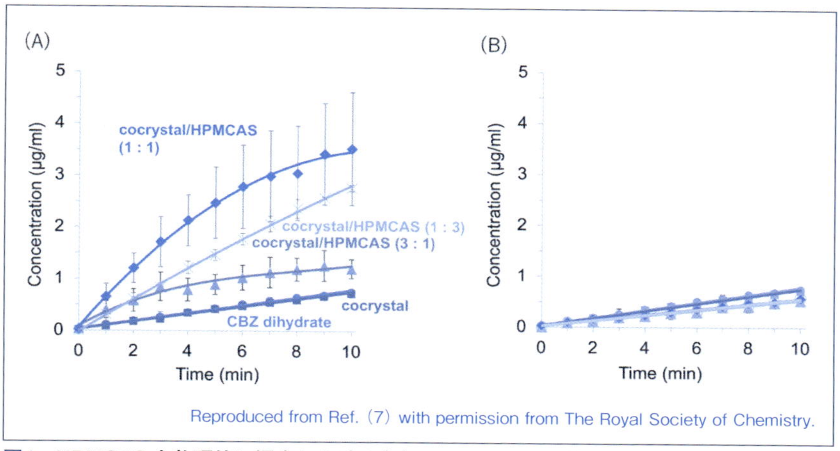

図4　HPMCASを物理的に混合した時の（A）CBZ-NCTおよび（B）CBZ-GLAのIDRの結果

この結果は，HPMCASの混合により，CBZ dihydrateへの結晶形転移を抑制したことを示唆している。1：3よりも1：1のほうが高い溶出挙動を示した。この理由として，次の2つが考えられる。1つは，HPMCASの混合比率の低いほうが溶出液に接している薬物の総表面積がより大きかった

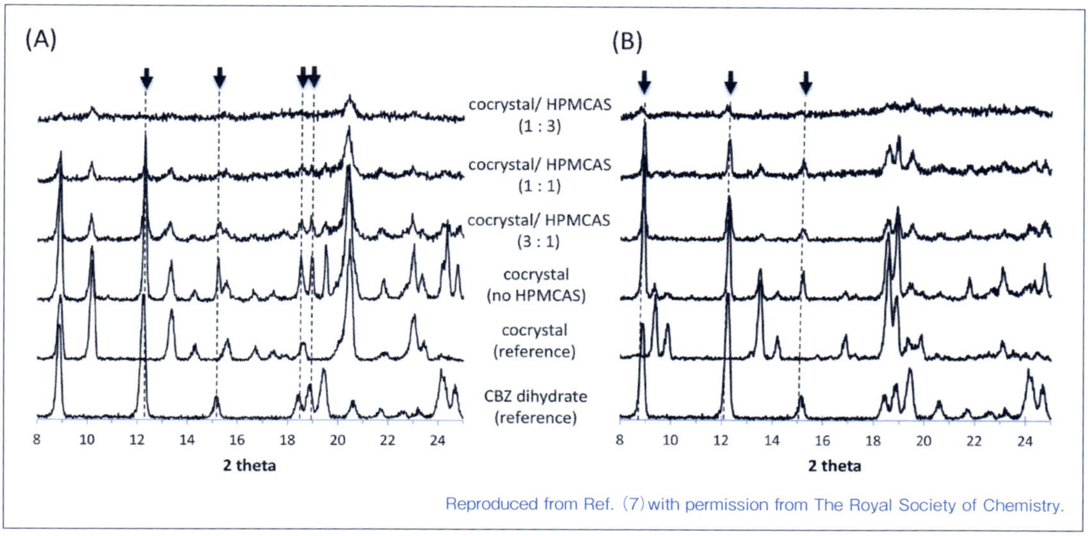

図5　IDR試験開始10分後の（A）CBZ-NCTおよび
（B）CBZ-GLAのペレット表面のXRDパターン（矢印はCBZ dihydrate由来の代表的なピーク）

ため，もう1つは，diffusion layerにおいて高分子添加による粘度の上昇がより低かったためである。一方で，1：1混合物の各測定時点における濃度のばらつきは大きく，析出抑制が不十分であったことを示唆した。溶出試験開始10分後のペレット表面のX線回折(XRD)パターンを測定したところ，3：1および1：1の混合物では，CBZ dihydrate由来の回折ピークが検出されたが，1：3では確認できなかった(図5A)。

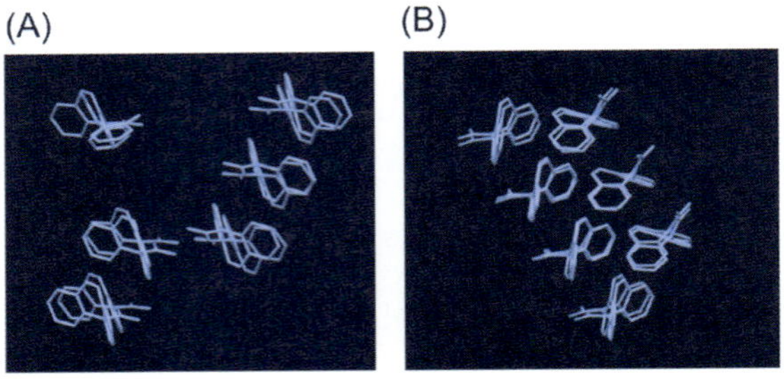

図6　各共結晶とCBZ dihydrateの結晶構造の相同性解析の結果，(A) CBZ-NCTおよび(B) CBZ-GLA

驚くべきことに，CBZ-GLAは，CBZ-NCTよりも低い溶解度を示すにもかかわらず(表1)，HPMCASを添加しても溶出挙動は変化せず(図4B)，CBZ dihydrateへの転移も認められた(図5B)。

CBZ-NCTとCBZ-GLAのCBZ dihydrateへの結晶転移速度の違いの原因を考察するために，結晶構造を用いてCBZ分子配列の相同性を解析した。20個のCBZ分子中，一定の条件(距離や角度)を満たした相同性の高い分子は，CBZ-GLAおよびCBZ-NCTでそれぞれ7および6分子であった(図6)。さらに，これらの分子における各原子間の距離のroot mean square(RMS)から，CBZ-GLAとCBZ dihydrateは，分子配列の相同性がより高いことも示唆された(表2)。つまり，CBZ dihydrate結晶構造中のCBZ分子の配列は，CBZ-GLA中のCBZ分子の配列と類似している一方で，CBZ-NCT中のCBZ分子配列とは異なっていた。このように相同性が高い分子配列が鋳型となって，別の結晶化を促す事例はいくつか報告されており[16, 17]，CBZ-GLAも相同性の高い分子配列によりCBZ dihydrateの結晶化を促進したと考えられた。

表2　各共結晶の溶解度，IDR値，および各共結晶とCBZ dihydrate間のCBZ分子配列の相同性

	CBZ-NCT	CBZ-GLA
Solubility (mM) [6]	70	54
IDR of 1:3 (w/w) cocrystal and HPMCAS mixture (μgcm^{-2}min^{-1})	298.0	46.7
Root mean square in distance (Å) (Molecules in common)	1.45 (6 molecules)	0.60 (7 molecules)

Reproduced from Ref. (7) with permission from The Royal Society of Chemistry.

2 Common coformer effectによる過飽和維持

溶解性が高い塩が溶出する際に，難溶解性結晶(フリー体もしくはフリー体水和物)が塩の結晶の表面で析出して覆い，溶出性が低下する現象が報告されている[18]。共結晶でも溶出性が低下する基本的なメカニズムは同じである。しかし，塩では，diffusion layerにおけるself - buffering効果に

より局所的にpHが変化することで溶解度が高くなるため，結晶形が転移しにくくなる点が共結晶とは異なる[19]。一方で，塩の結晶が難溶性結晶への結晶形転移が起きる場合，それを避けるために，common ion effectを利用して，カウンターイオンを添加する方法が報告されている[20]。Common ion effectとは，溶液中のイオンの濃度の増加に伴い，結晶を構成する相手側のイオン濃度を減少させるような平衡移動が起こる現象である。このcommon ion effectのメカニズムを利用し，薬物濃度を低下させることで結晶形の転移を抑制する方法は，共結晶でも同様に適用できると考えられた。CBZ-NCTをモデル化合物として，共結晶におけるcommon ion effect，つまり“common coformer effect”の検証を実施した。

CBZ-NCTとCBZ dihydrateの溶解度の報告値は，それぞれ70mMと0.46mMであり[6]，CBZ-NCTの表面では，CBZ dihydrateに対し，140倍以上の過飽和になっていると考えられる。薬物とcoformerのモル比が1：1の共結晶の理論溶解度Sは，溶液中のcoformer濃度C，および，溶解度積K_{sp}を使って，以下のように表すことができる[21]。

$$S = \frac{-C+\sqrt{C^2+4K_{SP}}}{2} \qquad \text{式3}$$

式3より，NCTの濃度が高くなるに従って，common coformer effectに基づき，CBZ-NCTの平衡溶解度は低くなることがわかる。CBZ-NCTの溶解度積（4.9×10^{-3} M^2）[6]と式3を使って，NCT濃度に対するCBZ-NCTの理論溶解度を計算し，プロットした（図7の破線）。NCT濃度が十分に高いときには，CBZの濃度が十分に低下するため，共結晶の表面における速やかなCBZ dihydrateへの転移を避けることができると考えられた。そのことを確認するために37℃のリン酸緩衝液（pH 6.8）を使ってCBZ-NCTのIDRをさまざまなNCT濃度下で測定した（図7の実線）。

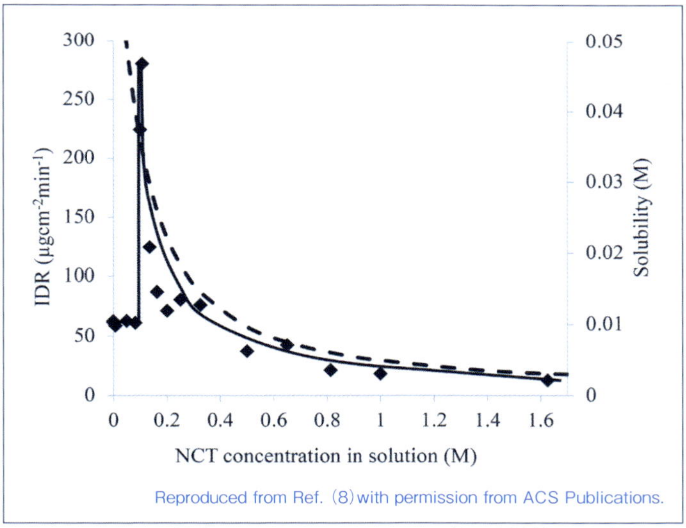

図7　異なるNCT濃度下のCBZ-NCTのIDRの結果（実線）およびCBZ-NCTの理論溶解度（破線）

NCT濃度0.1M以下では，IDRはCBZ dihydrateとほぼ同じ$60\mu g\cdot cm^{-2}\cdot min^{-1}$を示したことから，CBZ-NCTの表面はCBZ dihydrateが析出して覆われていることが示唆された。NCT濃度が0.1～0.2M付近では，IDRは急激に増加していることから，CBZ dihydrateへの結晶転移が抑制されていると考えられた。さらに，NCT濃度が上がるに伴って，IDRの値も徐々に下がった。NCT濃度が0.1M以上の時のIDRのプロットは，CBZ-NCTの理論溶解度と非常によく一致した。前述通り，Nernst-Brunner diffusion layer modelにおいては，IDRは溶解度と相関するためと考えられる。

さらなる考察を進めるため，各NCT濃度におけるIDR試験開始10分後のペレットの表面のX

線回折(XRD)パターンを測定した(図8)。

溶出試験溶液にNCTを添加していない系(0M)では，ペレット表面にCBZ dihydrateに対応するXRDピークが認められ，一定量のCBZ dihydrateの形成が示唆された。0.35MのNCT濃度の系でも，CBZ dihydrate由来の小さなピークが確認されたため，ペレット表面で一部，CBZ dihydrateへの転移が起きたことを示唆している(CBZ dihydrateへの不完全な結晶化抑制)。一方，0.65MのNCT濃度の時では，CBZ由来の回折ピークは確認されず，CBZ dihydrateへの転移が起きなかったと考えられた。これらの結果は，common coformer effectに基づいて，溶解度の高い共結晶のIDRを効果的に制御できる可能性を示している。それゆえ，製剤中で共結晶とそのcoformerを物理的に混合することで，高い溶出性を示すことが可能になると考えられた。

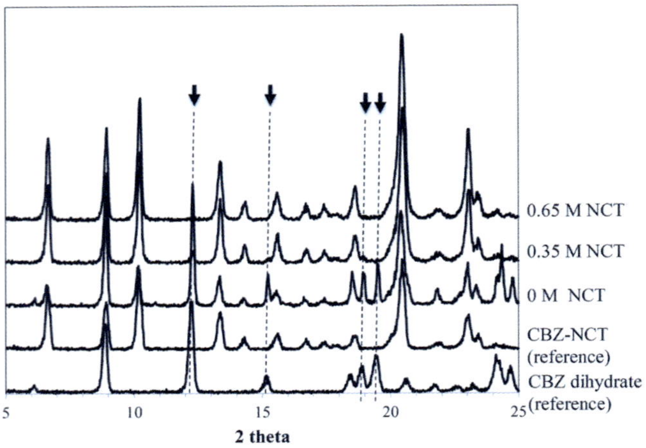

Reproduced from Ref. (8) with permission from ACS Publications.

図8　IDR試験後のCBZ-NCTのペレット表面のXRDパターン
(矢印はCBZ dihydrate由来の代表的なピーク)

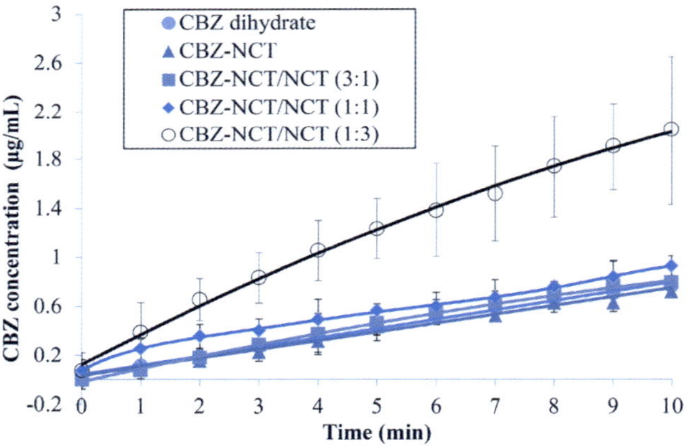

Reproduced from Ref. (8) with permission from ACS Publications.

図9　NCTを物理的に混合した時のCBZ-NCTのIDRの結果

より実践的な観点から，処方としてcoformerを添加しても同様に析出を抑制できるかを確認するために，CBZ-NCTとNCTの物理的混合物を，3：1，1：1，および1：3(w/w)の割合で調製し，37℃のリン酸緩衝液(pH 6.8)の条件で各混合物のIDRを評価した(図9)。

NCTを混合しなかったCBZ-NCTのIDRは，その表面が速やかにCBZ dihydrateに結晶形転移したため，CBZ dihydrateのIDRと同一の溶出挙動となったと考えられた。また，3：1および1：1の混合物でも，CBZ dihydrateと比較して，IDRの大きな改善は確認できなかった。一方，1：3の混合物では，IDRの顕著な増加が認められたことから，溶出時のCBZ dihydrateへの結晶形転移が抑制されたと考えられた。前述のHPMCASでCBZ dihydrateの結晶形転移を抑制した検討におけるCBZ-NCTとHPMCASの混合比率1：1のIDRは，1：3のCBZ-NCTとNCTの物理的混合物のIDRの2.8倍であった。このHPMCASの高い溶出改善効果は，CBZ dihydrateに対する高い結晶化阻害能，つまり，核形成および結晶成長阻害の2つの機能，に基づくと考えられる。一方で，結晶化阻害能が高い効果的な高分子を見出すためには，そのための予備検討が必要であり[22, 23]，時間や労力といったコストに課題がある。対照的に，common coformer effectを利用したアプローチでは，単純に共結晶を形成するcoformerを製剤中に過剰量添加すればよいので，添加物の探索が必要ない点が利点としてあげられる。

3 Hydrotropyによる過飽和維持

CBZ-NCTと同じように，CBZ-GLAにおいてもcoformerであるGLAの濃度を種々変えて37℃の塩酸水溶液(pH 1.2)におけるIDRの測定を実施した(GLAの濃度の上昇に伴って起こり得るpH変化の影響を最小限に抑えるために，溶出試験液として塩酸水溶液を用いた)。その結果，CBZ-NCTの時とは異なり，GLAの濃度の増加に伴い，IDRの値も大きくなり，common coformer effectによる溶解性の低下は認められなかった(図10)。

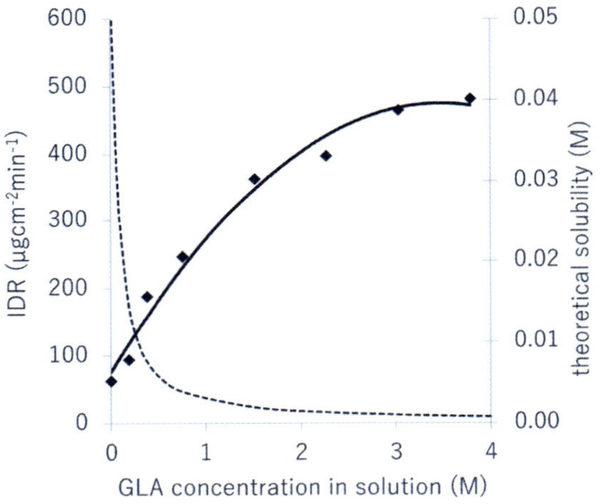

Reproduced from Ref. (9) with permission from Springer Nature.

図10　異なるGLA濃度下のCBZ-GLAのIDRの結果(実線)およびCBZ-GLAの理論溶解度(破線)

IDR測定後のペレットの表面のXRDを測定したところ，GLAの濃度が100mg/mL未満では部分的にCBZ dihydrateに転移していたが，100mg/mL以上の時には，CBZ dihydrateへの転移は認められなかった(図11)。

IDR試験後のペレット表面で確認された各結晶が速度論的な安定形か熱力学的な安定形なのかを検証するために，CBZ anhydrate(無水物)の結晶をさまざまなGLA濃度の37℃の塩酸水溶液(pH 1.2)で48時間攪拌し，熱力学的安定形を確認した。その結果，GLAが低濃度の時(0，50mg/mL)にはCBZ dihydrate，GLAが高濃度の時(300，500mg/mL)にはCBZ-GLAが得られ，各GLA濃度で得られた熱力学的安定形は，IDR試験後のペレット表面で確認された固相と一致した(表3)。つまり，IDR試験後のペレット表面で確認された結晶相は熱力学的安定形であると考えられた。

興味深いことに，CBZ anhydrate(無水物)を用いてさまざまなGLA濃度の37℃の塩酸水溶液(pH 1.2)で48時間攪拌したときも同様に，GLA濃度の上昇に伴ってCBZ濃度(溶解度)が上昇していることが確認された(表3)。つまり，CBZが試験液中のGLAによって可溶化されたと考えられた。この現象は，脂溶性分子が有機物(hydrotropeと言われる)の添加によって溶解度が上昇するhydrotropic solubilization(もしくはhydrotropy)の一種と考えられる[24]。一般的に，長い炭素鎖を有する界面活性剤とは異なり，Hydrotropeは脂溶性の短い分子鎖で特徴づけられ，界面活性剤のミセル形成による可溶化とは異なる可溶化のメカニズムであると考えられている[25]。Hydrotropeは，効率的な分離プロセスや洗浄作業を行う目的で，洗剤や塗装の業界で広く利用されている[26]。医薬品業界でも，citric acidによるmethyl salicylateの可溶化[27]，sodium ascorbateによるnimesulideの可溶化[28]，resorcinolによるindomethacinの可溶化[29]，caffeineとnicotinamideの混合物によるvitamin B_2の可溶化[30]のように，難溶解性薬物の可溶化に用いられている例が散見される。また，薬物送達(drug delivery)の改善にも利用されている[31, 32]。このようにhydrotropeは世の中で幅広く利用されているが，その可溶化効果の詳細なメカニズムは完全には解明されていない[24]。

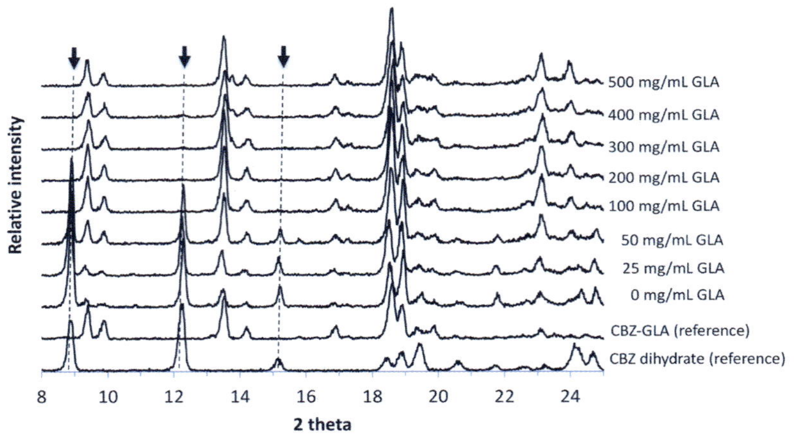

Reproduced from Ref. (9) with permission from Springer Nature.

図11　IDR試験後のCBZ-GLAのペレット表面のXRDパターン（矢印はCBZ dihydrate由来の代表的なピーク）

前述の通り，Nernst-Brunner diffusion layer modelにおいては，IDR(J)は溶解度(Cs)と相関することが式2の理論式で示される。そこで表3の実測溶解度とIDRの結果をプロットしたところ，IDRの結果は上に凸なグラフに対し，実測溶解度は下に凸のグラフを示し，両者の傾向が異なった(図12A)。

GLAの濃度を変えて実施したIDRの試験においては，固相の表面積 A と非攪拌水相の幅 h は一定と考えられた。一方，Stokes – Einstein equationに基づくと，拡散係数Dは次の式で定義される[32]。

表3　GLAのさまざまな濃度における熱力学的安定結晶，実測溶解度および粘度

GLA conc. (mg/mL)	GLA conc. (M)	solid state (stable form)	Measured solubility ($\times10^{-3}$ M)	viscosity (Pa. s ($\times10^{-3}$))
0	0	CBZ dihydrate	0.44	0.77
50	0.38	CBZ dihydrate	0.81	0.87
300	2.27	CBZ-GLA cocrystal	4.55	1.53
500	3.79	CBZ-GLA cocrystal	10.05	2.62

Reproduced from Ref. (9) with permission from Springer Nature.

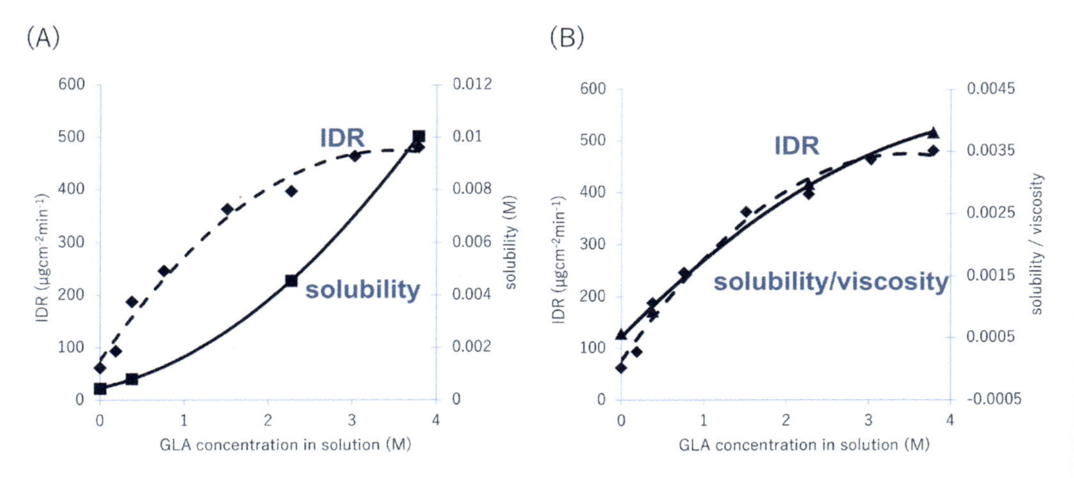

図12　異なる GLA 濃度下の CBZ-GLA の IDR の結果（破線）と CBZ-GLA の溶解度（実線），（A）実測の溶解度，（B）粘度で除した CBZ-GLA の実測の溶解度

$$D = \frac{kT}{6\pi\eta r} \quad 式4$$

k：ボルツマン定数，T：絶対温度，η：粘度，r：拡散分子の半径

式2および4より，式5が導かれる。

$$J = \frac{ACs}{h} \cdot \frac{kT}{6\pi\eta r} \quad 式5$$

GLA の濃度を変えて実施した IDR の試験においては，粘度が一定ではなかった可能性があり，そのため拡散係数 D は一定ではなかった可能性が考えられた。GLA の各濃度における溶液の粘度を測定したところ，GLA の濃度の上昇に伴って粘度も増加していた（表3）。

式5に基づいて粘度で溶解度を補正し，プロットしたところ，IDR の傾向とより高い相関を示した（図12B）。このように試験溶液の GLA 濃度の上昇に伴う粘度の増大を補正することで IDR（J）と溶解度（Cs/η）が同じ傾向になることが示された。

CBZ anhydrate（無水物）を使って IDR 試験を実施したところ，CBZ-GLA とほぼ同じ傾向を示したことから（図13），hydrotropy が CBZ-GLA の IDR を向上させた主な理由であると考えられた。

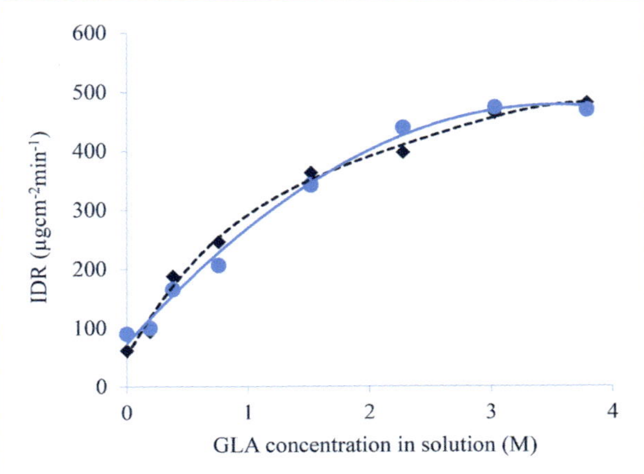

図13　異なる GLA 濃度下の CBZ-GLA の IDR（◆，破線）と CBZ のフリー体無水物の IDR（●，実線）

IDR測定後のCBZ anhydrateのペレット表面のXRDを測定した(図14)。溶出試験液中のGLA濃度が0mg/mLの時，CBZ-GLAはCBZ dihydrateに転移したが(図11)，CBZ anhydrateでは転移を確認できなかった。この違いは，溶解度がより高いCBZ-GLAのdiffusion layerにおいてCBZ分子がより高い濃度であったため，より高い過飽和度となり，その結果，より速いCBZ dihydrateの核化および結晶成長が起きたためと考えられた。

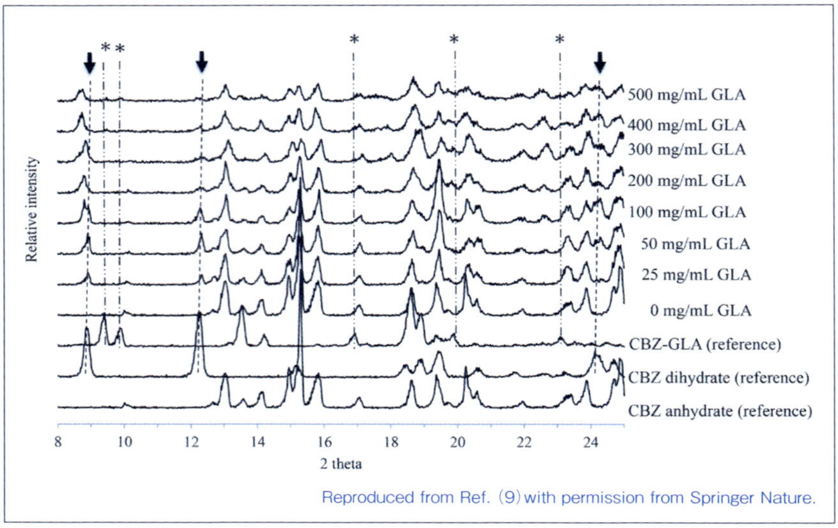

図14　IDR試験後のCBZ anhydrateのペレット表面のXRDパターン
（矢印および＊は，それぞれCBZ dihydrateおよびCBZ-GLA由来の代表的なピーク）

GLAの濃度が0mMでは，溶出時にCBZ-GLAはCBZ dihydrateに速やかに転移したため，CBZ-GLAのIDRは，CBZ anhydrateのIDRより約40%低い値となった(図13)。このことは，溶解性が高い共結晶の利点を活かすためには，溶出時における溶解度が低い結晶への転移を防ぐことが重要であることを示唆している。

溶出試験液にGLA分子が存在すると可溶化効果でCBZの濃度が高くなるため，GLAが溶出試験液に存在しない時と比較して，CBZ dihydrateの結晶化が促進された(図14)。このことは，界面活性剤が，その臨界ミセル濃度以上の時に，CBZ anhydrateからCBZ dihydrateへの核化量を増加させる現象と同じである[33]。GLA濃度が400および500mg/mLの時に，CBZ-GLAが熱力学的安定形であるにも関わらず(表3)，CBZ anhydrateのペレット表面の一部がCBZ dihydrateへ転移していた(図14)。このことから，今回の条件では，

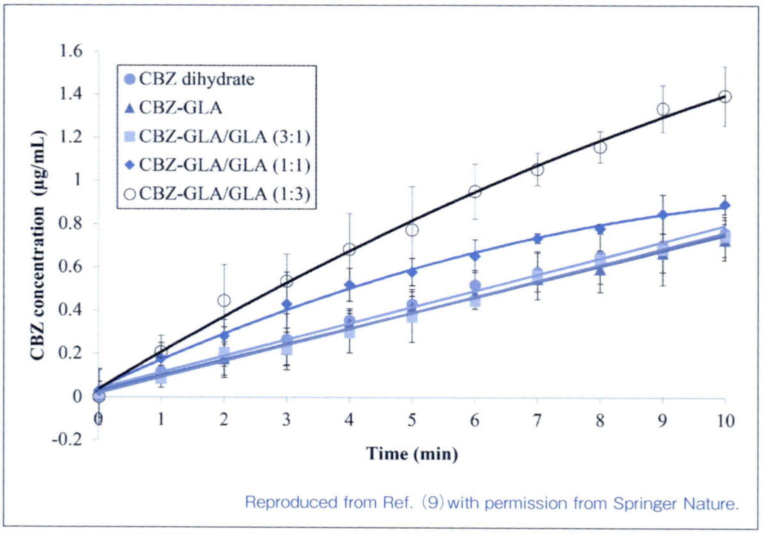

図15　GLAを物理的に混合した時のCBZ-GLAのIDRの結果

CBZ dihydrateへの結晶転移は速度論的安定形の析出であり，CBZ-GLAへの転移よりも早いことが推察された。また，このGLA濃度が400および500mg/mLの時には，CBZ anhydrateのペレット表面にCBZ-GLA由来と考えられる回折ピークも確認された(図14)。つまり，CBZ anhydrateの一部は熱力学的安定形と考えられるCBZ-GLAに転移していることが示された。

Hydrotropyを利用した溶出性促進を確認するために，CBZ-GLAとGLAの物理的混合物を調製し，pH 6.8のリン酸緩衝液，37℃の条件でIDRの試験を実施した(図15)。CBZ-GLAとGLAが3:1(w/w)では，CBZ dihydrateとほぼ同等のIDRを示したが，1：1および1：3の物理的混合物においては，IDRがそれぞれ2倍および4倍になった。よって，一定以上の過剰なGLAを物理的に混合することで，CBZ dihydrateへの結晶転移を防ぎ，結果として溶出を改善できることが示された。

まとめ

高分子HPMCASを用いたCBZ-NCTでの結晶化阻害作用に基づく溶出改善事例，coformerであるNCTを使ったCBZ-NCTでのcommon coformer effectに基づく溶出改善事例，そして，coformerであるGLAを用いたhydrotropyに基づくCBZ-GLAでの溶出改善事例，の3つの具体的なケーススタディを紹介した。

一般に，溶解性が高い共結晶では，塩よりも固相表面で析出リスクが高いため，共結晶は塩以上に添加剤の使い方が重要になると考えられる。今回紹介したのは，物理的混合物を簡易的に打錠したペレットでの溶出改善であるが，造粒された顆粒やその他の添加剤の影響を受けうる錠剤においても，今回示したような添加剤の効果を実証することが今後の課題と考える。

［山下博之］

■参考文献

1) Sowa M, Slepokura K, Matczak-Jon E. Improving solubility of fisetin by cocrystallization. Crystengcomm. 2014;16(46):10592-601.
2) Remenar JF, Morissette SL, Peterson ML, Moulton B, MacPhee JM, Guzman HR, et al. Crystal engineering of novel cocrystals of a triazole drug with 1,4-dicarboxylic acids. *J Am Chem Soc*. 2003;125(28):8456-7.
3) Li JH, Wang LY, Ye YQ, Fu X, Ren QH, Zhang HL, et al. Improving the solubility of dexlansoprazole by cocrystallization with isonicotinamide. *Eur J Pharm Sci*. 2016;85:47-52.
4) Cherukuvada S, Babu NJ, Nangia A. Nitrofurantoin-p-Aminobenzoic Acid Cocrystal: Hydration Stability and Dissolution Rate Studies. *J Pharm Sci-Us*. 2011;100(8):3233-44.
5) Remenar JF, Peterson ML, Stephens PW, Zhang Z, Zimenkov Y, Hickey MB. Celecoxib : Nicotinamide dissociation: Using excipients to capture the cocrystal's potential. *Mol Pharm*. 2007;4(3):386-400.
6) Good DJ, Rodriguez-Hornedo N. Solubility Advantage of Pharmaceutical Cocrystals. *Cryst Growth Des*. 2009;9(5):2252-64.
7) Yamashita H, Sun CC. Self-templating accelerates precipitation of carbamazepine dihydrate during the dissolution of a soluble carbamazepine cocrystal. *Crystengcomm*. 2017;19(8):1156-9.
8) Yamashita H, Sun CC. Harvesting Potential Dissolution Advantages of Soluble Cocrystals by Depressing Precipitation Using the Common Coformer Effect. *Cryst Growth Des*. 2016;16(12):6719-21.
9) Yamashita H, Sun CC. Improving Dissolution Rate of Carbamazepine-Glutaric Acid Cocrystal Through Solubilization by Excess Coformer. *Pharm Res*-Dordr. 2018;35(4).

10) Wang CG, Perumalla SR, Lu RL, Fang JG, Sun CC. Sweet Berberine. *Cryst Growth Des*. 2016;16(2):933-9.
11) Chow SF, Shi LM, Ng WW, Leung KHY, Nagapudi K, Sun CC, et al. Kinetic Entrapment of a Hidden Curcumin Cocrystal with Phloroglucinol. *Cryst Growth Des*. 2014;14(10):5079-89.
12) Dokoumetzidis A, Macheras P. A century of dissolution research: From Noyes and Whitney to the Biopharmaceutics Classification System. *Int J Pharm*. 2006;321(1-2):1-11.
13) Ilevbare GA, Liu HY, Edgar KJ, Taylor LS. Maintaining Supersaturation in Aqueous Drug Solutions: Impact of Different Polymers on Induction Times. *Cryst Growth Des*. 2013;13(2):740-51.
14) Gu CH, Chatterjee K, Young V, Grant DJW. Stabilization of a metastable polymorph of sulfamerazine by structurally related additives. *J Cryst Growth*. 2002;235(1-4):471-81.
15) Konno H, Handa T, Alonzo DE, Taylor LS. Effect of polymer type on the dissolution profile of amorphous solid dispersions containing felodipine. *Eur J Pharm Biopharm*. 2008;70(2):493-9.
16) Bucar DK, Day GM, Halasz I, Zhang GGZ, Sander JRG, Reid DG, et al. The curious case of (caffeine)center dot(benzoic acid): how heteronuclear seeding allowed the formation of an elusive cocrystal. *Chem Sci*. 2013;4(12):4417-25.
17) Friscic T, MacGillivray LR. Engineering cocrystal and polymorph architecture via pseudoseeding. *Chem Commun*. 2009(7):773-5.
18) Terebetski JL, Michniak-Kohn B. Combining ibuprofen sodium with cellulosic polymers: A deep dive into mechanisms of prolonged supersaturation. *Int J Pharm*. 2014;475(1-2):536-46.
19) Serajuddin AT, Jarowski CI. Effect of diffusion layer pH and solubility on the dissolution rate of pharmaceutical acids and their sodium salts. II: Salicylic acid, theophylline, and benzoic acid. *J Pharm Sci*. 1985;74(2):148-54.
20) Hawley M, Morozowich W. Modifying the Diffusion Layer of Soluble Salts of Poorly Soluble Basic Drugs To Improve Dissolution Performance. *Mol Pharm*. 2010;7(5):1441-9.
21) Nehm SJ, Rodriguez-Spong B, Rodriguez-Hornedo N. Phase solubility diagrams of cocrystals are explained by solubility product and solution complexation. *Cryst Growth Des*. 2006;6(2):592-600.
22) Qiu S, Lai JM, Guo MS, Wang K, Lai XJ, Desai U, et al. Role of polymers in solution and tablet-based carbamazepine cocrystal formulations. *Crystengcomm*. 2016;18(15):2664-78.
23) Ullah M, Hussain I, Sun CC. The development of carbamazepine-succinic acid cocrystal tablet formulations with improved in vitro and in vivo performance. *Drug Dev Ind Pharm*. 2016;42(6):969-76.
24) Das S, Paul S. Mechanism of Hydrotropic Action of Hydrotrope Sodium Cumene Sulfonate on the Solubility of Di-t-Butyl-Methane: A Molecular Dynamics Simulation Study. *J Phys Chem B*. 2016;120(1):173-83.
25) Subbarao CV, Chakravarthy IPK, Bharadwaj AVSLS, Prasad KMMK. Functions of Hydrotropes in Solutions. Chem Eng Technol. 2012;35(2):225-37.
26) Kunz W, Holmberg K, Zemb T. Hydrotropes. Curr Opin Colloid In. 2016;22:99-107.
27) Kumar MD, Gandhi NN. Effect of hydrotropes on solubility and mass transfer coefficient of methyl salicylate. *J Chem Eng Data*. 2000;45(3):419-23.
28) Agrawal S, Pancholi SS, Jain NK, Agrawal GP. Hydrotropic solubilization of nimesulide for parenteral administration. *Int J Pharm*. 2004;274(1-2):149-55.
29) Jain AK. Solubilization of indomethacin using hydrotropes for aqueous injection. *Eur J Pharm Biopharm*. 2008;68(3):701-14.
30) Evstigneev MP, Eustigneev VP, Santiago AAH, Davies DB. Effect of a mixture of caffeine and nicotinamide on the solubility of vitamin (B-2) in aqueous solution. *Eur J Pharm Sci*. 2006;28(1-2):59-66.
31) Maheshwari RK, Indurkhya A. Formulation and Evaluation of Aceclofenac Injection Made by Mixed Hydrotropic Solubilization Technique. *Iran J Pharm Res*. 2010;9(3):233-42.
32) Abdelbary GA, Amin MM, Abdelmoteleb M. Novel mixed hydrotropic solubilization of Zaleplon: Formulation of oral tablets and in-vivo neuropharmacological characterization by monitoring plasma GABA level. *J Drug Deliv Sci Tec*. 2016;33:98-113.
33) Rodriguez-Hornedo N, Murphy D. Surfactant-facilitated crystallization of dihydrate carbamazepine during dissolution of anhydrous polymorph. *J Pharm Sci-Us*. 2004;93(2):449-60.

第3章 8 新規原薬形態としての共非晶質（Co-amorphous）の可能性

はじめに

近年，創薬ターゲットの枯渇，安全性基準の厳格化などにより新薬の創製がますます困難になっていることが広く知られている。これは，日米欧の製薬企業の研究開発費が1990年代以降，増加しているのに対し，上市された新薬の数が低下していることからも明らかである[1)]。したがって，創薬型製薬企業では従来の低分子医薬品に加えて，中分子や高分子のバイオ医薬品の開発を促進している。このような背景の下，米国のFood and Drug Administration（FDA）に承認された新薬のうち，バイオ医薬品の割合は2000年以降で上昇傾向を示している[2)]。しかし，2010年以降にFDAに承認された医薬品のうち，従来の化学合成により創製された低分子医薬品の割合は依然として半分以上であり，今後も一定の割合を占めていくと考えられる[2)]。2000年以降，がんや中枢領域の医薬品の開発が活発化したことに伴い，創製された薬物の分子量，水素結合受容基／供与基の数などの物性値が変化してきていることが報告されており，新薬の創出を迅速に行っていくためには，薬物の物性の適切な評価と物性課題の解決が求められる[3)]。特に，最も重要な物性課題の1つに水への溶解性が低い難水溶性薬物の増加があげられ，近年，創製されている医薬品候補化合物の約90%以上が難水溶性であると報告されている[4)]。医薬品は経口投与後，消化管液への溶解および消化管膜の透過を経て生体へ吸収されるため，難水溶性薬物においては十分に吸収されず，目的とする薬効が得られない可能性がある。したがって，創薬研究や製剤化研究において難水溶性薬物の溶解性を向上させることは極めて重要となる。

難水溶性薬物の溶解性を向上させる方法は，「原薬形態の変更」と「製剤化技術の適用」に大別することができる[5)]。原薬形態の変更とは，原薬の結晶形を準安定形結晶，溶媒和物結晶，非晶質などへ変更し，溶解性の向上を図ることを表す。一方，製剤化技術の適用では，創薬研究において決定された原薬形態に対して，溶解性を向上させる医薬品添加剤の配合，原薬の粉砕による粒子径の微細化，非晶質化した原薬に高分子基剤を配合し物理的に安定化させる固体分散体化などにより溶解性の向上を図る。本稿では，原薬形態の変更を介した溶解性の向上について述べる。臨床試験の開始前に目的とする溶解性を有する原薬形態を決定することができた時は，溶解性向上を目的とした製剤化研究を回避することができ，開発コストの低減および開発期間の短縮が期待できる。しかし，溶媒和物結晶は原薬中に溶媒が含まれるため安全性に注意が必要であり[6)]，準安定形結晶や非晶質は熱力学的に不安定であるため保存条件や製造工程において最安定形結晶へ転移する可能性がある[7, 8)]。したがって，これらの原薬形態で開発を行う際は，安全性や安定性に十分に注意を払う必要がある。目的とする医薬品候補化合物が酸性または塩基性である時は，イオン結合を介した塩の形成により溶解性の向上を図ることができる。塩は安全性が確認されている低分子化合物や医薬品添加剤を用いて調製することが可能で，塩の最安定形結晶が得られた際は熱力学的にも安定であるため，これまでに多くの薬物が塩として上市されている[9]。また，2000年代に入り，塩を形成することができない中性の薬物の溶解性を向上させる原薬形態として，共結晶(Co-crystal)の研究報告が急増している[10]。共結晶は，2つ以上の低分子化合物が特定の化学量論比において分子間相互作用を形成することで1つの結晶を形成している状態を表す。共結晶は，難水溶性薬物の原薬形態として採用される機会が増えているため，欧米当局からガイドラインの案も示されている[10,11]。

このように，原薬形態の変更による溶解性の向上を目的とした研究が進展する中，Löbmann らによって新規原薬形態である Co-amorphous の概念が提唱された[12]。Co-amorphous とは，目的とする難水溶性薬物に対して医薬品添加剤や塩のカウンターを配合することで，複数の低分子化合物同士が物理的に安定な非晶質複合体を共に形成することを表す。過去にもインドメタシンとクエン酸の非晶質複合体などの例が報告されていたが[13]，2011年に Co-amorphous として報告されて以来，研究報告は年々増加している。Co-amorphous の物理化学特性に関する知見は蓄積されつつあるが，共結晶や固体分散体に比較して定義が明確でなく，複数の低分子薬物から構成される非晶質複合体の形成のみが共通した概念となっている。また，国内では Co-crystal を共結晶として呼称されることが多いが，Co-amorphous については「Co-amorphous」，「コアモルファス」，「共非晶質」などの名称が混在している。本稿では，Co-crystal が国内で共結晶と呼称されていることを踏まえて，Co-amorphous を「共非晶質」と呼称する。また，共非晶質において目的とする薬物に配合される添加剤などは「コフォーマー」と呼称する。進展が著しい共非晶質の研究報告について考察することで，共非晶質の概念，物理化学的特性，製剤化研究ならびに今後の展望について私見を交えながら概説する。

1 共非晶質の概念

(1) 共結晶と共非晶質の比較

はじめに，複合体の結晶である共結晶と塩の定義について述べる。共結晶や塩は，目的とする薬物に対してアルカリ金属，カルシウム，マグネシウム，塩酸，硫酸をはじめとするコフォーマーや医薬品の添加剤などを配合した時に，特定の化学量論比で共に結晶化した状態を表す。共結晶と塩は異なる原薬形態であると定義されており，複合体の結晶を構成する成分同士がイオン結合を形成しているか否かで区別される[9]。相互作用様式を判別する手段としては，化合物間の pKa の差に基づいた予測や複合体結晶の構成成分の分子状態を分光測定などで評価することで可能である。塩の形成については薬物とコフォーマーの化学構造や pKa 値から予測可能であるのに対し，共結晶の形成については予測することが難しい。したがって，創薬研究において塩を形成しない薬物に対して共結晶の探索を行う場合は，使用できる薬物の量や検討期間を適切に見極めた上で，最適なコフォーマーを選択し共結晶の調製ならびに物理化学特性の評価などを迅速に行うことが重要である。

一方，現在報告されている共非晶質については，相互作用様式に基づいた原薬形態の区別はされておらず，薬物に低分子のコフォーマーを配合することで得られる均一な非晶質複合体の総称となっているのが現状である[14]。しかし，論文などで報告されている共非晶質についても，その相互作用様式や物理化学特性に基づいて分類可能であると考えられる。化学量論比依存的な相互作用の形成やイオン結合の有無に基づいた共非晶質の分類については，「3. 共非晶質を形成する相互作用様式に基づいた分類」で詳しく述べる。共結晶や塩の結晶と同様に，共非晶質についてもその相互作用様式を正しく理解しておくことで，コフォーマーの選択を迅速かつ適切に行うことができると考える。医薬品の開発候補となる中性化合物において，粉砕や晶析により共結晶形成を検討する際に，意図せず共非晶質が得られる可能性も予測される。しかし，共非晶質は基礎研究が発展途上の段階であり，共結晶のように医薬品としての開発事例はなく新規原薬形態としての規制も整備されていない。したがって，共非晶質として開発を行う際は，科学的・技術的な視点のみならず，開発において生じる課題についても十分に議論しておくことが必要である。

(2) 固体分散体と共非晶質の比較

非晶質状態の薬物を物理的に安定化する代表的な手段として，シリカや高分子基剤などを配合した固体分散体が汎用されている[15]。現在，報告されている固体分散体の大半が高分子基剤を用いているため，本稿では高分子基剤を含む固体分散体のみを論述の対象とする。固体分散体では，薬物の物性に応じて配合する高分子基剤が選択され，ボールミル粉砕法による物理刺激，有機溶媒への溶解後に蒸発乾固する蒸発乾固法，ならびに化合物の融点／高分子基剤のガラス転移点以上の温度で混練する熔融法などにより調製される。固体分散体では，目的の化合物と高分子基剤が分子レベルで均一な分散状態を形成しており，高分子基剤の配合量に依存して薬物の非晶質状態が安定化されることが多い。一般的に，固体分散体の基剤として配合される高分子としてポリビニルピロリドンなどの合成高分子やセルロースの誘導体などの親水性高分子が用いられている。これらの高分子は多くの水素結合受容基／供与基を有し，固体分散体中で難水溶性薬物と相互作用を形成し，薬物の非晶質状態を物理的に安定化させることで溶解性の向上に寄与する。また，一般的に高分子基剤は低分子の薬物に比較して高いガラス転移点を示すため，固体分散体では高分子の配合量に依存してガラス転移点が上昇し，非晶質薬物を安定化させることが広く知られている。

共非晶質においても，医薬品添加剤などを配合し主に相互作用を介して薬物の非晶質状態を安定化させるが，低分子化合物がコフォーマーとして配合される点において固体分散体と区別される[14]。報告されている多くの共非晶質の研究において，目的とする薬物とコフォーマーは化学量論比に基づいて配合されており，特に等量比で配合されている事例が多い[14]。共非晶質のコフォーマーは低分子化合物であるため，薬物と等量比で配合された際は固体分散体よりも添加剤の配合量を低減できることが期待される。したがって，固体分散体では高分子基剤の配合量の増加に伴い，基剤のコストの増加，製造性の低下，製剤の大型化による服用性の低下が懸念されるが，共非晶質ではこれらの課題を克服できる可能性がある。一方，共非晶質に含まれるアミノ酸などのコフォーマーのガラス転移点は高分子基剤に比較して低いため，共非晶質のガラス転移点も固体分散体と比較して低い傾向にある。しかし，これまでに報告されている共非晶質は物理安定性が高いことが示されている[16]。なお，報告されている共非晶質の安定性試験は乾燥条件において実施されているものが多いため，固体分散体と同様に吸湿することにより非晶質薬物の結晶化が急激に促進されると推察できる。このように，固体分散体と共非晶質は配合される基剤やコフォーマーの特性に基づいて異なる特徴を有するため，薬物の非晶質化を検討する際は薬物の物性情報に基づき，より適した非晶質系を選択することが必要と考える。

2 共非晶質に用いられるコフォーマーに基づいた分類

(1)薬物と添加剤で形成される共非晶質

共非晶質のコフォーマーとして使用される化合物としては，共結晶と同様に塩のコフォーマーや医薬品添加剤が用いられることが多い[17]。これまでに非晶質のコフォーマーとして，クエン酸，乳糖，ニコチン酸アミド，サッカリン，コハク酸，L-酒石酸，N-メチルグルカミンなどが報告されている[17]。特に，L-アルギニン，L-リジン，L-トリプトファンなどの天然アミノ酸は複数の相互作用部位を有し，安全性も高いため汎用されている。表1に，薬物とアミノ酸で形成されている共非晶質の報告例を示す。複数の薬物に対してアミノ酸がコフォーマーとして働き，共非晶質を形成している。薬物とアミノ酸は共非晶質中において，水素結合やπ-π結合などを形成することで非晶質状態を安定化させているが，薬物とアミノ酸が酸と塩基の関係にある時はイオン結合を形成することで共非晶質化していることがわかる。さらに，水素結合とπ-π結合で安定化したナプロキセンとL-トリプトファンの共非晶質に対して，アミノ酸の中でも親水性の高いL-プロリンを加え三種共非晶質とすることで，より高い溶解性の向上効果が得られることも報告されている[17]。このように，コフォーマーの異なる特性を利用し組み合わせることで，より優れた共非晶質を設計することが可能となる。現状，共非晶質のコフォーマーとして報告されている化合物の種類は少ないが，今後，共結晶に用いられているコフォーマーなどの適用が進んでいくことが期待される。

表1　天然アミノ酸をコフォーマーに用いた共非晶質の報告例(文献17より抜粋)

薬物	コフォーマー	化学量論比	相互作用様式
インドメタシン	L-アルギニン	1：1	イオン結合
インドメタシン	L-リジン	1：1	イオン結合
インドメタシン	L-フェニルアラニン	1：1	π-π結合
インドメタシン	L-トリプトファン	1：1	相互作用は検出されず
カルバマゼピン	L-トリプトファン	1：1	水素結合，π-π結合
シンバスタチン	L-リジン	1：1	相互作用は検出されず
グリベンクラミド	L-セリン	1：1	複数の相互作用
グリベンクラミド	L-トレオニン	1：1	複数の相互作用
フロセミド	L-トリプトファン	1：1	水素結合，π-π結合
ナプロキセン	L-アルギニン	1：1	イオン結合

表2　複数の薬物で形成される共非晶質の報告例(文献17より抜粋)

薬物		化学量論比	配合成分の薬理効果
インドメタシン	シメチジン	1：1	抗炎症薬と胃酸抑制薬
インドメタシン	ナプロキセン	1：1	共に抗炎症薬
シンバスタチン	グリピジド	1：1	抗高脂血症薬と抗糖尿病薬
オメプラゾール	アモキシシリン	3：7, 1：1	胃酸抑制薬と抗菌薬
リトナビル	インドメタシン	2：1, 1：1, 1：2	抗 HIV 薬と抗炎症薬
エゼチミブ	インダパミド	10：1, 5：1, 2：1, 1：1, 1：2	抗高脂血症薬と利尿薬
アトルバスタチン	カルベジロール	1：1	抗高脂血症薬と抗高血圧薬
パラセタモール	アンチピリン	1：1	抗炎症薬と解熱鎮痛薬

(2)複数の薬物で形成される共非晶質

同じ疾患に対して使用される薬物同士を組み合わせることで，両薬物がそれぞれの非晶質状態を安定化させる共非晶質の例も報告されている。表2に，複数の薬物で形成されている共非晶質の報告例を示す[17)]。異なる薬物で形成される共非晶質においては，同種の薬理作用を有する薬物同士や，併用療法が期待できる薬理作用を有する複数の薬物が組み合わされていることがわかる。したがって，複数の薬物で共非晶質の形成を意図する時は，それぞれの投与量に配慮することが重要となる。表1，2に示す通り，これまでに報告されている共非晶質ではコフォーマーの種類に関わらず，等量比で配合されている場合が多い。しかし，薬物の併用療法においては，それぞれの薬物に適した固定用量(Fixed-dose)で投与する必要があるため，固定用量に基づいた配合比で共非晶質を形成することが重要となる[18)]。固定用量の考え方に基づいた共非晶質の研究事例として，エゼチミブとロバスタチンの組み合わせが報告されている[19)]。複数の薬物で形成される共結晶については，すでに臨床試験の事例なども報告されているため，固定用量に基づいた共非晶質の報告例は今後，増加していくと考えられる[20)]。固定用量の考え方に基づいて共非晶質を設計する際は，配合される複数の薬物はいずれも非晶質状態であるため，それぞれの結晶に比較して溶解性が向上することに注意が必要である。したがって，それぞれの薬物が非晶質化した時の溶解性ならびに吸収性の向上に依存して，固定用量が変化する可能性にも配慮しながら，目的とする治療効果を得るために最適な薬物同士の配合量を設定する必要がある。

3　共非晶質を形成する相互作用様式に基づいた分類

(1)非イオン結合を介して形成される共非晶質

はじめに，非晶質複合体を構成する成分同士が非イオン結合を介して形成する共非晶質について述べる。非イオン結合を介して形成する代表的な共非晶質の1つに，ナプロキセンとインドメタシンの共非晶質がある[12)]。図1に，ナプロキセンとインドメタシンの共非晶質を4℃と25℃で21日間保存した時の X 線粉末回折パターンの報告例を示す。両薬物が等量で配合された共非晶質は，保

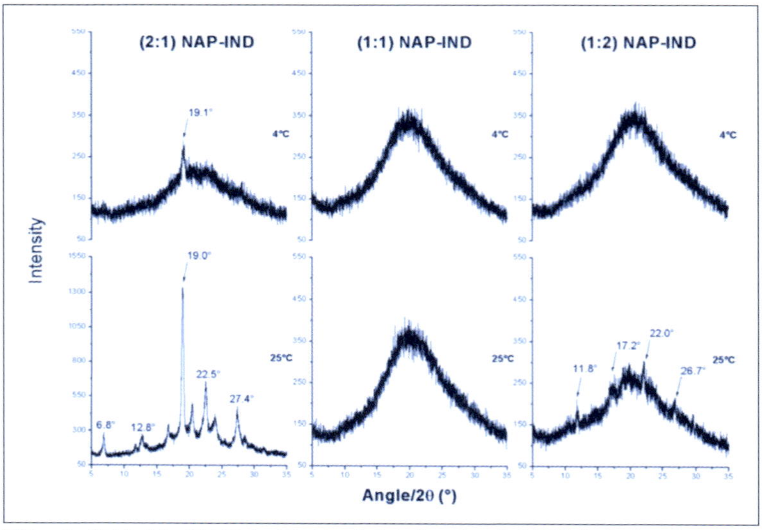

図1　ナプロキセン（NAP）とインドメタシン（IND）の共非晶質を4℃と25℃で21日間保存した時のX線粉末回折パターン（文献12より抜粋）

存後も共非晶質状態を維持していることがわかる。一方，ナプロキセンもしくはインドメタシンを二等量配合した共非晶質においては，調製直後は共非晶質状態を形成していたが，保存後にそれぞれ過量に配合された薬物の結晶化が確認された。ナプロキセンとインドメタシンは共非晶質中において，それぞれが有するカルボン酸同士が相互作用することで共非晶質状態を安定化しており，過量の薬物は十分に相互作用することができないために結晶化したことが分光測定の結果から考察された。他に，ナプロキセンとシメチジンを配合した共非晶質も等量で配合した時に最も安定化することが知られているため[21]，現在報告されているほとんどの共非晶質の事例において，薬物に対してコフォーマーもしくは他の薬物が等量で配合されている[17]。したがって，これらの共非晶質においても薬物やコフォーマーが過量に配合された時に経時的に結晶化するリスクがあり，調製検討を行う際に等量での配合に加えて，結晶化が起こらない配合比の許容範囲も同時に検討しておくことが重要である。特に，薬物同士から形成される共非晶質においては，配合されるいずれの薬物が結晶化した際においても，目的とする治療効果が得られないことが予測されるため細心の注意が必要である。薬物と医薬品添加剤で形成される共非晶質では，薬物の結晶化が起こるか否かが重要になるため，保存中の結晶化のリスクを把握する目的として，医薬品添加剤をあえて過量に配合することも手段の1つである。一方で，医薬品添加剤を過量に配合すると，発生した結晶核により医薬品添加剤の結晶化速度が促進されることで共非晶質中の薬物との化学量論比が1以下になり，結果として薬物の結晶化が誘発される可能性も考えられる。したがって，医薬品添加剤の配合を検討する時にも，薬物の非晶質状態を維持することができる配合比の範囲を見極めることが重要になると考える。

等量比で安定化する共非晶質に対して，幅広い配合比率において安定化する共非晶質の例も報告されている[13, 22]。エゼチミブとインダパミドは等量での配合に加えて，エゼチミブとインダパミドの比が10：1や1：2の共非晶質においてもそれぞれ高い安定性を示すことが報告されている[22]。両薬物が形成した，化学量論比に依存せずに安定化する共非晶質については，図2に示す2つの可能性が考えられる。1つ目は，等量比の配合成分が相互作用することで共非晶質が安定化されているが，過量に配合された成分の結晶化速度が遅いために安定性試験において結晶化が確認されない可能性である。2つ目は，配合された成分が均一な分散状態を形成し，特定の強い相互作用は形成しないが，

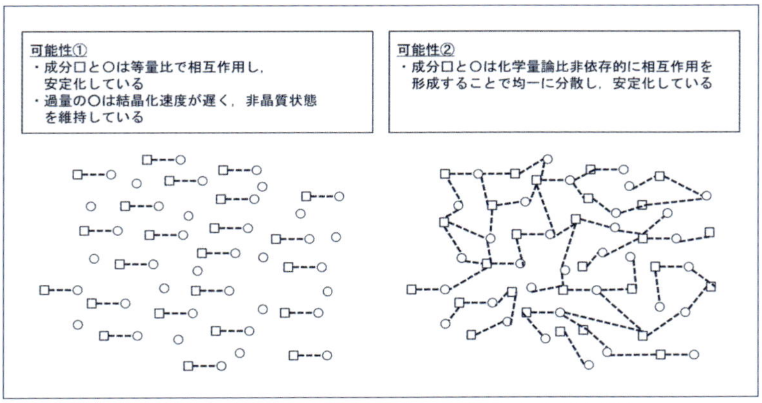

図2　化学量論比非依存的な相互作用に基づいて形成される共非晶質

それぞれの結晶化を阻害している可能性である。後者のような共非晶質は，低分子のコフォーマーを用いた固体分散体として分類することが可能であると考える。図3に，構成成分の化学量論比依存的な相互作用様式に基づいた共非晶質の分類を示す。安定な共非晶質を形成する成分の配合比の許容範囲が広いことは，異なる薬物を任意の用量で組み合わせる際に大きな利点となる。したがって，今後，共非晶質の安定化機構が解明されることにより，薬物の物性から安定な共非晶質の形成の予測を可能にし，実際の医薬品への応用研究が進むことが期待される。

(2) イオン結合を介して形成される共非晶質

現在，薬物とコフォーマーがイオン結合を介して形成する非晶質複合体も共非晶質と呼称されている[17, 23]。イオン結合を介して形成される共非晶質では，溶解性の向上効果が極めて大きいことが確認されている[24]。図4に，インドメタシンならびにインドメタシンとL-リジンで形成される塩の溶出試験の報告例を示す。インドメタシンの結晶は非晶質化によりわずかに溶出性が向上したが，大きな変化は認められなかった。この結果は，インドメタシンの非晶質が溶出試験液中ですばやく結晶化した可能性を示唆している。一方，インドメタシンとL-リジンの塩の結晶では急激な溶出性の向上が認められた。塩の非晶質ではさらに大幅な溶出性の向上が認められたため，塩の非晶質(塩形成を介した共非晶質)の有用性が示された。興味深いことに塩の共非晶質においてのみ溶出試験の開始6時間後に溶解度が低下しているが，X線粉末回折測定の結果，インドメタシンとL-リジンがそれぞれ結晶化したことが確認された。塩の共非晶質では溶出性の向上効果が極めて大きいため，塩の結晶に対する過飽和状態が急激に形成され，各成分の結晶核の発生および結晶成長を惹起したと考えられる。

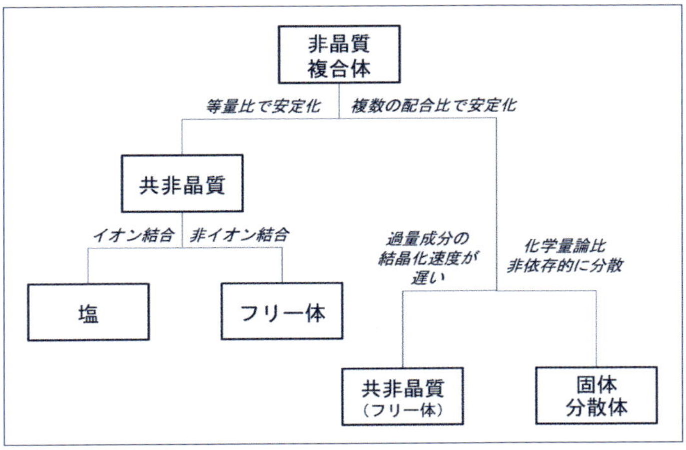

図3　構成成分の化学量論比依存的な相互作用様式に基づいた共非晶質の分類

共結晶と塩の結晶はイオン結合の有無で区別されるため，共非晶質についてもイオン結合の有無に基づいて分類することができると考える。図5に，イオン結合の有無に基づいた塩，共結晶ならびに共非晶質の分類について示す。はじめに，複合体を構成する成分同士がイオン結合を形成しているものは塩と分類することが可能である。塩と分類された複合体が結晶である時は従来の塩の結晶であり，そうでない場合は塩の非晶質に分類できる。一方，非イオン結合で形成される複合体については，結晶か否かで共結晶か共非晶質か区別することができる。したがって，現在，共非晶質と呼称されている非晶質複合体のうち，イオン結合を介して形成されるものを単純に塩の非晶質と分類した場合，新規原薬形態ではないと考えることもできる。イオン結合を介して形成する非晶質複合体を新規原薬形態としての共非晶質と定義するか否かは議論が必要であるが，薬物のpKaに基づいたイオン結合の予測性や高い溶解性の向上効果を踏まえると，薬物の塩探索において非晶質が得られた際に各種物理化学的な特性を踏まえた上で原薬形態として考慮する価値はあると考える。

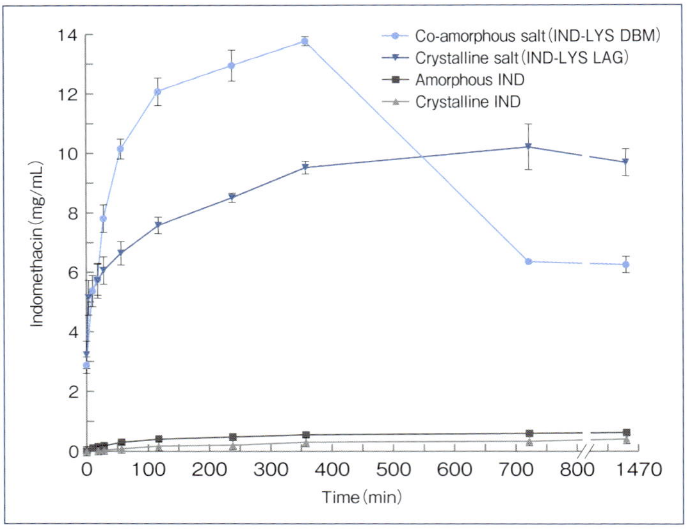

図4　インドメタシン（IND）ならびにインドメタシンとL-リジン（LYS）で形成される塩の溶出試験結果（文献24から抜粋）

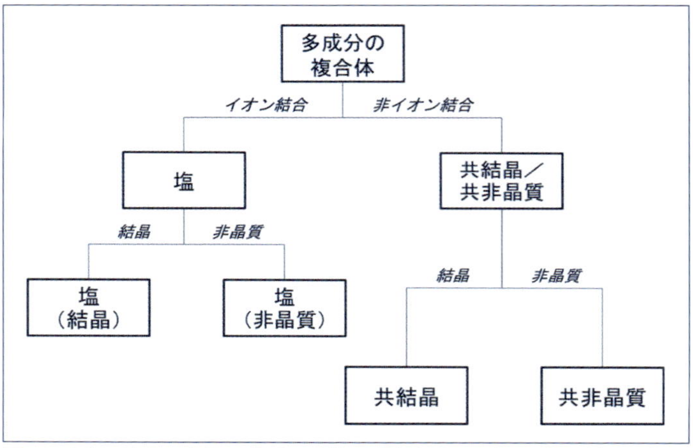

図5　イオン結合の有無に基づいた塩，共結晶ならびに共非晶質の分類

4 共非晶質の製造方法

(1) 共非晶質の調製方法

これまでに共非晶質の調製法として報告されている主な手段として，薬物とコフォーマーを共にボールミル粉砕することで共非晶質を得る粉砕法があげられる[17]。また，非晶質の調製法として代表的な熔融法や蒸発乾固法も汎用されている[17]。最近では，薬物とコフォーマーを溶媒に溶解さ

せ，インクジェットプリンターで$1 \times 1cm^2$の紙製の基剤上に極少量で噴霧乾燥する調製法も報告されている[25]。しかし，いずれの調製法も数mgスケールでの調製が主であるため，基礎研究レベルでの活用に留まっている。したがって，共非晶質の調製におけるスケールアップが製造上の課題の1つであると考える。共非晶質の調製におけるスケールアップの例として，噴霧乾燥法があげられる[26]。噴霧乾燥法は薬物や医薬品添加剤を有機溶媒などに溶解させ，噴霧後すばやく乾燥させることで均一な非晶質複合体を得る手段であり，固体分散体の調製においても汎用される。同様に固体分散体の代表的な製造法として熔融混練法があげられるが，高分子基剤を含む固体分散体と異なり共非晶質では熔融時の粘度が低いため，押出成形することが困難であると考えられる。結晶や共結晶の調製法として一般的な晶析法による共非晶質の調製も報告されているが，結晶のような核発生・結晶成長という過程を経ることがないので結晶の晶析よりも困難であることが予想される。

原薬の製造工程で共非晶質を調製する方法に加えて，薬物を結晶の原薬として製造後，製剤化の工程で共非晶質化することも可能であると考える。この場合，原薬はあくまでも通常の結晶である。例えば，錠剤の製造工程には造粒や粉砕，打錠などの物理刺激がかかる工程が複数存在するため，従来の製剤化の工程で共非晶質化することが可能であれば，製造コストや期間の観点から非常に魅力的な手段であると考える。

(2) 共非晶質の製剤設計

共非晶質の原薬を経口投与製剤として開発する上で，利便性や使用性の高い錠剤を設計することは重要である。固体分散体の錠剤設計においては，薬物量を上回る高分子基剤の配合により錠剤径が大きくなり，使用性が低下するとともに流動性や圧縮成形性などの粉体特性の低下に起因した製造性の低下が課題となる[14, 27]。一方，共非晶質では結晶の原薬に比較して粉体特性が低下する懸念はあるものの，薬物に対して配合されるコフォーマーは薬物と等量比であることが多いため，使用性や製造性が大きく低下しないことが期待される。これまでに，インドメタシンとL-アルギニンの共非晶質(塩の非晶質)について，一般的に用いられる医薬品添加剤を用いて錠剤設計した研究事例が報告されている[28]。表3に，インドメタシンとL-アルギニンの共非晶質の錠剤設計に用いられた処方例を示す。賦形剤(マンニトール)や崩壊剤(クロスカルメロースナトリウム)ならびに滑沢

表3　インドメタシン(IND)とL-アルギニン(ARG)の共非晶質(SD)の結晶混合物(PM)の錠剤(TAB)処方(文献28より抜粋)

	TAB SD IND-ARG	TAB PM IND-ARG	TAB IND
SD IND-ARG	37.2	—	—
IND (crystalline)	—	25.0	25.0
ARG (crystalline)	—	12.2	—
Mannitol	55.8	55.8	68.0
Croscarmellose sodium	5.0	5.0	5.0
Colloidal silicon dioxide	1.0	1.0	1.0
Magnesium stearate	1.0	1.0	1.0

剤(ステアリン酸マグネシウム)を一般的に用いられる範囲の比率で配合することで，錠剤の設計が可能であることが確認されている。図6に，インドメタシンとL-アルギニンの共非晶質，結晶混合物ならびにインドメタシン結晶をそれぞれ含有する錠剤の溶出試験の報告例を示す。いずれの錠剤も溶出試験開始の約60分以内に最大溶出率を示しており，錠剤からの溶出性は高かった。インドメタシンとL-アルギニンの結晶混合物を含有する錠剤では，急激な溶出性を示した後に経時的にインドメタシンの結晶の溶解度まで濃度が低下した。一方，インドメタシンとL-アルギニンの共非晶質を含有する錠剤では高い溶出性が確認され，溶解度の低下速度も緩徐であった。したがって，あらかじめイオン結合している共非晶質を用いることで，優れた溶出性を示す錠剤を設計することが可能であることがわかる。さらに，インドメタシンとL-アルギニンの共非晶質を含有する錠剤に対して，即溶解性の高分子基剤であるKollicoat® IRをコーティングした研究事例では，コーティング工程中に結晶化が惹起しないことや，コーティング後の錠剤において溶出性が向上することも報告されている[29]。

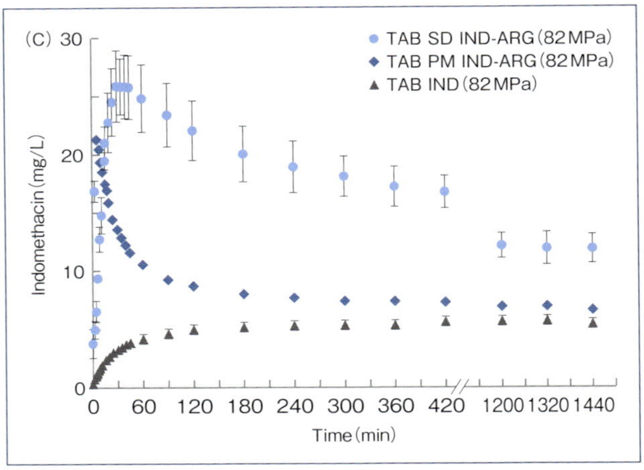

図6　インドメタシン(IND)とL-アルギニン(ARG)の共非晶質(SD)の結晶混合物(PM)ならびにインドメタシンをそれぞれ含有する錠剤(TAB)の溶出試験結果(文献28より抜粋)

共非晶質の形成は，結晶性の高い薬物の固体分散体を設計する際にも有効である。共非晶質の形成を利用して溶解性に優れた固体分散体を設計した研究として，高脂血症治療薬であるエゼチミブとロバスタチンを配合した事例が報告されている[19]。両薬物は有機溶媒への溶解後に，蒸発乾固することで共非晶質を得ることが可能であるが，十分な溶解性の向上効果を示さなかった。そこで，両薬物の共非晶質に対して高分子基剤Soluplus®を配合することで，3成分の固体分散体の調製が試みられた。共非晶質を含む固体分散体では，それぞれの薬物とSoluplus®から成る2成分の固体分散体よりも高い溶解性を示すことが確認された。固体分散体は非晶質薬物を安定化する上で重要な手段であるが，結晶化傾向の高い薬物では必要となる高分子基剤の配合量が増加することがコスト，製造性，使用性などの観点から大きな課題となる。一方，共非晶質では研究報告例が十分でないため，原薬の開発形態として採用した際に未知の課題が生じる可能性がある。しかし，結晶化傾向の高い難水溶性薬物に対して共非晶質を形成するコフォーマーを配合し，高分子基剤の配合量を低減させた3成分の固体分散体を設計することができれば，安定性，コスト，製造性，使用性に優れた非晶質製剤を設計することが可能になるため，今後，共非晶質を含む3成分の固体分散体の研究が推進されていくと考えられる。

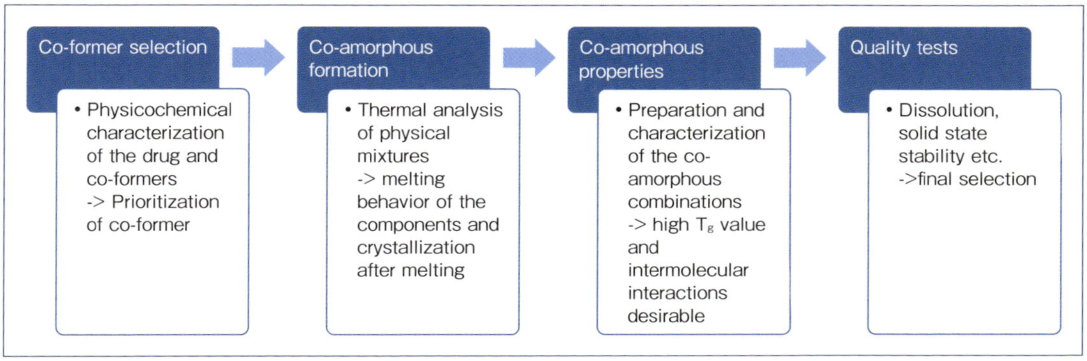

図7　創薬研究における共非晶質の探索プロセス(文献17, 30より抜粋)

5 共非晶質の探索および開発

創薬研究において見出された難水溶性薬物について，共非晶質への原薬形態の変更を通じて溶解性の向上を図る場合，迅速かつ効率的に最適なコフォーマーを探索する必要がある。図7に，創薬研究において共非晶質のコフォーマーを探索する場合の流れの例について示す[17, 30]。はじめに，薬物の化学構造や物性値に基づいて *in silico* 解析を行うことで，共非晶質を形成する可能性の高いコフォーマーを選抜する。最も簡便な方法として，薬物の化学構造から pKa を予測し，塩形成が可能と考えられるコフォーマーを選択することがあげられる。薬物がイオン結合を形成しないことが明らかな場合は，薬物ならびに複数のコフォーマー候補の結晶化傾向，水素結合受容基／供与基の数，溶解度パラメーターなどに基づいて，共非晶質の形成の可能性を推測する。候補となるコフォーマーを選抜した後は，小スケールで迅速に薬物との共非晶質の形成を評価することが必要である。簡便に薬物とコフォーマーが均一な共非晶質を形成するか判断する方法として，熔融法や蒸発乾固法ならびに粉砕法があげられる。特に，示差走査熱量測定を用いた方法では，数 mg スケールで薬物とコフォーマー候補との混合物を加熱および冷却処理することにより，共融，再結晶，ガラス転移などの熱挙動から迅速に共非晶質化を評価することが可能である。共非晶質化を形成することが確認された薬物とコフォーマーについてスケールアップを行い，得られた試料について物理化学的な評価により安定化の機構を解明するとともに，溶解性や安定性の向上について評価し，開発可能な原薬形態か判断することになる。また，上述の通り，現在，原薬形態としての共非晶質の定義は明確でないため，どのような原薬形態として定義するかは，各社が判断することになると考える。また，原薬は結晶で取得し，製剤工程において共非晶質化させる場合，製剤中の共非晶質の状態を正しく評価することが重要となるため，今後の研究報告が待たれる。

6 今後の展望～非経口投与製剤への適用～

これまで，共非晶質の研究は原薬形態の変更による難水溶性薬物の溶解性の向上が主な目的となってきた。一方，共非晶質化による非経口の投与経路における薬物送達の向上の可能性についても研究が行われている。アシクロビルは結晶性の薬物であるが，クエン酸とともに有機溶媒へ溶解し，蒸発乾固することで共非晶質化することが知られている[31)]。図8に，アシクロビルとクエン酸の共非晶質，結晶混合物およびアシクロビルの結晶の溶出試験の報告例を示す。アシクロビルの結晶にクエン酸を混合することで，溶出性が向上することがわかる。さらに，アシクロビルとクエン酸が共非晶質を形成することで，結晶の混合物に比較してさらに溶出性が大幅に向上することが示された。図9に，アシクロビルとクエン酸の共非晶質，結晶混合物およびアシクロビルの結晶のヘアレスマウスの皮膚における透過性の報告例を示す。アシクロビルの結晶は，ほとんど皮膚透過性を示さず，クエン酸との結晶混合物においても皮膚透過性はほとんど向上しなかった。一方，アシクロビルとクエン酸の共非晶質では大幅な皮膚透過性の向上が確認され，試験開始30時間後まで直線的にアシクロビルの皮膚透過量が増加した。この結果は，アシクロビルがク

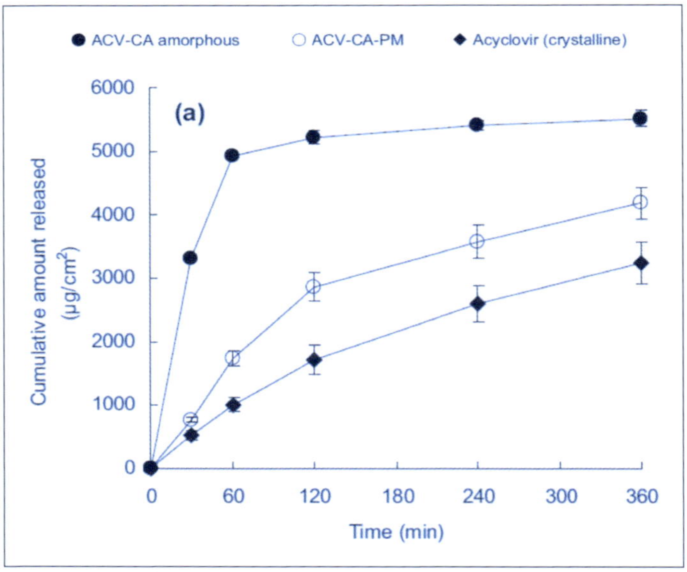

図8 アシクロビル(ACV)とクエン酸(CA)の共非晶質(amorphous)，結晶混合物(PM)およびアシクロビルの結晶(crystalline)の溶出試験結果(文献31より抜粋)

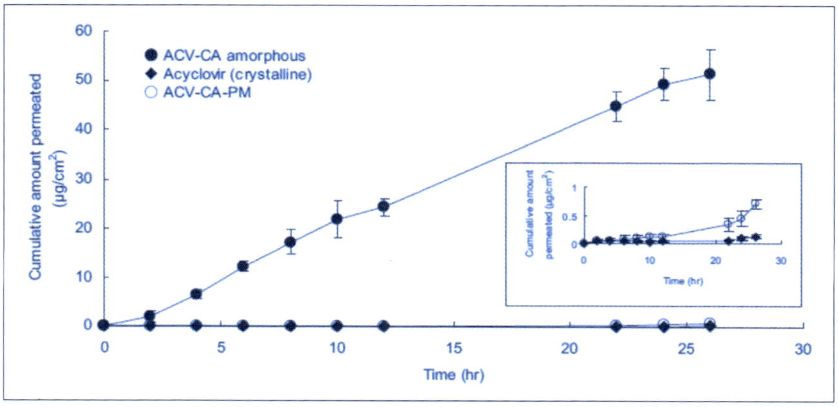

図9 アシクロビル(ACV)とクエン酸(CA)の共非晶質(amorphous)，結晶混合物(PM)およびアシクロビルの結晶(crystalline)の皮膚透過試験結果(文献31より抜粋)

エン酸とともに共非晶質化することで，溶出速度が向上したことに加えて，皮膚透過性についても向上させた可能性を示唆している。同様に，共結晶においても溶解性に加えて膜透過性が変化する可能性について考察した研究事例が報告されている[32]。共結晶を形成する薬物とコフォーマーが溶液中で特異的な相互作用を形成した時，薬物の立体構造が変化し膜透過性に影響を与えることが考察されている。共非晶質の溶液状態における分子状態を評価した事例についてはほとんど報告されていない。最近，両性の薬物と水素結合ならびにπ-π結合を介して共非晶質を形成するコフォーマーが，溶液状態ではイオン結合やπ-π結合を形成することで安定化に寄与することが報告されている[33]。この非晶質では固体での物理安定性が高く，高濃度の溶液を調製することも可能であるため非経口投与製剤へ適用できる可能性が高いと考察されている。

共非晶質は糖やアミノ酸をはじめとする，経肺投与や注射投与などにおいても実績のある安全な低分子のコフォーマーを用いて形成されるため，固体分散体に比較して非経口投与へ適用できる可能性が高いと考える。したがって，共非晶質化による原薬の物性や粉体特性などの変化，ならびに共非晶質を形成する薬物とコフォーマーの溶液中における分子状態の解明が進むことにより，経口投与のみならず非経口の投与経路への適用についても議論が進展していくことが期待される。

おわりに

本稿では，近年増加している物理化学的および製剤学的な研究報告に基づいて共非晶質の現状を総括するとともに，原薬形態としての定義についても述べた。また，基礎研究の進展に加えて，スプレードライ法を用いたスケールアップや錠剤の設計などの研究事例も報告されており，今後，共非晶質の開発を見据えた研究の進展も期待される。現在，欧米を中心に共結晶の研究開発が加速されていることを踏まえると，共非晶質の開発事例も遠からず報告されてくることが予想される。さらに，共非晶質においては難水溶性薬物の経口吸収性を向上させるだけでなく，原薬や粉体特性の変化を通じて非経口投与製剤へ応用できる事例も報告されているため，国内外においてさまざまな投与経路への応用を見据えた共非晶質の基礎研究および開発研究が活発化していくことが望まれる。

［上田　廣］

■参考文献

1）志村裕久ほか，医療と社会，21(1)，17-32(2011)
2）Rebekah H. et. al., Drug Discov. Today, 22(11), 1593-1597(2017)
3）Bernard F. et. al., Drug Discov. Today, 16(21-22), 976-984(2011)
4）Rumondor AC. et. al., J. Pharm. Sci., 105(9), 2498-2508(2016)
5）Williams HD. et. al., Pharmcol. Rev., 65(1), 315-499(2013)
6）ICH-Q3C(R5). 医薬品の残留溶媒のガイドラインの改正.(2011)
7）Llinàs A. et. al., Drug Discov. Today, 13(5-6), 198-210(2008)
8）Kawakami K. and Pikal M., J. Pharm. Sci., 94(5), 948-965(2005)
9）Saal C. and Becker A., Eur. J. Pharm. Sci., 49(4), 614-623(2013)
10）Dalpiaz A. et. al., Drug Discov. Today, 22(8), 1134-1138(2017)
11）Gadade DD. et. al., Adv. Pharm.Bull., 6(4), 479-494(2016)

12) Löbmann K. et. al., Mol. Pharm., 8(5), 1919-1928(2011)
13) Lu Q. and Zografi G. Pharm. Res., 15(8), 1202-1206(1998)
14) Dengale SJ. et. al., Adv. Drug Deliv. Rev., 100, 116-125(2016)
15) He Y. and Ho C. et. al., J. Pharm. Sci., 104(10), 3237-3258(2015)
16) Laitinen R. et. al., Int. J. Pharm. Sci., 453(1), 65-79(2013)
17) Korhonen O. et. al., Exp. Opin. Drug Deliv., 14(4), 551-569(2017)
18) Foucher C. et. al., Cardiovasc. Ther., 33(6), 329-337(2015)
19) Riekes MK. et. al., Pharm. Res., 33(5), 1259-1275(2016)
20) Rajesh T. et. al., Drug Discov. Today, 21(3), 481-490(2016)
21) Lim AW. et. al., J. Pharm. Pharmcol., 68(1), 36-45(2015)
22) Knapik J. et. al., Mol. Pharm., 12(10), 3610-3619(2015)
23) Wu W. et. al., Int. J. Pharm., 535(1-2), 86-94(2018)
24) Kasten G. et. al., Int. J. Pharm., 533(1), 138-144(2017)
25) Wickströrm H. et. al., Eur. J. Pharm. Sci., 535 (1-2), 91-100(2015)
26) Mishra J. et. al., Pharmaceutics, 10(2), doi: 10.3390/pharmaceutics10020047(2018)
27) Haser. et. al., AAPS PharmSciTech, doi: 10.1208/s12249-018-0953-z(2018)
28) Lenz E. et. al., Eur. J. Pharm. Biopharm., 96, 44-52(2015)
29) Petry I. et. al., Eur. J. Pharm. Biopharm., 119, 150-160(2017)
30) Ueda H. et. al., Pharm. Res., 33(4), 1018-1029(2016)
31) Matsuda T. et. al., Int. J. Pharm., 422(1-2), 160-169(2012)
32) Sanphui P. et. al., Mol. Pharm., 12(5), 1615-1622(2015)
33) Zhu S. et. al., Mol. Pharm., 15(1), 97-107(2018)

第4章
非経口製剤の開発戦略

第4章 1 中外製薬における抗体医薬品開発と将来展望

はじめに

バイオ医薬品，特にその中でも抗体医薬品はその有用性からグローバルでの開発が加速しており，国内外の各製薬企業が相次いで参入している。本稿では，1980年代からバイオ医薬品へ，1990年代から抗体医薬品に参入してきた中外製薬が，どのようにバイオ医薬品，特に抗体医薬品を開発し，グローバルに製品として供給できる技術を蓄積し，このあとの将来に向けどのような方向性を目指しているのか，その概要を示す。

1 医薬品企業を取り巻く環境と中外製薬の創薬戦略

まず医薬品企業を取り巻く環境変化から見ていきたい。われわれのような新薬メーカーが直面する課題としては，新薬開発コストの上昇がまずあげられる。新たなターゲットに作用する画期的な新薬が創出されにくくなっており，創薬研究へのさらなる研究費の確保，非臨床試験に加え，コストのかかるグローバルでの臨床試験が求められるためである。タフツ大学の DiMasi JA らの調査[1)]によると，1製品の開発費は失敗のコストを含め約26億米ドルと，10年前の2.5倍にあたる開発費用，日本円にして約2,600億円が必要となっている。2000年代後半から創薬の種を探し出すことに自社内の研究力では困難さが増大してきたことから，多くの製薬企業で大学や公的研究機関とこれまでになく広い間口で連携するオープンイノベーションが模索され投資がなされてきた。医薬品企業にとってこれまでよりも創薬の成功確率を上げることができ，薬になる可能性を高めることができると期待されている。加えて，企業によっては，有望なシーズを有するベンチャー企業を一気に買収するケースも増加している。これらの方針に合わせ，tail product と呼ばれる長期収載品を外部に譲渡し収益の源になっている，core product や未来のための創薬研究に資源を集中させる動きも加速している。もうひとつの環境変化は，社会保障費の増大による医療費抑制の圧力強化である。現在厚生労働省は，2020年9月までに後発医薬品の割合80% を達成するという目標を掲げている。この波は先発医薬品企業にとっては影響が大きく，中外製薬のようなバイオ医薬品の比率が高い企業であっても，バイオシミラー製品という形でインパクトが想定されている。さらに大きな影響を与えるのが，特例拡大再算定などの薬価政策の改定であり，2017年10月に出された薬価制度の抜本改革案[2)]では，薬価改定時期の見直し，新薬創出等加算の見直し，市場拡大再算定の特例などによる，

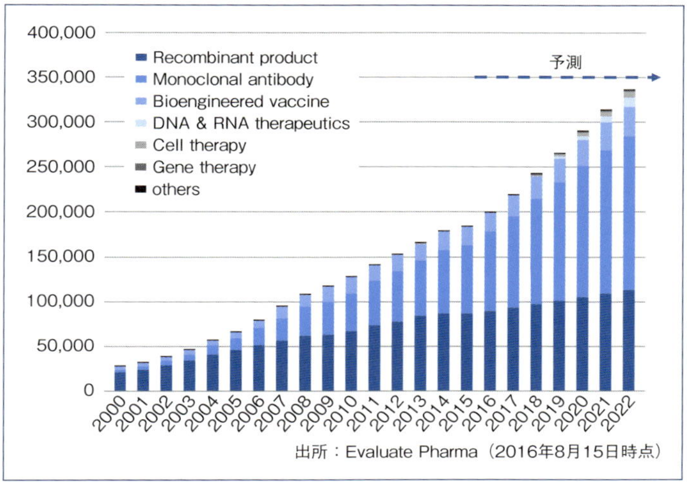

図1　バイオ医薬品成長の内訳
（出典：Evaluate Pharma（2016年8月15日時点））

薬価を引下げる方向性は鮮明である。

BIO社らの調査[3)]によると，2006年から2015年までの新薬の臨床開発成功確率を低分子医薬品とバイオ医薬品で各臨床試験のフェーズで比較した分析結果がある。これによると，いずれの段階においてもバイオ医薬品の開発成功確率は低分子医薬品よりも高く，トータルでの開発成功確率は低分子医薬品が6.2%に対しバイオ医薬品は11.8%と高い。その中でも，世界での売上高でみるバイオ医薬品成長の内訳は，図1に示すように，緩やかな成長が継続しているサイトカイン類に比べ，抗体医薬品は2000年代中盤より急激に成長している。このため，これまで経口固形製剤が中心であった製薬企業各社も抗体医薬に参入しており，後発医薬品の一種である抗体のバイオシミラーも複数の企業で市場に出ている。

歴史を振り返ると，遺伝子工学技術を用いた現在のバイオ医薬品の歴史は医薬品そのものに比べると浅くまだ30数年である。1990年代にはエリスロポエチン製剤，顆粒球コロニー刺激因子（G-CSF）製剤をはじめとするサイトカイン類の製剤が開発され医療に大きく貢献した。ただし内因性タンパク質をバイオ技術で量産し医薬品とするには，そのままで医薬品となりうるターゲットタンパク質数に限界があった。2000年代に入ってから，疾患に関わる細胞表面に発現する受容体などのターゲットタンパク質に特異的に結合する抗体を作製しバイオ技術で量産化するという生産手法が開発されてから，標的分子の多様性と相まって一気に抗体医薬品が開花し発展した。中外製薬では，1980年代から開発を開始したサイトカイン類の製品化を経て1990年代からいち早く抗体医薬品の開発に着手してきた。生産技術と品質評価技術を磨き，自社工場での量産化に成功し，2005年に日本で初めて国産抗体医薬品の上市を達成した。そしてその2年前である2002年より当時から世界的バイオ医薬品企業の代表であったGenentech社を有するロシュ社と戦略的アライアンスを締結し，ロシュグループの一員となった。約15年が経過した現在でもロシュ社とのアライアンスが中外製薬の戦略の根幹であることに変わりはない。ビジネスモデルはこうである。中外発の革新的医薬品を，ロシュグループが保有する世界中に広がる開発力と販売網を通じてグローバルに展開および製品供給し，豊富なロシュパイプラインを日本市場に導入する。これによって，図2に示すように中外の製品売上構成（2016年，タミフルとロイヤリティを除く）は，売上の約50%ががん領域であり，71%はバイオ医薬品で占められる。今後もロシュグループとのアライアンスをベースとしたビジネスモデルを維持するためにも，中外製薬からグローバルで通用する革新的な医薬品を生み出し続ける必要がある。

ここで，中外製薬のバイオ医薬技術の歴史に立ち戻る。1990年代までを1st Phase，2005年までを2nd Phase，2005年以降を3rd Phaseに分けることができる(図3)。前述したように，2005年までがサイトカイン類といわゆるモノクローナル抗体と呼ばれるヒト化抗体医薬品であるが，2005年以降には中外製薬では抗体改変エンジニアリング技術を独自に開発し，活性の増強，血中滞留性の向上などの機能を付加または増強した，改変抗体医薬品を複数開発してきた。その革新的抗体改変技術の代表例を以下にまとめた。

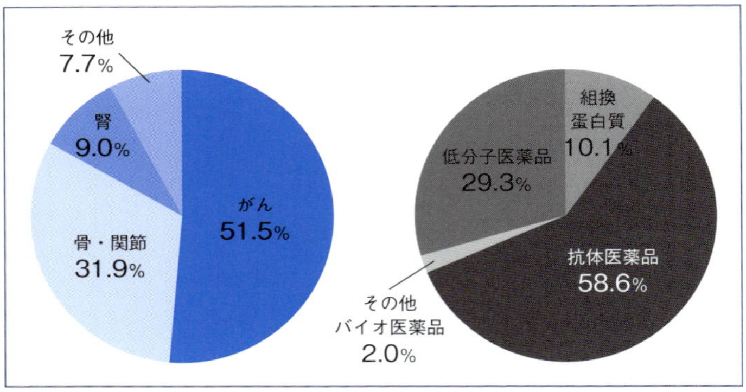

図2　中外の製品売上構成(2016年12月期売上ベース)

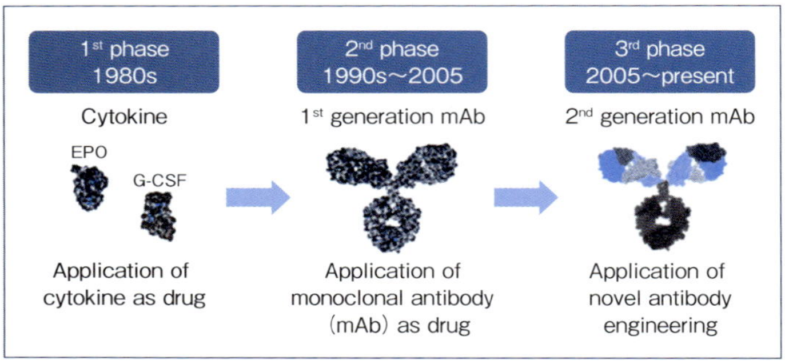

図3　中外製薬のバイオ医薬技術の歴史

- □ ・SMART-Ig(Sequential Monoclonal Antibody Recycling Technology - Immunoglobulin)リサイクリング抗体技術およびスイーピング抗体技術[4)]
- □ ・ART-Ig(Asymmetric Re-engineering Technology - Immunoglobulin)バイスペシフィック抗体技術[5)]
- □ ・ART-Fc(Asymmetric Re-engineering Technology - Fc domain)活性型Fcγ受容体選択的結合増強技術(ADCC活性増強技術)[6)]
- □ ・TRAB(T cell Redirecting AntiBody)T細胞リダイレクト抗体技術[7)]
- □ ・TwoB-Ig (Fcγ RIIB selective binding technology - Immunoglobulin)抑制型Fcγ受容体選択的結合増強技術[8)]
- □ ・ACT-Ig (Antibody Charge engineering Technology - Immunoglobulin)抗体の血中滞留性を向上する技術[9)]

ところで，これら改変抗体を含め，抗体医薬は低分子医薬に比べ分子量が150,000ダルトンと非常に大きく，複雑である。翻訳後修飾などによる多様性もあり，製造方法や製造場所の変更などが生じるときには，変更前後の製品品質に，有効性と安全性に影響を及ぼす変化が生じていないことを，分子構造や品質の面から示す必要がある。これらは製造承認申請で規制当局から求められる要求事項であり，同等性・同質性を示すためには，高度な分析技術が要求される。中外製薬では，ロシュグループとなって以来，複数の抗体医薬品の共同開発を行ってきており，彼らが有する先行技術，技術開発に関する考え方や海外の規制当局への対応事例などを数多く学び，抗体医薬品開発に必要な技術と知識を継続的にブラッシュアップさせてきている。そして中外独自の改変抗体を含む複数の抗体医薬品パイプラインを保有するため，日常的に多様な性質をもつ抗体分子の開発技術課題に取り組んでいる。一方で抗体は定常領域を有するため性質に構造に共通点も見られ，共通のプラットフォームを用いて効率的に技術開発ができる面もある。次項以降はその製薬技術戦略の各論について紹介する。

2 抗体医薬品製薬戦略における技術・プロセスの開発

抗体医薬品生産プロセスは図4に示すように，産生細胞株構築，培養工程，精製工程および製剤化工程に大別され，それぞれ条件検討を行い，生産性向上と製品品質担保の面から技術課題を克服しながら条件最適化が進められる。本項では，株構築，培養工程，精製工程におけるトピックスと生産プロセスと品質との関連性を紹介する。

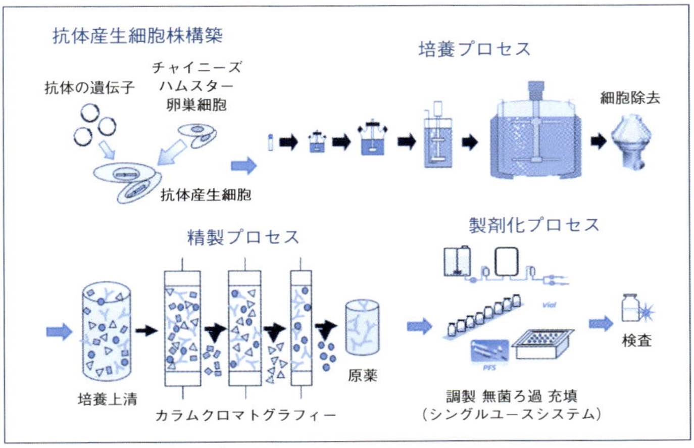

図4 抗体医薬品生産プロセス

(1) 産生細胞株構築

産生細胞株構築は，目的の抗体をコードした遺伝子を，マーカー，プロモーターおよびエンハンサー遺伝子とともにベクターを用いて，宿主細胞であるCHO細胞の染色体に挿入して発現させ，播種した細胞から限界希釈により，高い抗体産生量，発現安定性，継代安定性，clonality，産生抗体の品質恒常性などを満たす産生細胞を，膨大な候補細胞の中から見つけ出し，株化するプロセスであり，大量の時間と労力を要する。この産生細胞株構築法の最適化を行うことで，効率化とスピードアップが図られると期待される。ランダム・インテグレーション法をベースとした最適化の取り組みとして，産生能力の向上(宿主・発現システムの改良)がまずあげられる。具体的には，プロモーター，エンハンサーの種類，抗体のH鎖・L鎖遺伝子の配置(向き・個数)，選択マーカーの種類と発現量を検討する。次にあげられるのが，株構築スピードの向上のためにMTX濃度の最適化プログラムを検討する。さらに，各プロセスを自動化・省力化することも有効な取り組みである。例えば，コロニーピッキング装置，自動画像撮影装置，自動分注装置，自動細胞選抜捕集装置，等の導入で効果が認められている。一方で，本質的な改善方法として新規産生細胞株構築法の検討にも取り組んでいる。ゲノム編集技術等を利用し高産生株を短時間で取得する，宿主細胞エンジニアリングである。ひとつはターゲットインテグレーションと呼ばれる，染色体上の高発現領域への部位特異的な目的遺伝子の導入であり，これによりこれまでのランダムな挿入で課題となる細胞挙動の多様性も回避できるかもしれない。もうひとつは，遺伝子導入・破壊による宿主細胞の産生能力の改変である。これらにより，細胞株構築期間の短縮とともに高産生かつ望ましい培養挙動をもつクローンの安定取得が期待される。

(2) 培養工程

培養工程で生産性にインパクトを与える要素の1つが培地の改変である。これまで動物細胞培養用培地は次のように変遷してきた。

哺乳動物由来の血清を含有する有血清培地

→哺乳動物由来成分と加水分解物を含有する無血清培地

→哺乳動物由来成分を含まないものの，加水分解物を含有する無血清培地。

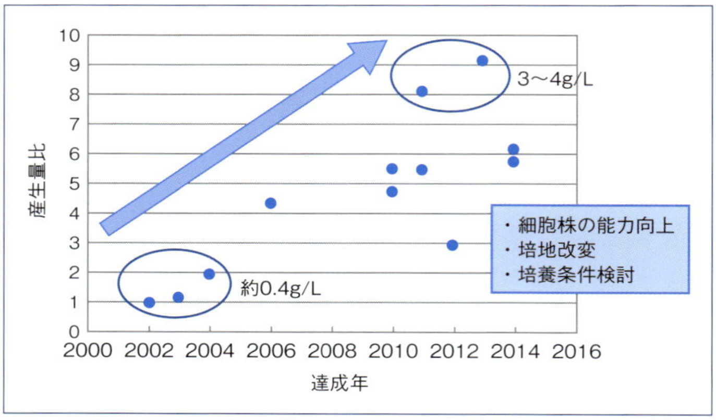

図5　培養産生量向上の取り組み

そして最近では，動物はもちろんのこと植物由来の加水分解物も一切含まない，完全合成培地(Chemically Defined Medium，CD培地)が注目されている。CD培地の利点としては，生物由来の未知成分を含むリスクがないこと，しばしば加水分解物で課題となる培地製品のロット間差が小さく製法の頑健性確保が期待できること，培地由来成分がないことで細胞の代謝解析が容易になることの3点があげられる。一方欠点としては，これまでの培地で蓄積してきたノウハウが通用しない点があり高産生化が容易ではないこと，培養のスケールアップによる細胞挙動の変化が起こりやすいことである。このような，細胞株の能力向上，培地改変，培養条件検討といった培養産生量向上の取り組みの結果，2002年のプロジェクトと比較して産生量は10年間で約10倍に増加した(図5)。

(3) 精製工程

精製法の検討では，宿主細胞由来タンパク質(Host Cell Protein，HCP)除去の重要性が増大している。と言うのもFDAをはじめとする規制当局は残存HCPに対してよりナーバスになってきている。多くのバイオ医薬品製品で残存するHCPは1〜100ppmと言われているがこれは100ppmまで許容可能という意味ではなく，定量的評価に加えてHCPのキャラクタリゼーションが要求事項となってきている。精製工程でのHCP除去を検討するには，抗体とHCPとのインタラクション(“hitchhiker” effect)，つまり抗体の物性により特定のHCPと強く相互作用し精製プロセスを経ても一緒に挙動する現象があることをよく理解し，どうすれば除去できるかを検討する必要がある。もし残存するHCPが特定されれば，この特定の残存HCP低減を目的とした製法変更として，クロマト工程の追加やクロマト条件の変更などの対応をとることができる。

(4) 生産プロセスと品質との関連性

図6には，製造工程から投与までの流れで製品が受けるストレスと翻訳後修飾／分解と混入する可能性のある不純物について示した。分子そのものを知ることとともに，製造工程の中身と流れを理解することも重要である。培養開始からと人の体内に入るまでにどのようなストレスがあり，その結果どのような翻訳後修飾や分解が生じる可能性があるのか，また工程由来や外来性でどのような不純物が混入する可能性があるのかを知ることで，より良い製品品質を達成するためのプロセス開発，プロセス改善が可能となる。プロセス＝プロダクト（工程＝製品）である。

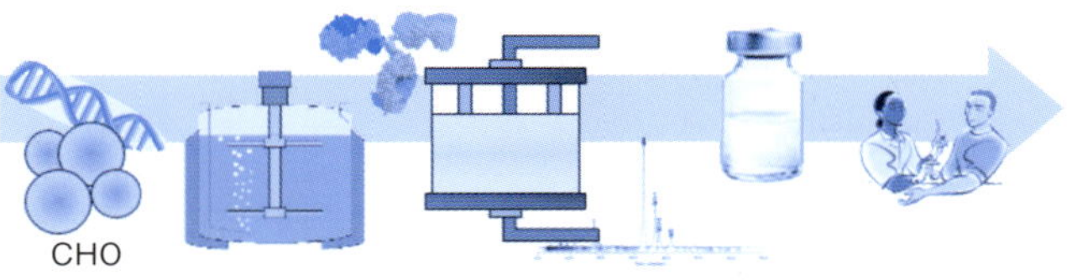

	培養	精製	製剤化と保存	投与と体内動態
条件	培地中の pH～7，X℃， 7-14Day	移動相の pH～3，～8， RT，5-7Day	処方のpH5～7 2-8℃，24-36M	血漿のpH7.4 37℃，7-28Day
製品が受けるストレスと翻訳後修飾・分解	会合化 糖鎖付加 糖化 SS 還元 遺伝子変異 高次構造変化	会合化 加水分解 SS 還元 ：	会合化 脱アミド 酸化 加水分解 ：	脱アミド 酵素分解 ：
製造工程，容器から混入する可能性のある不純物	細胞由来成分 工程由来成分 外来性混入物 Ex）DNA，HCP 培地成分	工程由来成分 外来性混入物 Ex）精製担体（Protein A など） 溶出物／抽出物 金属	工程由来成分 外来性混入物 Ex）溶出物／抽出物 金属	溶出物／抽出物（輸液バッグなど）

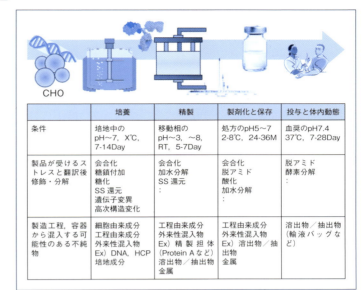

図6　製造工程から投与後まで製品が受けるストレスと混入する可能性のある不純物

3 抗体医薬品の原薬製造設備の整備

中外製薬のバイオ原薬製造施設は，主に治験原薬製造から初期商用原薬の生産設備として東京都北区に浮間工場が，商用安定生産用の大規模生産設備として栃木県に宇都宮工場がある。具体的に生産規模を紹介すると，浮間工場には組み換えタンパク質医薬品の商用生産用の培養槽2,500L が2基，抗体医薬品の治験薬から初期商用生産用の培養槽2,000L が4基あり，2,000L のほうは洗浄評価が不要なためプロジェクト間の切り替えが容易なシングルユース培養槽を用いたシステムとして構築した。宇都宮工場には，抗体医薬品の商用生産用の培養槽10,000L が8基あり，グローバルでブロックバスターとなった，関節リウマチを適応症とする抗体医薬品を世界中に供給する主力工場となっている。

さらに，現在浮間工場には新規の抗体医薬品の Phase 3から商用生産までを生産する新規施設を建築中で2019年の GMP 製造稼働を目指している。培養槽は6,000L が6基であり，中外製薬全体としては合計129,000L となり国内では最大である。この新規施設のコンセプトは，第2項で紹介したようなバイスペシフィック抗体など，新しい抗体創薬エンジニアリング技術を適応してできた新規抗体医薬品をフレキシブルに提供する少量多品種製造へ対応することである。そのための工夫として，培養槽数と精製工程を組み合わせることで同時に複数の需要量をもつ複数の抗体を製造することが可能なシステムを構築した。例えば図7に示したように，培養槽6基の割り当てを抗体医薬品 A,

Bの生産必要量に応じて5基，1基とし，2系列ある精製工程はそれぞれ抗体医薬品A，Bに使うとする。これにより抗体医薬品Aの商用生産中に，開発中の抗体医薬品Bの治験薬を製造することができ，より効率的にかつフレキシブルに生産と開発を両立することができる。

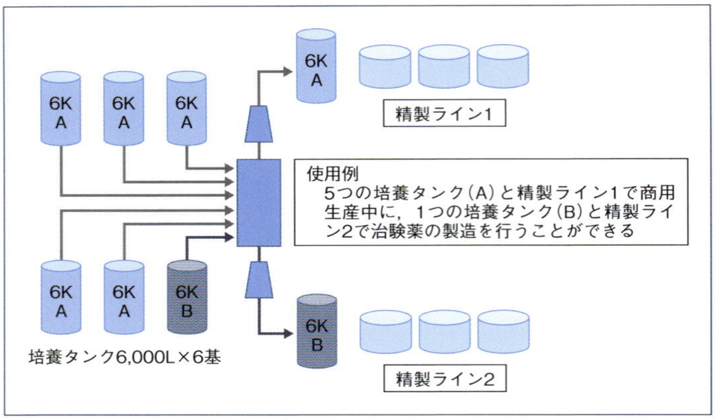

図7　新規施設の特徴～少量多品種への対応～

規模の効果が期待できる大量生産の抗体医薬品生産から，価値が高いが少量多品種となる抗体医薬品を効率的かつ低コストで生産することが求められるように，取り巻く環境はシフトしてきている。抗体創薬エンジニアリング技術により少量で効果のある抗体が創薬されるようになってきたことと，第3項に示したような10年間で10倍の産生量増加を達成した培養を中心とした抗体生産技術の進歩の双方により，必要な設備の規模も小規模化してきている。培養槽の規模でいえば20.000～25.000Lが10,000～15,000Lへ，さらには2,000～6,000Lへと，10年以上前に比べると徐々に小さくなってきている。これは世界的なトレンドと考えている。しかしながら従来通りの大量生産を前提とした製法を続けていたら，高い設備投資やクオリフィケーション，生産品目の切り替え時に発生するクリーニングバリデーションの負荷など大幅なコスト高となる。そこで次項では，コスト低減の取り組みの一例を紹介する。

4　抗体生産コスト低減の取り組み

抗体生産コスト低減への取り組みでは，第3項で示したような培養工程での産生量向上に対応するためには，精製工程のキャパシティ向上とコスト低減が課題となる。特にカラム精製では高価なProtein A樹脂を使わないキャプチャ工程の開発が求められる。さらに最近注目されているのが，低分子原薬・固形剤の分野で一歩先行している，連続生産方式へのチャレンジであり，培養・精製工程それぞれでの連続生産によるコスト低減が期待されている。培養プロセスにおいては，灌流培養法が相当する。これまでの流加培養法では培養中に培地を流加して液量が増加していくのに対し，灌流培養では抗体を含む上清のみを分離し細胞は戻すことで培養液量を一定に保つのが特徴である。灌流培養法は古くから存在するものの，主に不安定なタンパク質の生産に使用されることが多く，一般に培養液中で安定な抗体には現状の流加培養法がコスト的に有利と考えられてきた。しかしながら，培養槽当たりの生産性が10倍程度高い，産生細胞が常に定常状態にあるため品質上課題となる抗体分子のHeterogeneityが小さい，抗体の培養中での滞留時間が短い，など抗体の品質面でメリットも考えられる。一方，培地当たりの生産性は低くなることから，現状の高濃度の種培養確保としての利用から，培地の低コスト化が進めば，将来的には生産培養での活用も視野に入ってくると期待される。

精製プロセスでは，マルチカラムクロマト法が連続製造対応技術に相当する。これまでの大量の樹脂を充填した大きなカラムではなく，カラムを複数個の小さなカラムに分割し，樹脂の再生，平衡化，負荷，溶出，洗浄など精製のすべてのステップを同時並行に実施する。このことによりサイクル数を5～100倍に向上し，樹脂の利用効率を向上する方法である。実現できれば高価なProtein A樹脂の使用量削減が可能になると期待されるものの，連続精製に必要な要素技術がまだ発展途上であることは否めない。

共通課題として，バリデーション法が未成熟だが，規制当局も連続生産を支持している。

5 コンビネーション製品の開発

コンビネーション製品とは，2つ以上の異なる種類のものを組み合わせて1つの医薬品，医療機器または再生医療等製品として製造販売する製品と定義される。医薬品たるコンビネーション製品の例として，プレフィルドシリンジ(PFS)入り注射剤，医薬品ペン型注入器(容量調整機能付き)付き注射剤，および吸入器(吸入量調整機能付き)付き喘息用薬剤などがあげられる。これらはいずれも，治療期間の比較的長い，関節リウマチ，喘息や糖尿病などの慢性疾患のケースで，医療機関での長時間にわたるベッドでの点滴静注や通院での頻回投与などの患者さんの負担を大きく低減するために，自宅，あるいは外出先でも自分で必要な薬剤を投与することのできる利便性の高い投与方法を提供する製品群である。例えば，必要な投与量が1本のシリンジに濃縮された状態で封入されている，針付PFSやPFSによる自己注射を補助するデバイスであるオートインジェクター(AI)を有する皮下注製剤で，1，2週間に1回程度の頻度で自宅において，キャップを取り外して注入する，あるいはボタンを押すだけで自己投与することが可能な剤形である。

図8[10]に，コンビネーション製品の環境変化として，アメリカ(US)，ヨーロッパ(EU)，日本(JP)での，AI，ペン，PFSの売上合計の10年間の推移である。これら利便性の高い剤形(コンビネーション製品)の市場が拡大していることがわかる。特にUSマーケットでは急激に，AIとペンが増加している。一方，日本のマーケットでは伝統的にコンビネーション製品に抵抗感があるため増加は緩やかであるが，最近は少しずつ増加しており，今後の本格的高齢化社会を考えるとさらに市場は伸びると予測される。

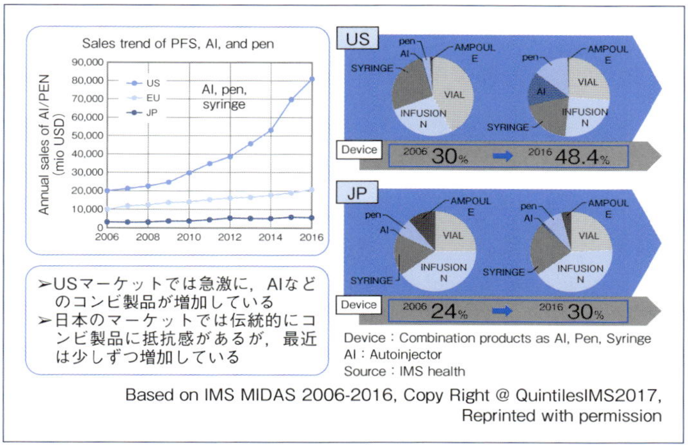

図8　コンビネーション製品の環境変化

抗体医薬品を，このように患者さんや医療従事者にとって利

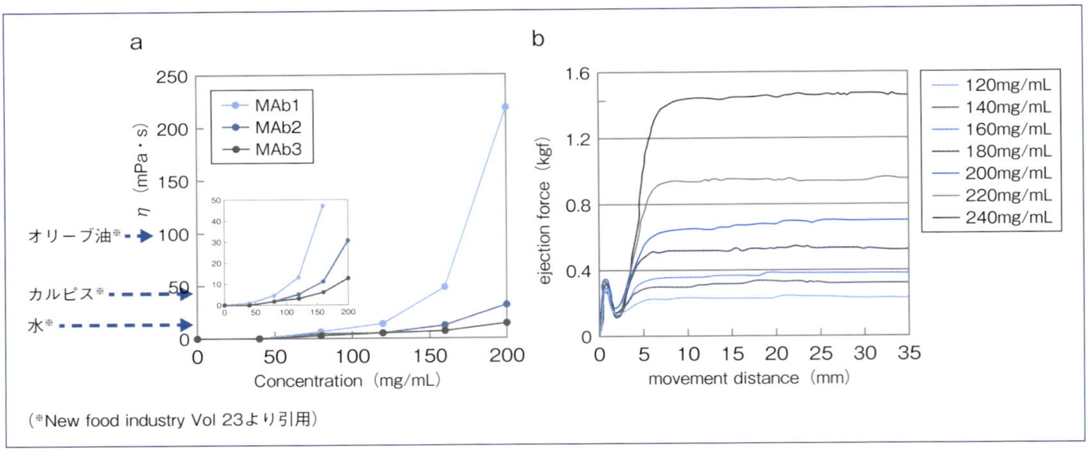

図9　抗体濃度と粘度

便性の高い皮下注製剤化・コンビネーション製品化するには，技術的には抗体の高濃度化が必要になる。なぜなら，抗体の高い投与用量に対し，皮下注における投与用量は一般的に1mLが上限とされているからである。同じ治療領域の抗体製剤である実際の市販品で例をあげて必要性を説明する。A，B，C3社の市販品を比較すると，点滴静注用のバイアル製剤から皮下投与用のPFS製剤に切り替えるために，抗体濃度をA社市販品では25から125mg/mLへ，B社市販品では10から50mg/mLへ，C社市販品では20から180mg/mLへと高濃度化がなされている（PMDA　医療用医薬品の添付文書情報より検索 http://www.info.pmda.go.jp/psearch/html/menu_tenpu_base.html）。

このような高濃度化を達成するためには中外製薬の経験では，高濃度でも安定かつ使用性に影響する高粘度化を抑制する処方条件を見出すこと，次にこの高濃度溶液を工業的に安定的に製造することのできる原薬製造工程の高濃縮を実現すること，さらに製剤工程でも安定的に充填できる製法／設備の実現が必要となる。この中でも粘度低減へのチャレンジは，製法と製品使用性の双方で大きな効果を発揮する。図9に抗体濃度と粘度の関係（a）と針付シリンジに充填した後の溶液を押す力（摺動性，b）のグラフを示す。MAb1，2，3で程度は異なるもののいずれも抗体濃度が上昇すると粘度が上昇し，MAb1では摺動性すなわちユーザーの使用性が低下することがわかる[11]。

そこで見出したのが，抗体溶液に添加する処方成分を変更することによる粘度低減効果である。図10に示すように，ヒスチジン（His），アルギニン（Arg），アスパラギン酸（Asp）の，酸性および塩基性アミノ酸を添加することで粘度が著しく低減することが判明した。

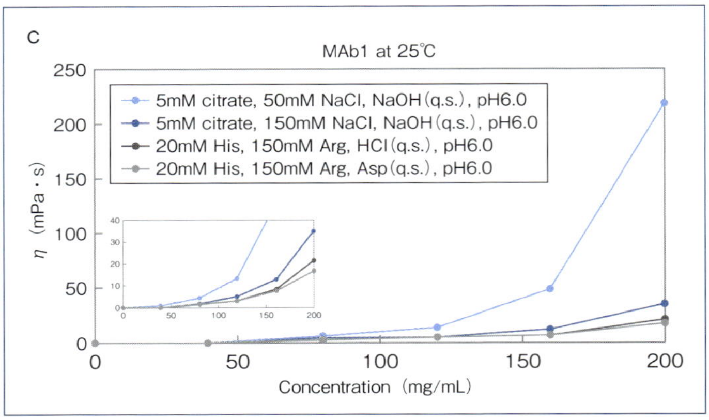

図10　処方成分による粘度低減効果

コンビネーション製品のFDAガイダンスでは，Human Factor

Studyの実施が要求されている。また，日本においてもコンビネーション製品の承認申請における取扱いについて」の通知（2014年10月24日 薬食審査発1024第2号）が発出され，コンビネーション製品の定義が明示されるとともに，副構成体としての機械部分の不具合報告が製造販売業者に義務付けられる（承認済みコンビネーション製品は2016年11月25日より対応）。承認済み製品を含めたコンビネーション製品の設計管理が必要となってきている。

おわりに

バイオ医薬品，特に最近増加の一途をたどる抗体医薬品を中心に，中外製薬における製造技術の開発と設備導入の思想，コンビネーション製品への取り組みの概要を述べてきた。医薬品開発は，低分子からバイオ，抗体へと広がりを見せてきた。より医療のニーズに貢献できるよう，今後の抗体医薬品のさらなる発展を期待する。

［古賀明子］

■参考文献

1）DiMasi JA, Grabowski HG, Hansen RW., “Innovation in the pharmaceutical industry: New estimates of R&D costs” Journal of Health Economics, 47:20-33（2016）
2）厚生労働省，薬価制度の抜本改革等に関する配付資料，平成29年10月18日（http://www5.cao.go.jp/keizai-shimon/kaigi/special/reform/wg1/291018/sankou2.pdf）
3）Amplion, Inc., Biomedtracker and Biotechnology Innovation Organization（BIO）, BIO Industry Analysis（2016）
4）Igawa T, Ishii S, Tachibana T, Maeda A, Higuchi Y, Shimaoka S, Moriyama C, Watanabe T, Takubo R, Doi Y, Wakabayashi T, Hayasaka A, Kadono S, Miyazaki T, Haraya K, Sekimori Y, Kojima T, Nabuchi Y, Aso Y, Kawabe Y, Hattori K., Antibody recycling by engineered pH-dependent antigen binding improves the duration of antigen neutralization., Nat Biotechnol. 28（11）:1203-7.（2010）
5）Igawa T, Maeda A, Haraya K, Tachibana T, Iwayanagi Y, Mimoto F, Higuchi Y, Ishii S, Tamba S, Hironiwa N, Nagano K, Wakabayashi T, Tsunoda H, Hattori K., Engineered monoclonal antibody with novel antigen-sweeping activity in vivo, PLoS One. May 7;8（5）:e63236.（2013）
6）Sampei Z, Igawa T, Soeda T, Okuyama-Nishida Y, Moriyama C, Wakabayashi T, Tanaka E, Muto A, Kojima T, Kitazawa T, Yoshihashi K, Harada A, Funaki M, Haraya K, Tachibana T, Suzuki S, Esaki K, Nabuchi Y, Hattori K., Identification and multidimensional optimization of an asymmetric bispecific IgG antibody mimicking the function of factor VIII cofactor activity., PLoS One., 8（2）:e57479.（2013）
7）Igawa T., Next Generation Antibody Therapeutics Using Bispecific Antibody Technology., Yakugaku Zasshi. 137（7）:831-836.,（2017）
8）Ishiguro T, Sano Y, Komatsu SI, Kamata-Sakurai M, Kaneko A, Kinoshita Y, Shiraiwa H, Azuma Y, Tsunenari T, Kayukawa Y, Sonobe Y, Ono N, Sakata K, Fujii T, Miyazaki Y, Noguchi M, Endo M, Harada A, Frings W, Fujii E, Nanba E, Narita A, Sakamoto A, Wakabayashi T, Konishi H, Segawa H, Igawa T, Tsushima T, Mutoh H, Nishito Y, Takahashi M, Stewart L, ElGabry E, Kawabe Y, Ishigai M, Chiba S, Aoki M, Hattori K, Nezu J., An anti-glypican 3/CD3 bispecific T cell-redirecting antibody for treatment of solid tumors., Sci Transl Med., 9（410）,（2017）
9）Mimoto F, Katada H, Kadono S, Igawa T, Kuramochi T, Muraoka M, Wada Y, Haraya K, Miyazaki T, Hattori K., Engineered antibody Fc variant with selectively enhanced FcγRIIb binding over both FcγRIIa（R131）and FcγRIIa（H131）., Protein Eng Des Sel.（10）:589-98.（2013）
10）Based on IMS MIDAS 2006-2016, Copy Right @ QuintilesIMS2017, Reprinted with permission
11）Fukuda M, Moriyama C, Yamazaki T, Imaeda Y, Koga A. Quantitative Correlation between Viscosity of Concentrated MAb Solutions and Particle Size Parameters Obtained from Small-Angle X-ray Scattering., Pharm Res. 32（12）:3803-12.,（2015）

第4章 2

ペプチド医薬の経口・経粘膜吸収製剤の実用化に向けた開発戦略

はじめに

近年，分子生物学あるいは遺伝子工学といった，いわゆるバイオテクノロジーが急激に進展したことにより，これまで成し遂げられなかった難治性疾患に対しバイオ医薬品を利用したさまざまな治療戦略が確立されるようになった。特に最近十数年の間，がんや免疫疾患に対する抗体薬開発の発展は著しく，現在では，世界の医薬品売上高のトップ10のうち，7品目をバイオ医薬品(うち6品目が抗体薬)が占めている(表1)。また，糖尿病治療薬として使用されるインスリンアナログ等の生理活性高分子ペプチド薬も上位に位置している。バイオ医薬品自体の薬価が高額であるため，売上高のみでバイオ医薬品や従来の低分子医薬品の寄与を単純には推し量れないが，近年の薬物治療あるいは製薬企業における医薬品開発におけるバイオ医薬品の重要性は着実に大きくなってきている。

表1　2000年および2016年の世界医薬品売上高ランキング

順位	2000年		2016年	
	商品名(一般名)	薬効等	商品名(一般名)	薬効等
1	オメプラール (オメプラゾール)	抗潰瘍剤	ヒュミラ (アダリムマブ)	関節リウマチ，他
2	リポバス (シンバスタチン)	高脂血症	エンブレル (エタネルセプト)	関節リウマチ，他
3	リピトール (アトルバスタチン)	高脂血症	ハーボニー (ソホスブビル＋レジパスビル)	慢性C型肝炎
4	ノルバスク (アムロジピン)	降圧剤	レミケード (インフリキシマブ)	関節リウマチ，他
5	メバロチン (プラバスタチン)	高脂血症	リツキサン (リツキシマブ)	非ホジキンリンパ腫
6	クラリチン (ロラタジン)	抗アレルギー剤	レブリミド (レナリドミド)	多発性骨髄腫
7	タケプロン (ランソプラゾール)	抗潰瘍剤	アバスチン (ベバシズマブ)	転移性結腸がん
8	エスポー (エポエチンα)	腎性貧血治療剤	ハーセプチン (トラスツズマブ)	乳がん
9	セレブレックス (セレコキシブ)	抗炎症剤	ジャヌビア (シタグリプチン)	2型糖尿病
10	プロザック (塩酸フルオキセチン)	抗うつ剤	ランタス (インスリングラルギン)	糖尿病

(出典：ユートブレーン・プレスリリース2001，KEN Pharma Brain・リリース2017)

一方で，バイオ医薬品による治療効果は大きいものの，その投与ルートはいずれも静脈内あるいは皮下注射を介した侵襲的経路に限定される。バイオ医薬品を経口などの非侵襲的経路で投与することが困難な原因として，それらが消化管等の粘膜組織で速やかな分解消失を受けること，また，消化管等における粘膜透過性が薬物の分子量に依存して制限されることがあげられる。特に，粘膜を効率的に透過できる薬物の分子量上限の目安は500程度である（Lipinski's rule of 5）と考えられているのに対し，上述のバイオ医薬品は小さいものでも分子量3000～4000程度であるため吸収性は著しく低下してしまう[1]。

これに対し近年では，バイオ薬物の高い生理活性や標的特異性を保持しながら，粘膜透過においても有利な特性を有する中分子ペプチド医薬に注目が集まっている[2]。強力な治療効果に加えて，

表2　経口製剤化されているペプチド医薬品（文献3）より引用）

Product	Indication	Peptide	MW (g/mole)	Bioavailability	Comment
Colomycin®	Infection	Colistin sulfate	1268	Not appreciably absorbed from GI tract	Cyclic peptide
Neoral® Sandimmune®	Immunosuppression	Cyclosporine	1202	High variability; estimated to be 6 - 10% (Sandimmune); Neoral (SEDDS formulation) has 50% greater AUC and 100% higher C_{max}	Cyclic peptide, practically insoluble in water
Cytorest®	Leucopenia	Cytochrome c	12000	Not reported	Marketed in Japan
Minrin® Minrin® Melt	Nocturia	Desmopressin acetate hydrate	1183	5% compared with intranasal DDAVP, and about 0.16% absolute bioavailability. Sublingual (melt) formulation achieves 0.25%	Soluble salt of cyclic peptide.
Cachexon®	AIDS-related cachexia	Glutathione	307	Unknown	Tripeptide also found in a number of health supplements
Linzess®	Irritable bowel syndrome, constipation	Linaclotide	1527	Not appreciably absorbed from GI tract; locally acts on luminal epithelium	Cyclic peptide agonist of guanylatecyclase 2C derived from E; colienterotoxin
Ceredist® Ceredist® OD (orally disintegrating)	Spinocerebellar ataxia	Taltirelin hydrate	477		Practically insoluble thyrotropin releasing hormone (TRH) analog; centrally acting
Angiovag®	Pharyngitis	Tyrothricin	1228	Local action	Cyclic polypeptide, practically insoluble
Vancocin®	Infection	Vancomycin hydrochloride	1485	Poorly absorbed - generally not detectable in blood (varies patient to patient)	Tricyclic glycopeptide antibiotic, freely soluble

表3　経口・消化管投与後のペプチド・タンパク質薬物の吸収性（文献5）より引用）

Peptide/protein (amino acids, size)	Site of administration - bioavailability relative to intravenous/subcutaneous dose (%)					
	Oral	Stomach	Duodenum	Jejunum	Ileum	Colon
TRH-rat (3, 0.4 kDa)	1.6%					
Vancomycin-rat (7, 1.4 kDa)	1.7%					
Octreotide-human (8, 1 kDa)	1.26%	0.2% sc	0.1% sc	0.2% sc	0.06% sc	
Octreotide-rat (8, 1kDa)	4.3%			0.3-3.1%		
Octreotide-pig				1.7%		
Leuprolide-rat (9, 1.2kDa)	0.02-0.3% 1.2% sc		0.08%	1.3%*	0.6-5.6%*	0.4-9.6%*
Buserelin-rat (9, 1.3kDa)			0.1-0.8%			
Vasopressin analogs-rat (9/10, 1.1kDa)	<0.1%			0.9%		
Desmopressin-human (10, 1.1kDa)		0.2%	0.09-0.2%	0.2%	0.03%	0.04%
Ciclosporin A-human (11, 1.2kDa)	20-50%					
Linaclotide-rat (14, 1.5kDa)	0.1%					
Calcitonin-rat (32, 3.4kDa)	0-0.2%		0.02-0.15%	0.2-3.3%	0.06%	0.02-0.9%
Calcitonin-human	0.8%					0.22%
Calcitonin-dog			0.04%		0.06%	0.02%
Exenatide-rat (39, 4.2kDa)	0%		0.005%			
Insulin-rat (51, 5.8kDa)	0.7%, <1%			0.021%	0.25%	0.091%, 0.2%
Parathyroid hormone-rat/monkey (84, 9.4kDa)	0%				0%	
Erythropoietin-rat (106, 18kDa)				0.6%		
Interferon α -rat/rabbit (165, 19kDa)		0%	<1%			
GCSF-rat (175, 19kDa)			0%			
Human growth hormone rat (191, 22kDa)		0.8%	1.0%		0.7%	0.2%

*In anaesthetized rats.
Bioavailabilities are relative to an intravenous dose, unless specified as relative to a subcutaneous dose (sc) .
GCSF: Granulocyte colony stimulating factor; TRH: Thyrotropin releasing hormone.

毒性発現の可能性やコストを抑えた中分子医薬品（最大でも分子量1500程度）の開発，あるいは既存のバイオ薬物の中分子アナログ化により，経口あるいは経粘膜投与製剤化の可能性が拡大できると期待される。しかしながら，表2に示すように，実状では経口製剤化されたペプチド医薬品はごく一部であり，シクロスポリン等の特殊な低分子量ペプチドに限定される[3,4)]。一方，表3に示すように，その他のペプチド薬物の経口吸収性は極めて低く，分子量1000～1500程度の中分子ペプチド薬物（Octreotide，Leuprolide，Desmopressin 等）であってもバイオアベイラビリティは1％に満たない[5)]。実用性の高いバイオ薬物の経口・経粘膜投与製剤を実現するためには，薬物の構造修飾や粘膜透過促進剤等を駆使した吸収改善戦略を確立することが必須である。本稿では，バイオ薬物（特にペプチド薬物）を経口等の経粘膜投与を可能にするため現在までに試みられてきた戦略（特に臨床開発中の戦略を交えて）を紹介し，それらの実用化の可能性とそれを妨げる障壁について議論したい。

1　バイオ医薬品の粘膜吸収改善戦略

ペプチド等のバイオ薬物の粘膜吸収性を増大させるためには，分解安定性と粘膜透過性を向上させることが重要である。特に経口吸収においては，胃酸や小腸内分解酵素等の種々の要因がバイオ薬物の分解に寄与しており，また，上皮細胞膜のみならず粘液層も透過障壁の役割を担っている。したがって，図1に示すようなさまざまな戦略がこれまでに試みられてきた[5)]。本項では主にバイオ薬物の粘膜透過性を向上させる試みに焦点を当て，これまでに得られてきた研究成果を紹介する。

(1) 構造修飾による透過性改善

前述の通り，高い治療活性を有するバイオ薬物の中分子アナログを開発することにより，経口投与製剤化の可能性は拡大すると期待されるが，それのみでは実用化には達し得ない。表2を改めて見てみると，経口製剤化された中分子ペプチドの多くは，一般的なペプチドと比較して分子量が小さいだけでなく，特殊な環状ペプチド構造を有していることを共通の特徴とする[3)]。最近ではペプチド構造の環状化のみならず，ヘリックス構造を安定化させ生体膜を透過しやすくした“Stapled”ペプチド戦略等も考案されている[6)]。一方で，既存のペプチド薬物を構造修飾する場合には，簡便な修飾技術の確立や実践に労力が必要となることに加えて，ペプチドの生理活性が損なわれる可能性，あるいは溶解性の低下等の物理的特性に影響することも懸念される。ペプチド薬物の構造—活性の関連性情報が蓄積され，また，その基盤となる修飾技術や可溶化技術の確立が進展することにより，経口投与可能なペプチドアナログ製剤の実用化につながるものと期待される。

(2) 粘膜透過促進剤を利用した吸収改善戦略

前項の構造修飾を利用した吸収改善戦略は，ペプチド薬物自体の物理的あるいは化学的性状を変化させることにより薬物の吸収性を高める手法であった。それに対し本項では，粘膜透過促進剤を用いて生体膜の構造や性質を変化させることにより吸収障壁を突破する生物学的アプローチを紹介する。

粘膜透過促進剤を活用した戦略は古くから試みられている。代表的なものとして，中鎖脂肪酸（カプリン酸，カプリル酸），キレート剤（EDTA），胆汁酸（タウロコール酸等），脂肪酸エステル（アシルカルニチン），界面活性剤（アルキルマルトシド）等がペプチドやタンパク質の粘膜透過性を向上させることが見出されてきた。特にカプリン酸ナトリウム（C10）は，母乳やココナッツオイルに含まれる天然由来の吸収促進剤として最も研究されてきた代表的な粘膜透過促進剤である。以前から日本やスウェーデンではC10をアンピシリン坐剤に含有することが承認されている（図2）[7)]。C10は，

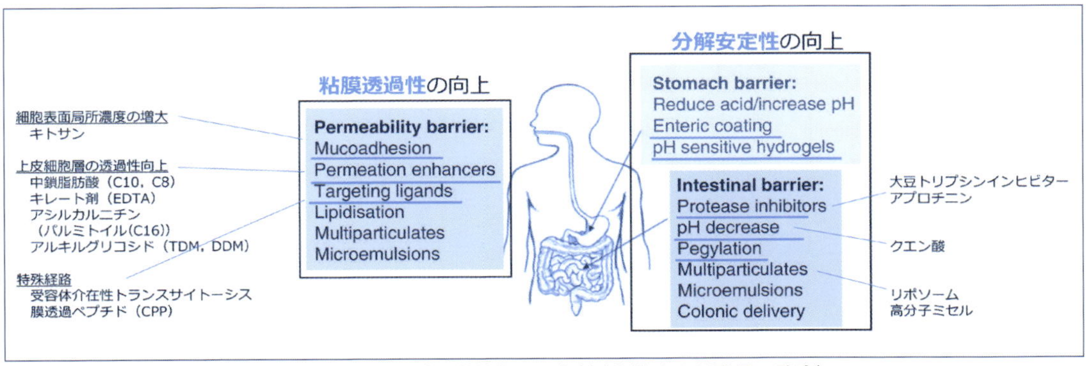

図1　経口・消化管投与後のペプチド・タンパク質薬物の吸収性（文献5）より引用・改変）

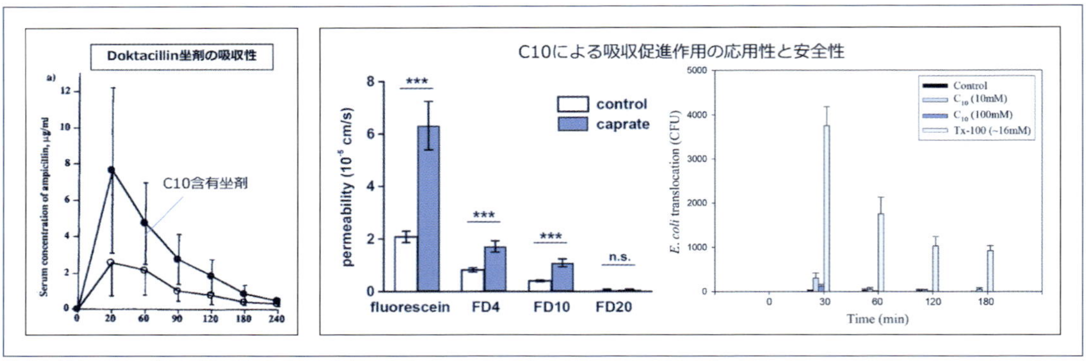

図2　カプリン酸ナトリウムによる薬物吸収促進作用（文献7～9）より引用）

左：承認されているC10含有製剤の吸収促進効果，右：高分子デキストランおよび腸管内毒素の腸管粘膜吸収に及ぼすC10の影響

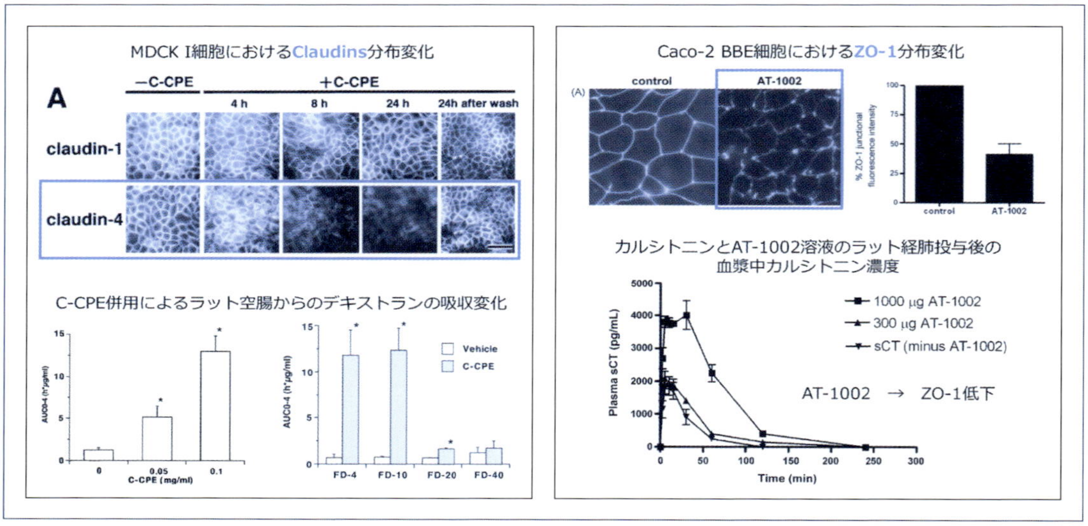

図3　タイトジャンクション特異的モジュレーターによる高分子薬物の吸収促進効果（文献12～14）より引用）

粘膜上皮層の細胞間隙を開口することにより，高分子量薬物の吸収性を向上させることが明らかにされている。その効果は一過性であるため，不必要な共存物質を体内に取り込む危険性が小さく比較的安全に使用可能な添加物であると認識されている。さらに，分子量の異なるデキストランをモデル薬物として用いたラット腸管吸収実験では，C10が吸収を促進できるバイオ薬物の分子量上限は10,000Da程度であることも示されており，より巨大な腸管内毒素等の夾雑物質を血中に移行させる可能性が小さいことが示唆されている（図2）[8, 9]。C10は上皮細胞内カルシウム濃度を上昇させ，それにより細胞骨格が収縮すると理解されているが，その一方でC10適用後には細胞間隙のタイトジャンクションタンパク質であるClaudinやTricellulinが可逆的に減少することが報告されている（タンパク質発現量には影響しない）[8]。

詳細なメカニズムは異なるが，C10と同様に前述した粘膜透過促進剤はいずれも細胞間隙を開口することにより，ペプチドやタンパク質薬物の粘膜透過性を向上させることが示唆されている。一方で，これらはペプチドやタンパク質の細胞間隙輸送効率を高めるだけでなく，上皮細胞の脂質膜の構造や流動性を変化させることにより，細胞実質経路を介した透過性を亢進させることも確認されている[10]。細胞膜構造の変化あるいは傷害作用は，上皮細胞の生存性を低下させ，その結果，生体防御機構が破綻することが懸念される。そこで細胞膜の脂質構造や細胞生存性に影響することなく，細胞間隙輸送のみを選択的に向上させる手法として，タイトジャンクション関連タンパク質を標的とした特異的モジュレーターが探索された。特に，Clostridium perfringens enterotoxin 誘導体であるC-CPEやZonula occludens toxin誘導体のZotが見出され，それぞれClaudin-4およびZO-1タンパク質の発現を特異的に減少させ，高分子量デキストランやペプチド薬物であるカルシトニンの経肺吸収性を増大させることが示されている（図3）[10〜13]。これらのタイトジャンクションモジュレーターの効果は，細胞間隙選択的であり細胞実質を傷害しないことから，極めて有用性の高い粘膜透過促進剤になり得ると期待される。今後はこれらが毒素由来である懸念等も含め，安全性を十分に検証することが求められる。

(3) 臨床開発中の粘膜吸収促進戦略の実例

有用な粘膜透過促進剤を確立するためには，吸収促進効率の高さや治療効果への寄与を実証すること以上に，全身に及ぼす副作用や粘膜上皮への刺激作用等の毒性発現の可能性を検証することが重要である。前述した粘膜透過促進剤の多くは，細胞間隙を開口することによりバイオ薬物の粘膜透過性を向上させるものであり，一過性の開口作用であれば安全性は高いと見なされてきた。一方で，細胞膜傷害に起因する細胞実質透過促進メカニズムと同様に，拡大した細胞間隙からもさまざまな異物が血中に取り込まれる可能性も完全に否定することは難しい。最近では，米国食品医薬品局（FDA）によりGRAS（Generally Recognized As Safe）として承認された添加物が，安全性の高い粘膜透過促進剤の指標と見なされ，製薬および技術メーカーにおいても粘膜透過促進剤として優先的に活用されている。粘膜透過促進剤としてGRAS物質を組み合わせることにより，現在では多くの経粘膜投与ペプチド製剤が臨床研究において検証されている（表4）[15]。

Merrion Pharma社は，前述の中鎖脂肪酸C10を含有した錠剤を調製し，これを腸溶性素材であるEudragitで被覆した経口投与型製剤を開発し，本技術をGastrointestinal Permeation Enhancement Technology（GIPET™）と名付けた。本技術は，難吸収性のアレンドロネートや低分子量ヘパリン，さらにゴナドトロピン放出ホルモン（GnRH）拮抗ペプチドであるAcyline（分子量1533Da）の腸管吸収改善に応用され，特にAcylineの経口吸収を検証した第1相試験では，良好な経口吸収性が認められている[16]。一方，2008年にはNovo Nordisk社とGIPET技術のライセンス契約が交わされ，インスリンやGLP-1アナログの吸収改善への応用も期待されている。

一方Chiasma社は，Polysorbate 80等の界面活性剤を含有した脂溶性溶媒中に，中鎖脂肪酸の一種であるカプリル酸（C8）と薬物を懸濁し，これを腸溶性被覆したゼラチンカプセルに封入する戦略を考案した（Transient Permeability Enhancer：TPE™）（図4）[17, 18]。特にヒトソマトスタチンの環状化オクタペプチド誘導体であるOctreotide（分子量1019Da，Mycapssa™）への応用性を評価した第1相試験では，Octreotideの経口バイオアベイラビリティは0.5%程度しか達しなかったものの，Octreotideの血中濃度上昇とそれに伴う成長ホルモン分泌抑制効果が認められた（図4）。2013年にRoche社とライセンス契約がなされ，すでに第3相試験でも有効性が確認されている[19]。

表4　臨床開発中の経口吸収促進剤とバイオ医薬品（文献15）より引用）

Type	Generic and trade name, molecular weight	Formulation	Indication	Development phase (NCT#)
Peptide	Octeotride (Mycapssa™), 1019Da	Oily suspension containing sodium caprate	Acromegaly	New Drug Application under review
	Desmopressin (DDAVP®), 1128 Da	Tablet, lyophilizate	Central diabetes insipidus, nocturnal enuresis	Approved
	Cyclosporine (Neoral®), 1202 Da	Self-emulsifying system	organ transplant rejection, autoimmune diseases	Approved
	Acyline (MER-104), 1533 Da	GIPET tablet (sodium caprate)	Prostate cancer, male oral contraception	Phase I/II completed in 2008 (NCT00603187)
	Calcitonin (TBRIA™), 3432Da	Citric acid- containing enteric coated tablet	Postmenopausal osteoporosis	New Drug Application under review
	Semaglutide (OG217SC), 4114Da	Eligen®-based tablet (SNAC)	Diabetes Type II (T2D)	Phase III ongoing (N.A.)
Protein	Insulin, 5800 Da			
	Human insulin (Capsulin™)	Enteric coated tablet with hydrophilic aromatic alcohol Enteric coated capsule containing	Diabetes Types I (T1D), T2D	Phase IIb ongoing (N.A.)
	Human insulin (ORMD-0801)	several protease inhibitors, permeation enhancers, lipoidal carriers	T1D, T2D	Phase II ongoing (NCT02496000)
	Long-acting insulin analog (OI338GT)	GIPET tablet	T1D, T2D	Phase I/II ongoing (NCT02470039)
	Insulin-containing hepatocyte-directed vesicles	Liposomes decorated with biotin	T1D, T2D	Phase III ongoing (NCT00814294)
	Insulin-triethylene glycol conjugate (IN-105)	Tablet	T1D, T2D	Phase III ongoing (N.A.)
	Human insulin (Oral-lyn™)	Spray for buccal delivery	T1D, T2D	Updating IND

Emisphere Technologies社は，カプリル酸の誘導体であるN-[8-(2-hydroxybenzyl)amino] caprylate(SNAC)と呼ばれる粘膜透過促進剤の開発に着手してきた。インスリンに対する吸収改善効果を検証した第1相試験では，インスリン／SNAC製剤を投与することにより，血中インスリン濃度の上昇と血糖降下作用が認められた（図5）[20]。一方，SNACは脂肪酸誘導体であるものの，C10やC8とは異なり細胞間隙を開口することなく薬物の粘膜透過性を向上させることが示唆されている（図5）[21, 22]。また，インスリンとSNACが複合体を形成することにより酵素分解を回避できることも報告されている（図5）[22]。このように，生体のバリア機能を変化させず，他と異なるメカニズムを介してペプチド薬物の吸収性を向上させることから，安全な吸収促進技術になり得ると期待されている。

Oramed社は，吸収促進剤としてGRAS物質であるEDTAおよび胆汁酸を，また，分解保護剤としてアプロチニンと大豆トリプシン阻害剤を含有した腸溶性経口カプセル製剤を開発した(Protein Oral Delivery：POD)。本技術をインスリンに応用した第2相試験では，1型糖尿病患者の血糖値を良好にコントロールできることが示唆された[23]。

Diabetology社は，GRAS物質である種々の芳香族アルコールを配合した腸溶性経口カプセル技術(Proxima社，Axcess Technology™)をインスリンに応用し(Capsulin™)，これを第2相試験で検証した結果，2型糖尿病患者のインスリン抵抗性が改善されることが確認された[24]。また，カルシトニンや副甲状腺ホルモン(PTH)の吸収改善にも応用され，その有用性が検証されている。2012年に

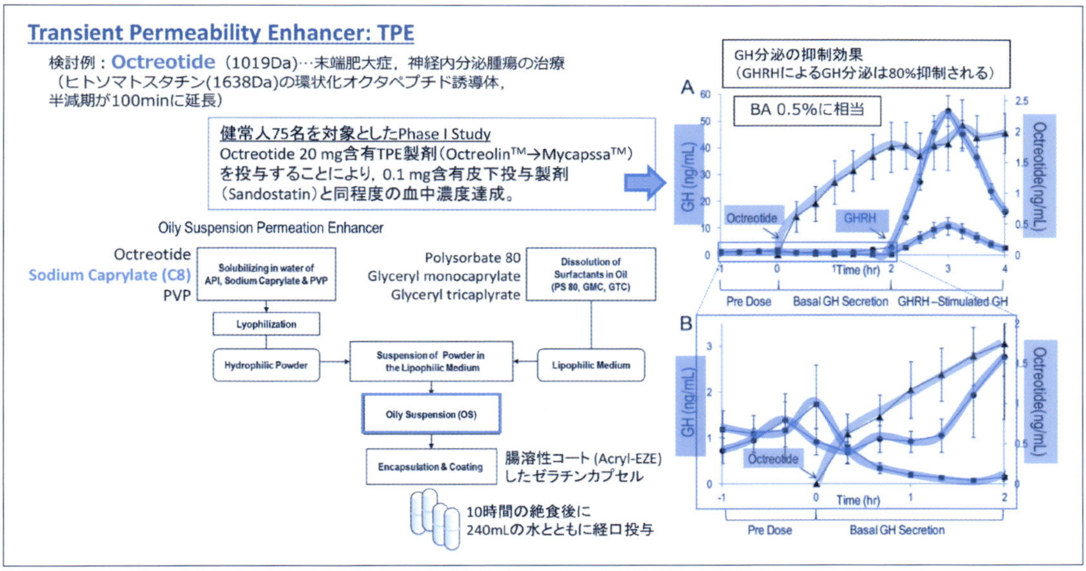

図4　TPE を利用した Octreotide の吸収促進戦略（文献17，18）より引用・改変）

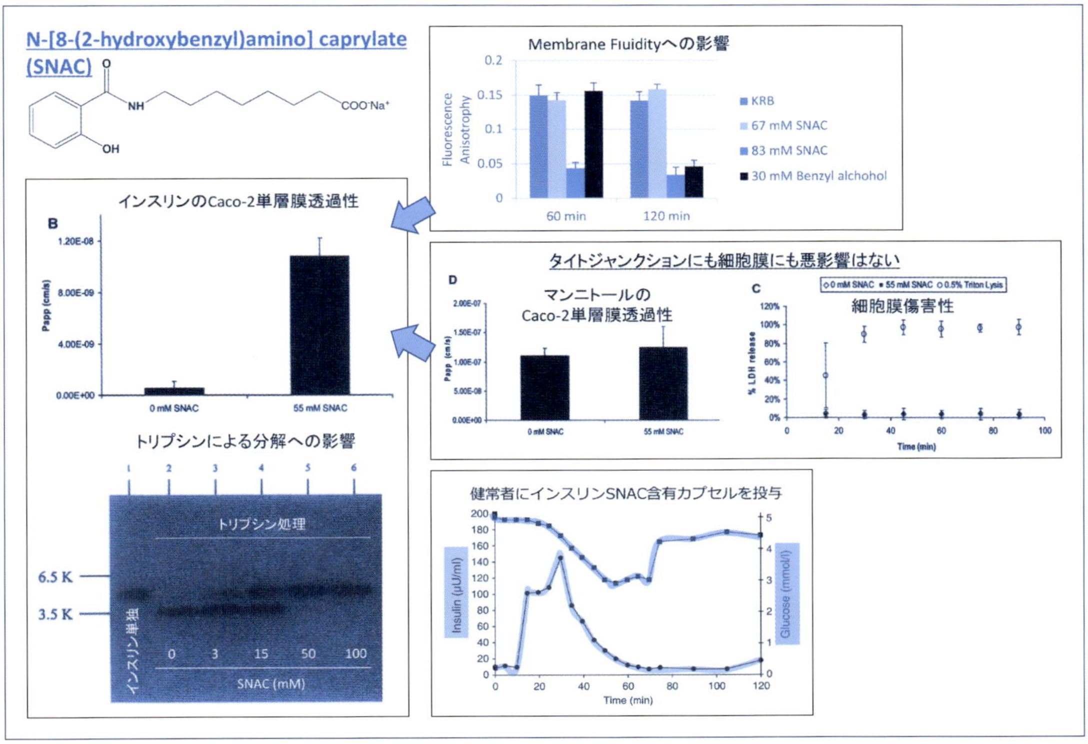

図5　SNAC を活用した吸収促進戦略（文献20～22）より引用・改変）

は USV 社と本技術のライセンス契約が結ばれたが，その後の開発情報は公表されていない。

一方，Generex Biotechnology 社は，GRAS 物質である吸収促進剤（EDTA および胆汁酸）とエアロゾル投与デバイス（RapidMist™）を組み合わせた口腔粘膜吸収型のインスリン製剤（Oral-Lyn™）

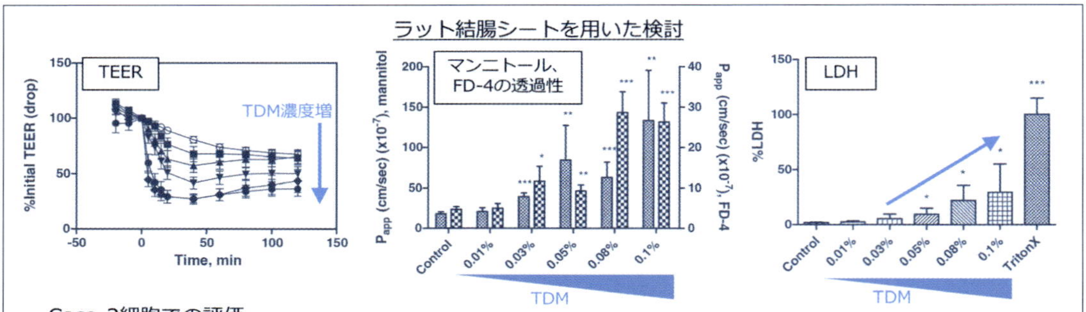

Caco-2細胞での評価

Table 1
MTT assay for TDM on Caco-2 cells.

MTTアッセイでも低濃度で毒性あり（0.08%でTritonX100と同程度の毒性）

	Control	0.005%	0.01%	0.02%	0.03%	0.05%
1 h	100 ± 2.3	84.3 ± 6.0	77.5 ± 4.6	58.1 ± 3.3	36.3 ± 3.3	22.4 ± 1.6
2 h	100 ± 2.3	85.3 ± 3.2	67.9 ± 4.2	40.5 ± 2.6	20.1 ± 2.3	10.4 ± 1.6
12 h	100 ± 2.2	88.3 ± 6.1	56.1v4.5	7.7 ± 0.8	3.9 ± 0.5	2.9 ± 0.4
24 h	100 ± 2.4	61.3 ± 6.1	20.6 ± 2.4	2.9 ± 0.3	3.8 ± 0.5	3.7 ± 0.3
	0.08%	**0.1%**	**0.15%**	**0.5%**	**1%**	**Triton® (0.1%)**
1 h	5.4 ± 1.1	5.7 ± 0.8	6.3 ± 0.7	6.0 ± 0.6	4.8 ± 1.1	4.8 ± 0.6
2 h	4.8 ± 0.8	4.6 ± 0.4	6.5 ± 0.9	4.4 ± 0.6	5.2 ± 0.9	4.1 ± 0.5
12 h	2.7 ± 0.3	3.8 ± 0.4 NS	2.9 ± 0.5	3.7 ± 0.3	3.2 ± 0.5	4.0 ± 0.2
24 h	2.8 ± 0.4	3.4 ± 0.4	4.1 ± 0.6	3.9 ± 0.5	3.5 ± 0.6	4.0 ± 0.4

Percentage viable cells relative to media control given as mean ± SEM. TDM concentrations (% w/v) show statistical significance versus media control at each respective time point. $P < 0.001$ for all groups ($n = 3$), except for 0.005% TDM at 12 h (NS: not-significant). Triton®-X-100 (0.1% v/v) was the positive control.

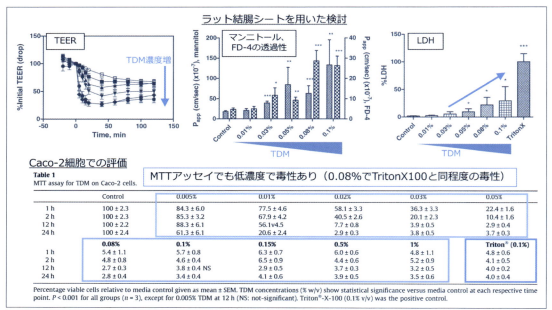

図6　Intravail 適用時の腸管粘膜傷害性の評価（文献31）より引用）

を開発した。製剤中の胆汁酸より形成される混合ミセルは7μm 程度の大きさを有しているため，肺には到達せずに口腔粘膜から吸収されると報告されている[25)]。耐糖能異常患者を対象とした第2相試験では，投与後30分に限定されるものの血中インスリン濃度が上昇し，それに伴い持続した血糖降下作用が認められた[26)]。

Aegis Therapeutics 社は，GRAS 物質である非イオン性界面活性剤（アルキルマルトシド）を活用した技術（Intravail™）を考案し，各種ペプチドやタンパク質医薬品の吸収改善を試みた。ラットを用いた経鼻投与実験では，Tetradecyl maltoside（TDM）あるいは Dodecyl maltoside（DDM）を含有した Intravail™ を適用することにより，インスリン（5.7kDa），レプチン（16kDa），成長ホルモン（22.1kDa）およびエリスロポエチン（30.4kDa）の吸収性が増大し，また，マウスを用いた経口あるいは腸管投与実験でも，Octreotide，カルシトニン，およびレプチン誘導体の吸収性が増大することが確認された[27〜30)]。しかしながら，ラットや腸管由来 Caco-2細胞を用いた *in vitro* 安全性評価実験では，低濃度においても TDM は細胞膜傷害性を引き起こし，また細胞生存率も著しく低下することが確認された（図6）[31)]。

一方，Enteris Biopharma 社は，GRAS 物質であるクエン酸を分解保護剤として利用した Peptelligence™ という技術を考案し，本技術をカルシトニンに応用した製剤（TBRIA™）の開発が Tarsa Therapeutics 社によって進められてきた[32, 33)]。第3相試験（Oral Calcitonin in Postmenopausal Osteoporosis：ORACAL study）では，カルシトニン（0.2mg）とクエン酸（500mg）を配合した Eudragit 被覆 TBRIA™ 製剤を服用することにより，1% 程度のバイオアベイラビリティではあったものの，骨密度の上昇効果が認められた[34)]。さらに Peptelligence™ を PTH の吸収改善に応用した例では，クエン酸とともに吸収促進剤であるアシルカルニチンを配合することにより，吸収促進効果の向上が認められている[35)]。

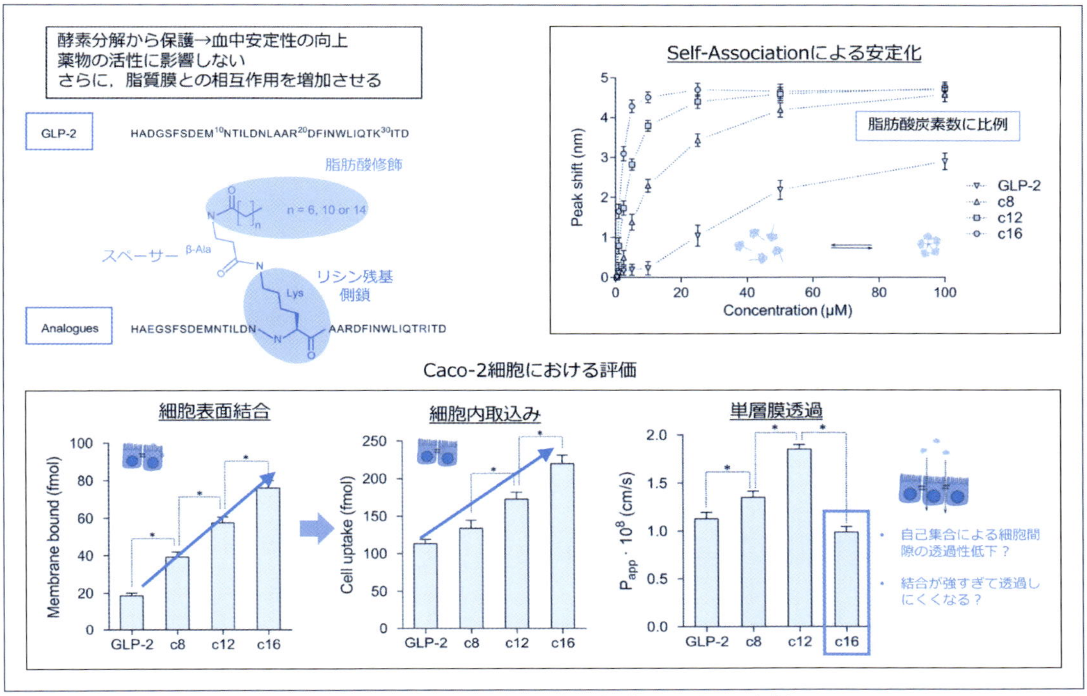

図7　ペプチド薬物のアシル化による粘膜吸収性の改善戦略（文献37）より引用・改変）

一方，ペプチド薬物の構造修飾に基づく吸収促進戦略についても，臨床開発の段階に達している。Biocon社は，ヒトインスリンのβ鎖29位のリシン残基のもつ遊離アミノ基にMethoxy-triethylene glycol propionyl基を架橋させたアナログ体（IN-105）を開発し，第2相試験において血中インスリン濃度の上昇と血糖降下作用の増強を確認している[36]。その後の第3相試験では有効性が認められなかったが，2012年にBristol-Myers Squibb社とライセンス契約し，さらなる研究開発が進められていると期待される。本技術はインスリンには有効であったものの，カルシトニンをポリエチレングリコール（PEG）で修飾した例ではその薬効が顕著に低下してしまったことから，バイオ薬物の種類と修飾技術の組み合わせ，あるいは修飾位置等を適切に見極める必要があると考えられる。

Novo Nordisk社は，ペプチド薬物に脂肪酸を修飾（アシル化）することにより，薬物自身の生理活性に影響することなく酵素分解を抑え，かつ，脂質生体膜との相互作用を増大させることを可能にしている（図7）[37]。修飾する脂肪酸の炭素数に比例して自己集合が起こりやすくなり，安定性の向上につながることが示唆されている。また，炭素数の増加に伴い，細胞表面へのペプチド薬物の結合や細胞内への取込みが増大する。一方，基底膜を経由した細胞外への脱出（つまり血中側への移行）においては至適炭素数が存在することが示唆されている。Novo Nordisk社はさらに，アシル化ペプチド戦略を前述のSNAC技術と組み合わせた経口GLP-1アナログ製剤の開発を試みている。安定なGLP-1アナログであるSemaglutide（分子量4114Da）にSNACを応用した第2相試験において，試験開始26週間後に糖化ヘモグロビン値（HbA1c）が1.8%減少し，また到達目標値であるHbA1c値7.0%以下を達成した患者の割合も90%以上に上った（図8）[38]。今後，第3相試験においても有効性と安全性を満たす良好な結果が得られ，実用化につながることが期待される。

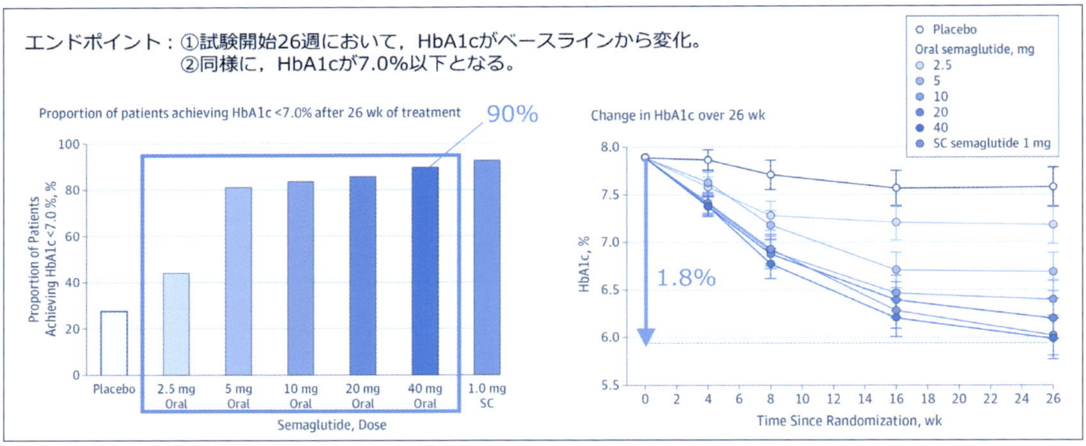

図8　SNACを利用したSemaglutide経口吸収促進戦略（文献38）より引用）

2 吸収促進戦略の有効性を妨げる要因

前項までに解説した通り，ペプチドの構造修飾や粘膜透過促進剤を活用したさまざまな経口・経粘膜吸収促進戦略が考案され，いくつかは臨床試験でも良好な吸収改善効果が得られている。一方で，これらの戦略による吸収促進効果は，種々の要因によって妨げられる可能性がある。

特に経口投与製剤においては，服用タイミングを誤ると食事成分により薬物や粘膜透過促進剤の胃内滞留性が変化したり，あるいは，それらの粘膜表面への接触が妨げられ，吸収性が著しく低下してしまうことが懸念される。図9に示すように，8-(N-2-hydroxy-5-chloro-benzoyl)-amino-caprylic acid（5-CNAC）というEmisphere社の粘膜透過促進剤とカルシトニンを含有した製剤を食前あるいは食後に服用した場合で比較すると，食後服用時にカルシトニンの吸収性が著しく低下してしまうことが確認されている[39]。また，特に腸溶性カプセル剤を用いた場合には，食事前後の吸収性の差がより顕著であり，食後の胃内pHの上昇により胃内で腸溶性被膜が溶解することが原因であると考えられる[17]。服薬してから食事を摂るまでの間隔も適切に設定することも重要であることが示唆されている[40]。一方，ナノ粒子製剤の経口投与後の消化管内動態を *in vivo* 蛍光イメージ

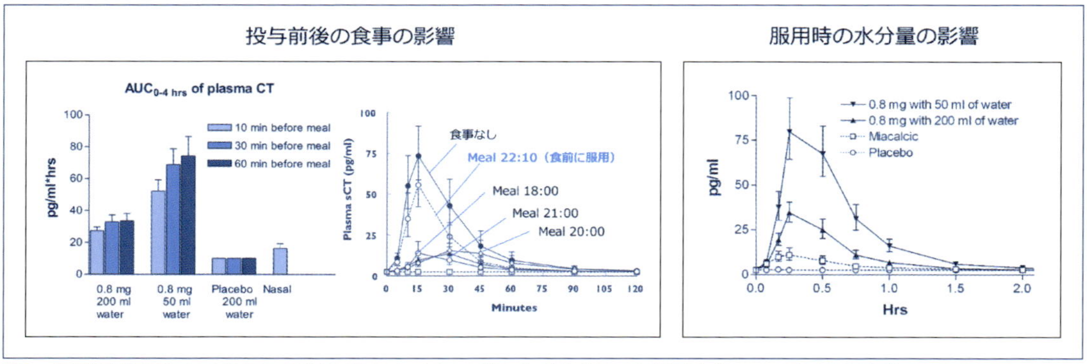

図9　粘膜透過促進剤の効果に及ぼす投与タイミングおよび水分量の影響（文献39，40）より引用）

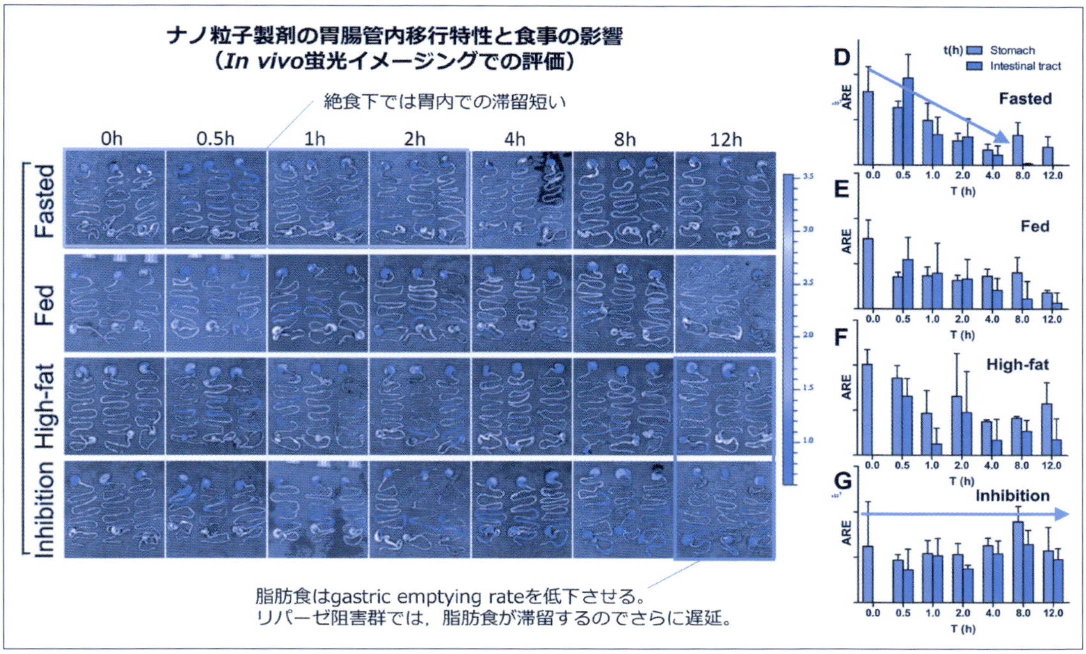

図10　ナノ粒子製剤の胃腸管内移行に及ぼす食事の影響(文献41)より引用)

ングにより解析した結果，絶食条件下のマウスでは経口投与された粒子は速やかに胃を通過し小腸に移行するのに対して，摂食条件下では胃を通過しにくくなり，これが吸収促進効率の変動に寄与していることが示唆された(図10)[41]。

食事と同様に，薬物服用時の水分量も薬効に影響することが示されている。上記と同様のカルシトニン-5-CNAC含有製剤を50mLの水で服用した場合と比較して，200mLで服用した場合には血中へのカルシトニンの吸収が顕著に低下することが示されている(図9)[40]。これは多量の水分で薬剤を服用することにより薬物や促進剤が希釈され，腸管内での有効薬物濃度が低下してしまうためであると考えられる。

一方，繰り返し述べてきた通り，粘膜透過促進剤の安全性の確立には，目的薬物の吸収改善効果だけに着目して有用性を検証するのではなく，粘膜透過促進剤の適用により生じうる生体防御機構の破綻，あるいは局所的な炎症誘発作用等，それらの安全性についても考慮しなければならない。たとえペプチド薬物の粘膜吸収性が飛躍的に増大したとしても，それが毒性メカニズムに起因した効果である場合には，真の吸収促進効果とは言えない。経口あるいは経粘膜投与製剤としての実用化には至らない。一方で，粘膜透過促進剤適用時に発現しうる毒性を軽減するための方法も考案されている。図11の上段には，アミノ酸を用いた毒性低減法を示している。グルタミンやアルギニン，メチオニンを組み合わせることにより，ラウリン酸(C12)適用時の細胞膜傷害作用を著しく低減できることが示唆されている[42]。さらにグルタミン適用時には，有害物質存在下でもZO-1やOccludin等のタイトジャンクションタンパク質発現量が保持され，細胞間隙を保護する効果が得られることが示唆されている[43]。さらに図11の下段に示すように，通常は非ステロイド性抗炎症薬(NSAIDs)等を服用した際の粘膜保護剤として使用されるプロスタグランジンE2誘導体(サイトテック)が，C10適

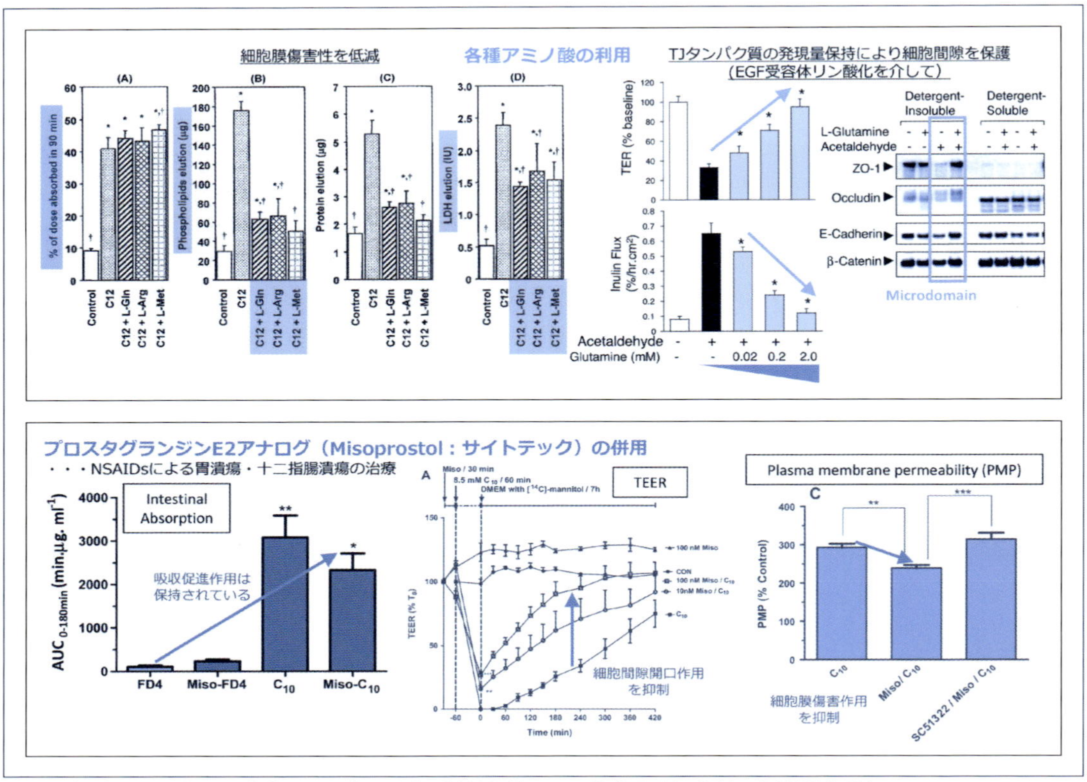

図11　各種アミノ酸およびプロスタグランジン製剤を利用した粘膜透過促進剤の毒性低減手法
（文献42〜44）より引用・改変）

用時の細胞間隙開口作用や細胞膜傷害作用を低減させることが示されている[44]。ただし，これらは粘膜保護効果により薬物透過促進作用も一部低減してしまう。安全性と吸収促進効率のバランスを適切に制御する方法を確立することにより，理想的な吸収促進戦略が構築できるものと期待される。

おわりに

本稿では，現在臨床開発が進められている吸収促進戦略を交えながら，ペプチド薬物（あるいはタンパク質薬物）の経口投与製剤化に挑戦している研究成果を紹介した。本稿で紹介した戦略は全体の研究例のうちの一部であったが，この他にも粘膜付着性素材を用いてペプチド薬物の粘膜吸収表面濃度を上昇させる方法や，高分子ミセルやリポソーム等のナノ粒子にペプチド薬物を封入して消化管環境から薬物を保護する手法等もさまざまに試みられてきた。筆者らは，C10等の従来の粘膜透過促進剤とは異なり，細胞間隙や細胞膜脂質構造に影響を与えることなくペプチドやタンパク質の粘膜透過性を向上させるツールとして，細胞膜透過ペプチド（Cell-Penetrating Peptides：CPPs）に着目しその有用性を検証してきた。インスリンやGLP-1等のペプチド薬物のみならずインターフェロンβ等のタンパク質の経口および経鼻吸収性を向上できることを見出した[45〜47]。本稿で紹介したいずれの戦略においても，成功の鍵を握るのは強力な吸収促進効果と確かな安全性の確保であると考えられる。これらの戦略が多くのペプチド薬物の経口・経粘膜吸収の改善に寄与し，種々の疾患治療において経粘膜投与型ペプチド医薬品が実用化されることを願っている。

［亀井敬泰］

■参考文献

1) Doak BC, Over B, Giordanetto F, Kihlberg J: Oral druggable space beyond the rule of 5: insights from drugs and clinical candidates. Chem. Biol., 21, 1115-1142(2014).
2) Tsomaia N: Peptide therapeutics: targeting the undruggable space. Eur. J. Med. Chem., 94, 459-470(2015).
3) Lewis AL, Richard J: Challenges in the delivery of peptide drugs: an industry perspective. Ther. Deliv., 6, 149-163(2015).
4) Aguirre TA, Teijeiro-Osorio D, Rosa M, Coulter IS, Alonso MJ, Brayden DJ: Current status of selected oral peptide technologies in advanced preclinical development and in clinical trials. Adv Drug Deliv Rev, 106, 223-241(2016).
5) Smart AL, Gaisford S, Basit AW: Oral peptide and protein delivery: intestinal obstacles and commercial prospects. Expert Opin Drug Deliv, 11, 1323-1335(2014).
6) White CJ, Yudin AK: Contemporary strategies for peptide macrocyclization. Nat. Chem., 3, 509-524(2011).
7) Lindmark T, Soderholm JD, Olaison G, Alvan G, Ocklind G, Artursson P: Mechanism of absorption enhancement in humans after rectal administration of ampicillin in suppositories containing sodium caprate. Pharm. Res., 14, 930-935(1997).
8) Krug SM, Amasheh M, Dittmann I, Christoffel I, Fromm M, Amasheh S: Sodium caprate as an enhancer of macromolecule permeation across tricellular tight junctions of intestinal cells. Biomaterials, 34, 275-282(2013).
9) Maher S, Leonard TW, Jacobsen J, Brayden DJ: Safety and efficacy of sodium caprate in promoting oral drug absorption: from in vitro to the clinic. Adv Drug Deliv Rev, 61, 1427-1449(2009).
10) Maher S, Ryan B, Duffy A, Brayden DJ: Formulation strategies to improve oral peptide delivery. Pharm Pat Anal, 3, 313-336(2014).
11) Deli MA: Potential use of tight junction modulators to reversibly open membranous barriers and improve drug delivery. Biochim. Biophys. Acta, 1788, 892-910(2009).
12) Kondoh M, Masuyama A, Takahashi A, Asano N, Mizuguchi H, Koizumi N, Fujii M, Hayakawa T, Horiguchi Y, Watanbe Y: A novel strategy for the enhancement of drug absorption using a claudin modulator. Mol. Pharmacol., 67, 749-756(2005).
13) Gopalakrishnan S, Pandey N, Tamiz AP, Vere J, Carrasco R, Somerville R, Tripathi A, Ginski M, Paterson BM, Alkan SS: Mechanism of action of ZOT-derived peptide AT-1002, a tight junction regulator and absorption enhancer. Int. J. Pharm., 365, 121-130(2009).
14) Sonoda N, Furuse M, Sasaki H, Yonemura S, Katahira J, Horiguchi Y, Tsukita S: Clostridium perfringens enterotoxin fragment removes specific claudins from tight junction strands: Evidence for direct involvement of claudins in tight junction barrier. J. Cell Biol., 147, 195-204(1999).
15) Moroz E, Matoori S, Leroux JC: Oral delivery of macromolecular drugs: Where we are after almost 100years of attempts. Adv Drug Deliv Rev, 101, 108-121(2016).
16) Walsh EG, Adamczyk BE, Chalasani KB, Maher S, O'Toole EB, Fox JS, Leonard TW, Brayden DJ: Oral delivery of macromolecules: rationale underpinning Gastrointestinal Permeation Enhancement Technology (GIPET). Ther. Deliv., 2, 1595-1610(2011).
17) Tuvia S, Atsmon J, Teichman SL, Katz S, Salama P, Pelled D, Landau I, Karmeli I, Bidlingmaier M, Strasburger CJ, Kleinberg DL, Melmed S, Mamluk R: Oral octreotide absorption in human subjects: comparable pharmacokinetics to parenteral octreotide and effective growth hormone suppression. J. Clin. Endocrinol. Metab., 97, 2362-2369(2012).
18) Tuvia S, Pelled D, Marom K, Salama P, Levin-Arama M, Karmeli I, Idelson GH, Landau I, Mamluk R: A novel suspension formulation enhances intestinal absorption of macromolecules via transient and reversible transport mechanisms. Pharm. Res., 31, 2010-2021(2014).

19) Melmed S, Popovic V, Bidlingmaier M, Mercado M, van der Lely AJ, Biermasz N, Bolanowski M, Coculescu M, Schopohl J, Racz K, Glaser B, Goth M, Greenman Y, Trainer P, Mezosi E, Shimon I, Giustina A, Korbonits M, Bronstein MD, Kleinberg D, Teichman S, Gliko-Kabir I, Mamluk R, Haviv A, Strasburger C: Safety and efficacy of oral octreotide in acromegaly: results of a multicenter phase III trial. J. Clin. Endocrinol. Metab., 100, 1699-1708(2015).
20) Kidron M, Dinh S, Menachem Y, Abbas R, Variano B, Goldberg M, Arbit E, Bar-On H: A novel per-oral insulin formulation: proof of concept study in non-diabetic subjects. Diabet. Med., 21, 354-357(2004).
21) Alani AW, Robinson JR: Mechanistic understanding of oral drug absorption enhancement of cromolyn sodium by an amino acid derivative. Pharm. Res., 25, 48-54(2008).
22) Malkov D, Angelo R, Wang HZ, Flanders E, Tang H, Gomez-Orellana I: Oral delivery of insulin with the eligen technology: mechanistic studies. Curr Drug Deliv, 2, 191-197(2005).
23) Eldor R, Arbit E, Corcos A, Kidron M: Glucose-reducing effect of the ORMD-0801 oral insulin preparation in patients with uncontrolled type 1 diabetes: a pilot study. PLoS One, 8, e59524(2013).
24) Luzio SD, Dunseath G, Lockett A, Broke-Smith TP, New RR, Owens DR: The glucose lowering effect of an oral insulin(Capsulin)during an isoglycaemic clamp study in persons with type 2 diabetes. Diabetes Obes. Metab., 12, 82-87(2010).
25) Bernstein G: Delivery of insulin to the buccal mucosa utilizing the RapidMist system. Expert Opin Drug Deliv, 5, 1047-1055(2008).
26) Palermo A, Napoli N, Manfrini S, Lauria A, Strollo R, Pozzilli P: Buccal spray insulin in subjects with impaired glucose tolerance: the prevoral study. Diabetes Obes. Metab., 13, 42-46(2011).
27) Arnold JJ, Ahsan F, Meezan E, Pillion DJ: Correlation of tetradecylmaltoside induced increases in nasal peptide drug delivery with morphological changes in nasal epithelial cells. J. Pharm. Sci., 93, 2205-2213(2004).
28) Petersen SB, Nielsen LG, Rahbek UL, Guldbrandt M, Brayden DJ: Colonic absorption of salmon calcitonin using tetradecyl maltoside(TDM)as a permeation enhancer. Eur. J. Pharm. Sci., 48, 726-734(2013).
29) Lee DW, Leinung MC, Grasso P: Oral delivery of mouse [D-Leu-4]-OB3, a synthetic peptide amide with leptin-like activity, in male Swiss Webster mice: a study comparing the pharmacokinetics of oral delivery to intraperitoneal, subcutaneous, intramuscular, and intranasal administration. Regul. Pept., 160, 129-132(2010).
30) Maggio ET, Grasso P: Oral delivery of octreotide acetate in Intravail(R)improves uptake, half-life, and bioavailability over subcutaneous administration in male Swiss webster mice. Regul. Pept., 167, 233-238(2011).
31) Petersen SB, Nolan G, Maher S, Rahbek UL, Guldbrandt M, Brayden DJ: Evaluation of alkylmaltosides as intestinal permeation enhancers: comparison between rat intestinal mucosal sheets and Caco-2 monolayers. Eur. J. Pharm. Sci., 47, 701-712(2012).
32) Welling SH, Hubalek F, Jacobsen J, Brayden DJ, Rahbek UL, Buckley ST: The role of citric acid in oral peptide and protein formulations: relationship between calcium chelation and proteolysis inhibition. Eur. J. Pharm. Biopharm., 86, 544-551(2014).
33) Lee YH, Perry BA, Labruno S, Lee HS, Stern W, Falzone LM, Sinko PJ: Impact of regional intestinal pH modulation on absorption of peptide drugs: oral absorption studies of salmon calcitonin in beagle dogs. Pharm. Res., 16, 1233-1239(1999).
34) Binkley N, Bolognese M, Sidorowicz-Bialynicka A, Vally T, Trout R, Miller C, Buben CE, Gilligan JP, Krause DS, Oral Calcitonin in Postmenopausal Osteoporosis I: A phase 3 trial of the efficacy and safety of oral recombinant calcitonin: the Oral Calcitonin in Postmenopausal Osteoporosis(ORACAL)trial. J. Bone Miner. Res., 27, 1821-1829(2012).
35) Sturmer A, Mehta N, Giacchi J, Cagatay T, Tavakkol R, Mitta S, Fitzpatrick L, Wald J, Trang J, Stern W: Pharmacokinetics of oral recombinant human parathyroid hormone [rhPTH(1-31)NH(2)] in postmenopausal women with osteoporosis. Clin. Pharmacokinet., 52, 995-1004(2013).
36) Khedkar A, Iyer H, Anand A, Verma M, Krishnamurthy S, Savale S, Atignal A: A dose range finding study of novel oral insulin(IN-105)under fed conditions in type 2 diabetes mellitus subjects. Diabetes Obes. Metab., 12, 659-664(2010).
37) Trier S, Linderoth L, Bjerregaard S, Andresen TL, Rahbek UL: Acylation of Glucagon-like peptide-2: interaction with lipid membranes and in vitro intestinal permeability. PLoS One, 9, e109939(2014).
38) Davies M, Pieber TR, Hartoft-Nielsen ML, Hansen OKH, Jabbour S, Rosenstock J: Effect of Oral Semaglutide Compared With Placebo and Subcutaneous Semaglutide on Glycemic Control in Patients With Type 2 Diabetes: A Randomized Clinical Trial. JAMA, 318, 1460-1470(2017).

39) Karsdal MA, Byrjalsen I, Azria M, Arnold M, Choi L, Riis BJ, Christiansen C: Influence of food intake on the bioavailability and efficacy of oral calcitonin. Br. J. Clin. Pharmacol., 67, 413-420(2009).
40) Karsdal MA, Byrjalsen I, Riis BJ, Christiansen C: Optimizing bioavailability of oral administration of small peptides through pharmacokinetic and pharmacodynamic parameters: the effect of water and timing of meal intake on oral delivery of Salmon Calcitonin. BMC Clin. Pharmacol., 8, 5(2008).
41) Hu X, Fan W, Yu Z, Lu Y, Qi J, Zhang J, Dong X, Zhao W, Wu W: Evidence does not support absorption of intact solid lipid nanoparticles via oral delivery. Nanoscale, 8, 7024-7035(2016).
42) Yata T, Endo Y, Sone M, Ogawara K, Higaki K, Kimura T: Amino acids protect epithelial cells from local toxicity by absorption enhancer, sodium laurate. J. Pharm. Sci., 90, 1456-1465(2001).
43) Seth A, Basuroy S, Sheth P, Rao RK: L-Glutamine ameliorates acetaldehyde-induced increase in paracellular permeability in Caco-2 cell monolayer. Am. J. Physiol. Gastrointest. Liver Physiol., 287, G510-517(2004).
44) Brayden DJ, Maher S, Bahar B, Walsh E: Sodium caprate-induced increases in intestinal permeability and epithelial damage are prevented by misoprostol. Eur. J. Pharm. Biopharm., 94, 194-206(2015).
45) Kamei N, Morishita M, Eda Y, Ida N, Nishio R, Takayama K: Usefulness of cell-penetrating peptides to improve intestinal insulin absorption. J. Control. Release, 132, 21-25(2008).
46) Nielsen EJ, Yoshida S, Kamei N, Iwamae R, Khafagy el S, Olsen J, Rahbek UL, Pedersen BL, Takayama K, Takeda-Morishita M: In vivo proof of concept of oral insulin delivery based on a co-administration strategy with the cell-penetrating peptide penetratin. J. Control. Release, 189, 19-24(2014).
47) Iwase Y, Kamei N, Khafagy el S, Miyamoto M, Takeda-Morishita M: Use of a non-covalent cell-penetrating peptide strategy to enhance the nasal delivery of interferon beta and its PEGylated form. Int. J. Pharm., 510, 304-310(2016).

第4章 3

吸入製剤の開発戦略：ペプチド・タンパク質を中心として

はじめに

近年，アンメットメディカルニーズを満たし得る医薬品候補として遺伝子組み換えタンパクや抗体医薬などのバイオ医薬品の開発が盛んになってきた。そのなかで自然界に存在する生理活性ペプチドは20世紀中ごろからすでに医薬品として利用されており，近年では化学修飾技術の開発や高分子を付与したコンジュゲートペプチドへの戦略的展開などによりその有効性が飛躍的に高められている。これまでに内分泌・代謝性疾患における成長ホルモンやがん治療時のホルモン療法として多数の製品が上市されているが，ペプチド性医薬品の開発対象疾患領域はその他自己免疫・炎症性疾患，皮膚疾患，消化器疾患など多岐にわたり，多くの新規ペプチド性医薬品の開発品目が臨床試験段階にある。今後も他のバイオ医薬品と同様に医薬品市場全体を拡大させる成長ドライバーとして期待される。

さて，一般的に薬物の吸収は吸収部位の生理学的特徴や薬物そのものの物理学的特徴等の影響を受けることが多く，慎重な投与形態デザインが必要とされる。経口投与は最も広く用いられており，服用方法が簡便であり，患者に大きな負担や違和感を与えない，さらにはさまざまな物性をもつ薬物に適用可能であることなど多くの利点を有している。その一方，経口投与では投与部位と吸収部位が離れており，薬物が吸収されるまでに消化管内の移動，薬物の溶解，消化管壁の透過，全身循環への移行を経なければならず，それゆえに体内動態や薬効の変動が大きく現れることがある。ペプチド医薬品の投与形態について考えたとき，経口投与を指向した新しい試みがなされているものの，現在のところは投与ルートが注射（筋肉投与，皮下投与，静脈内投与）に限定されることが多く，治療アドヒアランス上の解決すべき重要な課題が存在する[1, 2]。すなわち，胃内での速やかな酸加水分解，消化管内のペプチダーゼによる分解，さらにはその物性上の問題による低い消化管粘膜透過性により，経口投与時では十分な生物学的利用能が得られない[3, 4]。この観点から口腔粘膜からの吸収や，マイクロニードル等を用いて効率的な経皮吸収を指向した新しい試みが積極的に実施されている。その一環として，ペプチド性医薬品の肺からの経粘膜吸収についてグローバルに実用化研究が行われており，すでに複数のペプチド性吸入製剤が上市されている[5]。本稿では，肺からの吸収を指向したペプチド性吸入製剤の基礎・開発研究の動向を概説する。

1 ペプチド性医薬品の経肺吸収

ペプチドに限らず吸入製剤の粒子径は呼吸器系内の微粒子分布に極めて大きく影響し，一般的に肺深部に薬物含有粒子を送達するためには空気力学的粒径が1～5μm程度であることが望ましい[3, 6, 7]。これよりも大きい粒子径の場合には，気道あるいは咽喉に沈着し，特に後者の場合には経口投与と同じ運命を辿り，すなわち消化管での著しい分解やわずかに吸収されたペプチドも肝臓にて代謝を受け，最終的にはほとんど薬理活性に寄与することができない（図1）。一方，肺深部まで送達されたペプチド性医薬品は局所で薬理作用を発現するか，あるいは肺胞から吸収されて全身循環し，末梢にて機能を示すことが期待される。肺の最小基本単位である肺胞は成人で約4億個存在し，その表面積は約100m²以上とたいへん広く，それゆえ小腸粘膜の表面積に匹敵する[8]。肺胞上皮細胞層の厚さは，0.1～1μmであり，小腸の約40μmと比較して極めて薄く，薬物吸収における膜透過の観点でもたいへん魅力ある組織の1つである[9]。肺上皮細胞からの薬物吸収は他の粘膜部位からの吸収と同じく細胞内あるいは細胞間隙の2種の経路から受動輸送により起こる。親水性で高分子量のペプチドや他のバイオ医薬品は細胞間隙が主な膜透過経路であると考えられ，それゆえ，これらの分子サイズが重要な決定因子となる可能性がある。また，消化管における平均血流は1,125mL/minであるが，平均的な肺血流速度はその約5倍の5,700mL/minに達する[10]。一般的にペプチド性医薬品を経口投与した際には著しい初回通過効果を受けるが，肺組織における代謝酵素活性は消化器に比べ低いため，吸入時の代謝は比較的緩やかであることが報告されている[11]。以上のような組織学的特徴から，ペプチド性医薬品の経肺吸収は経口投与時に比べて速やかであり，ペプチドの生物学的利用能は吸入製剤技術適用により飛躍的に向上するケースが多く観察されている[12, 13]。しかしながら，消化管など他の吸収経路に比較すると良好ではあるものの，注射に比べれば十分な吸収率が得にくいのが現状であり，これを改善するために，まだ基礎検討段階ではあるが(i)吸収促進剤の添加，(ii)タンパク分解酵素阻害剤の添加，(iii)mucociliary clearanceの回避等，各種アプローチが試みられている[1, 14, 15]。

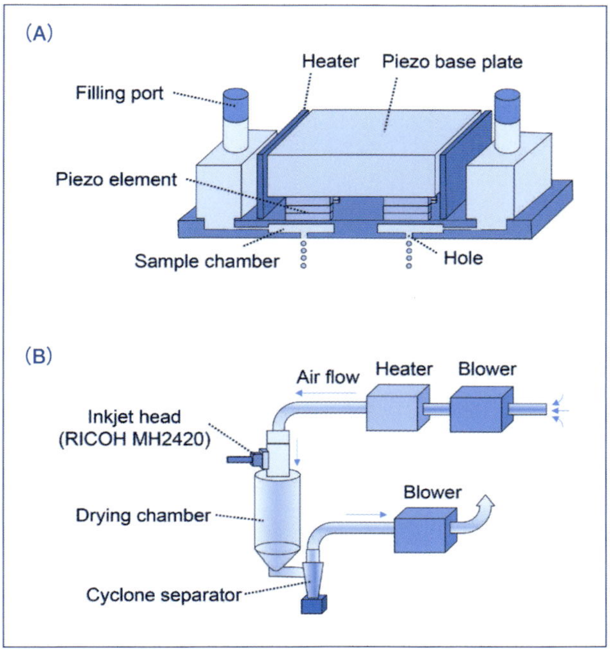

図1　FDD工法。(A)FDD工法用装置RICOH MH2420。(B)FDD工法の模式図

2 吸入製剤の種類

吸入剤の種類としては，大きく分けてネブライザー，定量噴霧器(MDI：Metered-dose inhaler)，粉末吸入剤(DPI：Dry powder inhaler)の3種類が実用化されており，それぞれ特徴ある長所ならびに短所が知られている(表1)[16~19]。これらのうち，ネブライザー，MDIは薬物を含む溶液を種々の手法によりエアロゾル化させたものを吸入する形態をとっている[20]。一般的に，溶液状態における薬物はその安定性が問題となり，ネブライザーやMDIを用いた場合，保存期間における薬物分解が危惧される。またタンパク性ならびにペプチド性医薬品に関しては分解だけでなく溶液状態での高次構造変化に起因するペプチドの凝集を示し，時として不溶性のフィブリルを形成することが知られている[21]。一方，DPIは粉末製剤であるため，長期安定性に関する懸念は低く，加えて局所に高濃度の薬物を送達可能であり薬効・吸収性の改善が期待できる。使用面においても，DPI用デバイスは非常に簡便なものであることが多いため，吸入治療に関する医師主導の患者教育の必要性が低く，吸入のタイミングも患者の自発呼吸に依存するため確実な吸入が可能であると考えられる[22~25]。このような点を踏まえると，ペプチドやタンパクを吸入剤として開発する際にはDPIが投与形態として適していると考えられ，数多くのペプチドやタンパクがDPIに応用されている(表2)。これらの中には血管作働性腸管ペプチド誘導体やシクロスポリンのように肺局所で作用するペプチド製剤や，全身性の効果が期待されるインスリンやGLP-1類などが含まれ，多岐にわたる機能性ペプチドを対象に粉末吸入製剤への適用がすでに検討されている[5, 14, 18, 26~29]。

表1　吸入剤の種類と特徴

Types	Proper ages	Advantages	Disadvantages
Nebulizer	Any age	No patient training High dose possible Dose modification possible No CFC release	Limited portability Long treatment regimens Excessive drug consumption Pressurised gas source required Contamination possible Performance variability Expensive Biotheraputics unavailable
MDI	> 5 years	Portable and compact Short treatment time Simple formulations No contamination of contents High dosing reproducibility	Patient training required Device actuation required High pharyngeal deposition Cold sensation Potential for abuse Use of CFC propellant Not all medications available
DPI	> 5 years	Portable and compact Breath actuated Less patient training Short treatment time No propellant Biotherapeutics available	High inspiratory flow needed Oropharyngeal deposition Difficult to deliver high doses Not all medications available

表2　ペプチドあるいはタンパク質の粉末吸入製剤（開発が検討されているものを含む）

Therapeutic peptides/proteins (and analogs)	Biological functions	Clinical applications (Company)
For systemic effect		
Insulin	Hypoglycemic effect	Type I/II diabetes (Nektar/Pfizer)
Glucagon-like peptide-1 (GLP-1)	Hypoglycemic effect	Type II diabetes (Eli Lilly)
Exendin-4	Hypoglycemic effect	Type II diabetes (Amylin Pharm.)
Calcitonin	Bone mineral metabolism	Osteoporosis, Paget's disease (Nektar)
Parathyroid hormone	Bone mineral metabolism	Osteoporosis (Nektar)
Glucagon	Hyperglycemic effect	Hypoglycemia (ILS)
Human growth hormone	Bone growth	Growth deficiency (Pfizer)
Interferon-β	Immunomodulation	Multiple sclerosis (Chiron Corp.)
Granulocyte-colony-stimulating factor (G-CSF)	Granulocyte production	Neutropenia (Amgen)
Erythropoietin	Red blood cell production	Anemia (Nektar)
Luteinising hormone-releasing hormone (LHRH)	Secretion of FSH and LH	Prostate cancer, Endometriosis (Aradigm Corp.)
Follicle-stimulating hormone (FSH)	Maturation of germ cells	Infertility (Nektar)
Interferon-α	Immunomodulation	Xerosis (Amarillo Biosciences)
Peptide YY	Feeding regulation	Obesity (Nastech Pharm.)
Desmopressin	Antidiuretic effect	Diabetes insipidus (Aeropharm Technology)
For local effect		
Vasoactive intestinal peptide (VIP)	Smooth muscle relaxation Immunomodulation	Asthma, COPD (ILS, Roche)
Interleukin-1 receptor	—	Asthma (Nektar)
Calcitonin gene related peptide (CGRP)	Airway homeostasis	Bronchospastic pulmonary diseases (Sherbrooke Univ.)
DNase (Approved)	Viscosity of sputum	Cystic fibrosis (Genentech)
Secretin	Control of gastric pH Anion efflux in airway	Cystic fibrosis (Pharmagene Laboratories)
α1-Antitrypsin	Trypsin inhibition	Emphysema (Nektar)
Cyclosporin	Immunosuppression	Lung transplant, Asthma, and COPD (Enanta Pharm.)
Interleukin-2	T-cell proliferation	Cancer/Pneumocystis carinii (Cornell Research)
Catalase	Decomposition of H_2O_2	Oxidative stress (Aeropharm Technology)
Superoxide disumtase (SOD)	Dismutation of superoxide	Oxidative stress (Baxter International)

3 吸入製剤の粒子設計方法

DPIを調製する方法としては造粒法，粉砕法，スプレードライ法をはじめ多くの微粒子設計技術があげられ，対象となる薬物の物性によって適切な調製法が選択される。微細な粒子を獲得するためにジェットミルがよく利用されるが，粉砕操作における粒子の帯電やそれに起因した凝集，さらには結晶形等の物理化学的性質の変化などがしばしば課題となる。この課題を解決すべく超臨界流体を溶媒として用いて帯電性や付着，凝集性の少ない均一な微細粒子を製造する手法が開発されている。最近ではインクジェットノズルを用いて均一な微粒子を獲得する新しい粒子調製法であるfine droplet drying（FDD）工法が開発されている（図1）[30]。インクなどを紙に吹き付けるために使われるインクジェットヘッドはプリンターの基幹部品であり，圧電素子（電圧を加えることで変形する素子）の一種であるピエゾ素子を使ってインクを押し出すという機構がとられている。インクジェットヘッドから非常に細かな液滴を高頻度で噴射した後，超高速で乾燥させることによって，ミクロンサイズの微細な粒子を均一に生成できる。FDD工法の医薬応用は低分子から高分子まで広く検討されており，スプレードライ法と比べて粒度分布が狭く球形度が高い固体分散体製剤製造例が報告されている。

吸入製剤の調製方法のみならずその粒子デザインについても多くの検討が行われており，その一部を表3に示す。吸入に適した粒径は数μm程度と極めて小さく，それゆえに凝集の回避はDPIを開発するうえで必須な課題となる。汎用性の高い凝集回避方法としてはラクトースや糖アルコール

表3　粉末吸入製剤の処方設計

Formulation type	Details
Interactive carrier	Size controlled lactose Pharmatose (DMV International) Inhalac (Meggle Pharma) Sugar alcohol (Itoham Foods)
Matrix particle carrier	Chitosan-base carrier (Pharmaceutical Discovery Corp) Diketopiperazine (Pharmaceutical Discovery Corp) PLGA (Massachusetts Institute of Technology)
Liposome	Conventional liposomes (Nektar) Ligand-appended liposomes
Modification of carrier surface	Radial spherical crystallization (Taisho Pharmaceutical) Smooth surface (Chiesi Farmaceutici)
Powder engineering	Powderhale (Vectura) PulmoSol particles (Nektar) Nanoparticles (Elan) Large Porous Particles (Advanced Inhalation Research) Pulmosphere particles (Nektar) SEDS particles (Nektar) Solidose particles (Quadrant) Tachnosphere particles (Pharmaceutical discovery) Promaxx particles (Epic/Baxter) Aerodynamically small macroparticles (Massachusetts Institute of Technology)
Absorption enhancer	Glycyrrhizinate (ISF Societa per Azioni) Surfactant (AB Astra) Cyclodextrin (AB Astra) Fatty acid (preferably capric acid) Taurocholate (AB Astra) Saturated polyglycolysed glyceride (GlaxoSmithKline) Trihydroxy bile salt (Astra Aktiebolag) Hyaluronic acid (Generex Pharmaceuticals)

をキャリアーとして用いる方法があり，適切なデバイスを利用することで自発呼吸に伴う対流により薬物含有微粒子がキャリアーから遊離し，治療に適したエアゾールが形成される。また，吸入時に微粒子の肺到達率を高めることを目的として，Pulmosphere をはじめとする分散性・飛散性の高い微粒子が開発されている。含有する薬物の生物薬剤学的特性を高めるために吸収促進剤や溶解度向上技術が用いられることもある。治療効果の延長を指向して生分解性ポリマーを利用した徐放性微粒子も開発されており，ターゲットとする薬物の物性ならびに生物薬剤学的特性を考慮して適切な粒子設計技術が適用される。

4　ペプチド吸入製剤の開発検討

(1) グルカゴンの粉末吸入製剤

グルカゴン－インスリン療法は，膵全摘患者に対して血糖，肝機能ならびに脂質代謝を維持するため膵臓由来ホルモンであるグルカゴンとインスリンを補填するものである。しかし，ペプチドは短半減期による頻回投与，注射に限定される投与経路が問題となり，これが治療コンプライアンスおよび患者のquality of life（QOL）低下を招いている。糖尿病患者数が多いことからインスリン非注射製剤は積極的に開発されているが，グルカゴンに関しては製剤研究が必ずしも十分ではない。筆者らは，グルカゴンを非侵襲的に投与するために経気道内投与経路を選択し，ポリ乳酸－グリコール酸共重合体（PLGA）を利用し，徐放性をもつグルカゴン粉末吸入製剤の開発を試みた[31]。ところでグルカゴンは，低pHや高濃度条件下で自己凝集を起こすことが報告されている[32]。2.5mg/mL以上の濃度で24時間エージングしたグルカゴンをCDスペクトル，電子顕微鏡観察，アミロイド特異的染色によって分析したところ，アミロイドーシス原因ペプチド類のような不溶性アミロイド線維形成を認めた（図2A）。興味深いことにラット神経様細胞ならびに肺胞上皮細胞にこのグルカゴン由来アミロイド線維を曝露したところ，濃度依存的な細胞毒性を示し，その毒性機序の1つにcaspase-3の活性化が含まれることを示唆した。本知見を考慮すれば，一定濃度以上のグルカゴン溶液は細胞毒性を有するアミロイド線維形成の可能性があり，グルカゴンの高次構造変化回避は製剤開発において考慮すべき課題の1つであろう。次に，製剤調製時のグルカゴン濃度に留意して作用グルカゴン含有PLGA nanospheresの開発を試みた。エマルジョン溶媒拡散法によってPLGA nanospheresを調製したところ，製剤調製時のグルカゴン濃度に依存してグルカゴン高含有率を達成したが，高濃度調製時には製剤中のグルカゴンがβシート形成を伴った凝集を起こし，製剤投与後の局所毒性が懸念される。そこで，含有率ならびに毒性の観点から調製条件を最適化することで，アミロイド線維を含まないPLGA nanospheresを設計した。本製剤はナノサイズの粒子径をもち，初期バーストおよびその後の徐放

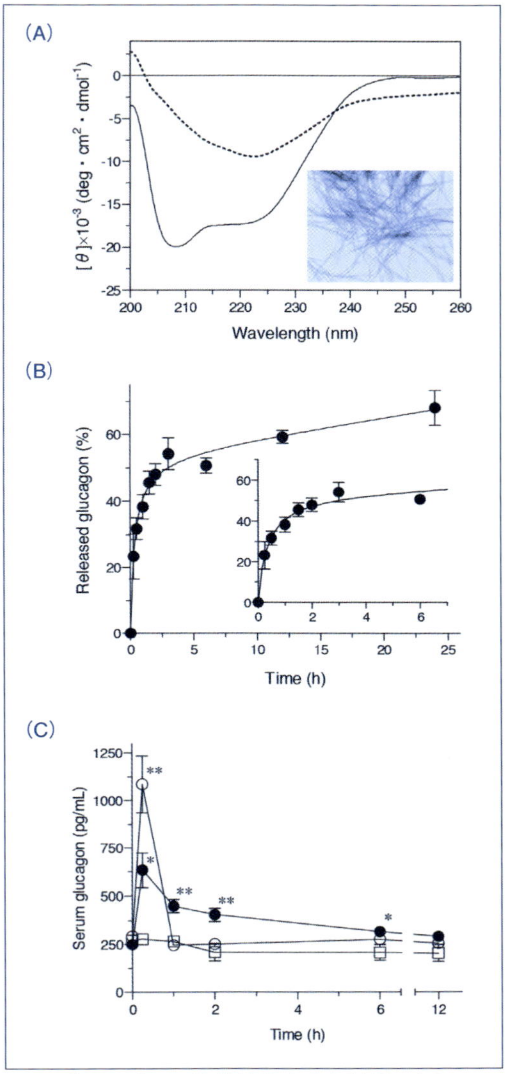

図2　グルカゴンの徐放性粉末吸入製剤。（A）CDスペクトルで解析したグルカゴンの凝集特性。実線，通常のグルカゴン；点線，グルカゴン由来アミロイド線維。写真はグルカゴン由来アミロイド線維の透過型電子顕微鏡観察写真。（B）生理食塩水に分散したグルカゴン含有PLGA nanospheresからのグルカゴン放出挙動。（C）グルカゴン製剤気道内投与後の血清グルカゴン濃度推移。□，微細乳糖（コントロール）；○，グルカゴン粉末吸入製剤（200μg グルカゴン/kg）；●，グルカゴン徐放性粉末吸入製剤（200μg グルカゴン/kg）。**P＜0.01，*P＜0.05 vs コントロール。

性放出により24時間以内で約70%のグルカゴン放出を認めた(図2B)。本粉末製剤を賦形剤とともにJet mill処理し，その後吸入用乳糖キャリアーと混合することによってグルカゴン徐放性粉末吸入製剤を得た。本剤の *in vitro* 吸入特性評価をレーザー回折ならびにカスケードインパクターを用いて行ったところ，高い分散特性と小さい空気力学粒径を有していることが明らかとなり，すなわち粉末吸入製剤として適切な吸入特性を持つことを示した。グルカゴン徐放性粉末吸入製剤をラットに投与した際，コントロールとして作製した非徐放性グルカゴン粉末吸入製剤と比較して持続した血糖上昇作用を認めた。血中グルカゴン濃度の消失時間が両製剤間で20倍以上異なっており，本知見はラット肺内におけるグルカゴン持続放出を示唆するものである(図2C)。以上，開発した新規製剤は，調製過程におけるアミロイド線維形成を抑えるとともに長期間持続した薬理作用を示し，投与回数が少ない非侵襲投与形態として今後の展開が期待される。

(2)シクロスポリンの粉末吸入製剤

真菌(*Tolypocladium inflatum* Gams)の培養液中から単離・同定されたcyclosporine A(CsA)は難水溶性の環状ペプチドである。CsAは強力なカルシニューリン阻害薬であり，臨床現場においては主に臓器移植後における拒絶反応の抑制，尋常性乾癬の治療薬として広く使用されている[33]。近年，CsAは喘息モデル動物において好酸球の成熟・分化の抑制作用，気道組織における好酸球浸潤抑制作用等の興味ある薬理活性を認め，さらにステロイド依存性の慢性喘息患者における臨床研究でもその有用性が報告され，CsAの喘息治療薬としての臨床応用が強く期待される[34, 35]。しかし，CsAの経口投与による使用は腎毒性・肝毒性をはじめとする全身性の副作用を惹起することから，経口投与以外の投与ルートの開発が必須である[5, 11]。筆者らはCsAのdelivery optionとして新しい粉末吸入製剤を考案し，その呼吸器系疾患への応用を試みている。まず，ジルコニアビーズと自転公転型撹拌機を用い，CsA原末のWet-mill処理を実施することでCsAをポリマー溶液中に分散させ,回収した懸濁液を凍結乾燥してCsA固体分散体製剤を得た[27, 36]。粉末X線回折によって製剤中に分散しているCsAは非晶質として存在していることを示唆し，本製剤におけるCsAの非晶質状態は熱分析ならびに偏光顕微鏡観察においても同様に確認した。本検討において得た各種CsA固体分散体製剤はいずれも顕著な溶解性の改善を示し，その溶解性改善は使用するポリマーの種類によって大きく異なる傾向を認めた。特にhydroxypropyl cellulose(HPC)を用いた固体分散体製剤において顕著な溶出改善を認め，比較的分子量の小さいHPC-SSLを用いた固体分散体製剤の水における初期溶出速度は結晶CsAと比して約150倍にも及んだが，高分子量のHPC-Lを用いた場合にはその溶出速度は約22倍の改善に留まった。また，FT-IRで製剤中CsAの高次構造を評価したところ，アミド領域のスペクトルパターンからβシート構造をはじめとする高次構造の変化を示唆した(図3A)。スペクトル上の変化は，製剤中におけるCsAとポリマー間の相互作用によるものと考え，これが非晶質状態の長期保持に寄与するものと考察した。

一般に吸入用粒子の粒径は薬物の肺到達量あるいは到達部位に大きな影響を与え，粒径のコントロールは極めて重要な課題である[27]。CsA固体分散体製剤を吸入剤へと応用するうえで，粉末の粒径を呼吸器系疾患への適用に適した5μm以下にすべくJet-millを用いて粉砕し，吸入用乳糖キャリアー(Respitose®，DMV，オランダ)と混合して粉末吸入製剤を調製した。走査型電子顕微鏡観察において，ラクトースキャリアーの表面にJet-millによる微細化粉末が付着した形態を認め，キャリアー粒子の添加により微細粒子の自己凝集が防がれていた。0.2MPaの圧力で分散させた本製剤の粒度分布を乾式レーザー回折により分析したところ，平均粒径約50μmと2.4μmの2つのピークを認めた（図3B）。これらは乳糖キャリアーと微細化された固体分散体製剤の理論粒子径にそれぞれ相当しており，少なくとも0.2MPaの圧力下でキャリアーと微細粒子が効率よく分離していることを示唆するものである。次に抗原感作喘息モデルを用いて新規製剤の効果を評価した。抗原感作ラットではTh2細胞由来サイトカインのmRNAレベルの上昇が観察され，一方でIFN-βなどTh1細胞由来サイトカインの変動は認められず，すなわち抗原感作がTh1/Th2バランスに影響を及ぼす[37)]。これによって炎症性細胞の著しい肺組織内浸潤を認め，好中球およびマクロファージ由来の炎症の指標となる血漿中Myeloperoxidase活性は有意な上昇を示す。しかし，新規粉末吸入製剤（100μg-CsA/rat）の気道内投与によって顕著な炎症性細胞浸潤抑制を示し，その効果は物理混合物（100μg-CsA/rat）を気道内投与した際よりも強いことを確認した（図3C）。また，本結果は血中あるいは気管支肺胞洗浄液中の各種バイオマーカー（Myeloperoxidase, Eosinophil peroxidase, Lactate dehydrogenase）のデータと矛盾せず，すなわち，固体分散体製剤技術によるCsAの溶解性改善によって，肺局所における薬理作用が向上したと考える。

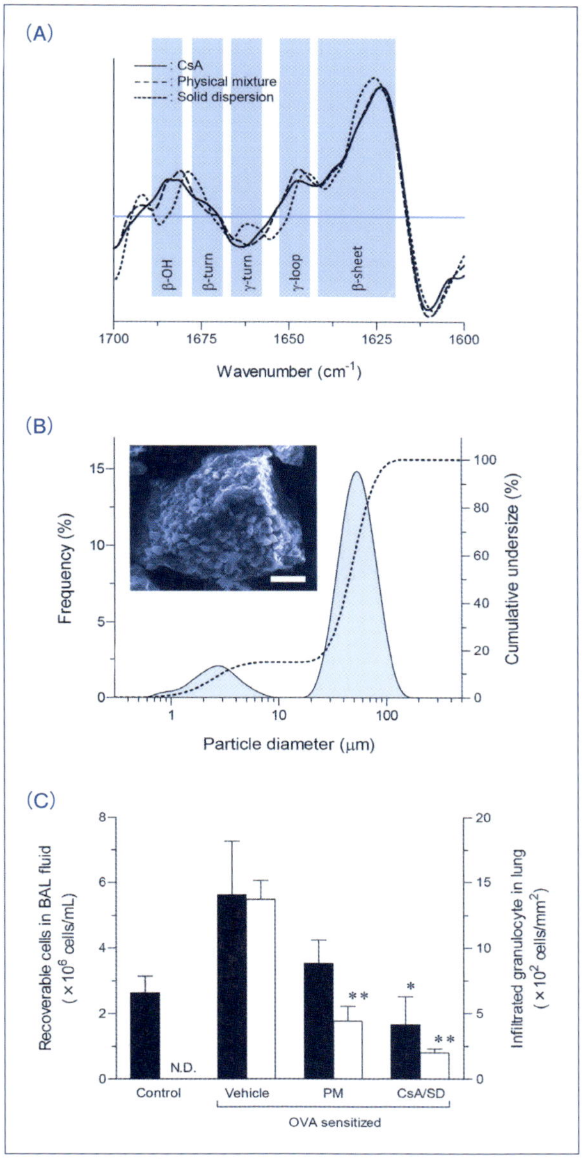

図3　シクロスポリンの粉末吸入製剤。（A）CsA固体分散体製剤の赤外吸収スペクトル（二次微分解析）。（B）レーザー回折法による粉末吸入製剤の粒度分布。製剤は0.2MPaの圧縮空気にて分散。（C）抗原感作喘息モデル動物における肺胞洗浄液（bronchoalveolar lavage fluid：BALF, filled column）ならびに気道（open column）の炎症性細胞浸潤。PM, physical mixture（物理混合物, 0.1mg-CsA/kg）；CsA/SD, inhalable solid dispersion of CsA（CsA粉末吸入製剤, 0.1mg-CsA/kg）。データは平均値±標準誤差。*, $p<0.05$, **, $p<0.01$：vehicle群に対して。

おわりに

近年，新薬開発コストの肥大化や安全基準の厳格化をはじめ医薬品業界を取り巻く環境の変化により，低分子医薬品のブロックバスター開発が非常に困難になりつつある。その一方，ペプチド，タンパク，抗体医薬をはじめとするバイオ医薬品はアンメットメディカルニーズを満たし得る貴重なシーズとして重要視されており，ますますその需要が高まると予想されている。本稿にて紹介した吸入製剤技術をはじめとする多くの非侵襲的DDS技術開発が将来的にこれらバイオ医薬品の開発をアシストするものと考える。吸入剤の開発には粉体工学，流体力学，材料工学をはじめ幅広い領域の技術集積が必須であり，また粒子デザインのみならずそれに適した吸入用デバイスの開発も有効な吸入療法を提供するうえで極めて重要である。そのためには，対象となる薬物の薬理・動態プロフィール，臨床背景，粉体・材料工学，そして薬剤科学的知識を有する各専門家の相補的連携が必須であることは言うまでもなく，高い治療効果や安全性を有するバイオ医薬品の吸入療法開発に結実するものと強く期待する。

［尾上誠良］

■引用文献

1) A. Yamamoto, Yakugaku Zasshi, 121, 929(2001).
2) V. H. Lee, et al., Crit Rev Ther Drug Carrier Syst, 8, 91(1991).
3) J. S. Patton, et al., Nat Rev Drug Discov, 6, 67(2007).
4) J. S. Patton, et al., J Aerosol Med Pulm Drug Deliv, 23 Suppl 2, S71(2010).
5) S. Onoue, et al., Expert Opin Ther Patents, 18, 429(2008).
6) J. L. Kanig, J Pharm Sci, 52, 513(1963).
7) C. Bosquillon, et al., J Pharm Sci, 90, 2032(2001).
8) R. U. Agu, et al., Respir Res, 2, 198(2001).
9) J. S. Patton, Adv Drug Deliv Rev, 19, 3(1996).
10) C. Bosquillon, et al., J Control Release, 96, 233(2004).
11) S. Onoue, et al., Expert Opin Drug Deliv, 6, 793(2009).
12) J. S. Patton, Adv Drug Deliv Rev, 42, 239(2000).
13) J. S. Patton, et al., Proc Am Thorac Soc, 1, 338(2004).
14) J. S. Patton, et al., Adv Drug Deliv Rev, 35, 235(1999).
15) H. Okamoto, et al., Yakugaku Zasshi, 127, 643(2007).
16) P. R. Byron, Proc Am Thorac Soc, 1, 321(2004).
17) H. K. Chan, Expert Opin Ther Patents, 13, 1333(2003).
18) S. A. Cryan, Aaps J, 7, E20(2005).
19) J. L. Rau, Respir Care, 50, 367(2005).
20) S. Pedersen, Respir Med, 90, 69(1996).
21) S. Onoue, et al., Pharm Res, 21, 1274(2004).
22) H. W. Frijlink, et al., Expert Opin Drug Deliv, 1, 67(2004).
23) P. J. Atkins, Respir Care, 50, 1304(2005).
24) H. K. Chan, et al., Adv Drug Deliv Rev, 55, 793(2003).
25) S. P. Newman, Curr Opin Pulm Med, 9 Suppl 1, S17(2003).
26) S. Onoue, et al., Peptides, 28, 1640(2007).
27) S. Onoue, et al., J Control Release, 138, 16(2009).
28) J. D. Brain, Diabetes Technol Ther, 9 Suppl 1, S4(2007).

29) N. Sadrzadeh, et al., J Pharm Sci, 96, 1925(2007).
30) H. Suzuki, et al., Int J Pharm, 519, 213(2017).
31) S. Onoue, et al., Pharm Res, 28, 1157(2011).
32) S. Onoue, et al., J Chromatogr A, 1109, 167(2006).
33) P. R. Beauchesne, et al., Drug Dev Ind Pharm, 33, 211(2007).
34) A. G. Alexander, et al., Lancet, 339, 324(1992).
35) E. Nizankowska, et al., Eur Respir J, 8, 1091(1995).
36) S. Onoue, et al., Int J Pharm, 399, 94(2010).
37) S. Misaka, et al., Eur J Pharm Sci, 37, 469(2009).

最新の薬剤学知見と世界の開発状況をふまえた

前臨床／臨床医薬品開発の展望と戦略

定価　本体6,000円（税別）

平成30年6月15日　発　行

編　集　日本薬剤学会
　　　　前臨床開発フォーカスグループ
　　　　経口吸収フォーカスグループ

発行人　武田 正一郎

発行所　株式会社 じ ほ う
101-8421　東京都千代田区神田猿楽町1-5-15（猿楽町SSビル）
電話　編集　03-3233-6361　販売　03-3233-6333
振替　00190-0-900481
＜大阪支局＞
541-0044　大阪市中央区伏見町2-1-1（三井住友銀行高麗橋ビル）
電話　06-6231-7061

組版　(有)アロンデザイン　　印刷　(株)日本制作センター

Printed in Japan

ISBN 978-4-8407-5087-5